糖尿病、認知症、骨粗しょう症を防ぐ ミネラルの働きと人間の健康

渡辺和彦
Watanabe Kazuhiko

Mg Si B Zn K Ca Se

農文協

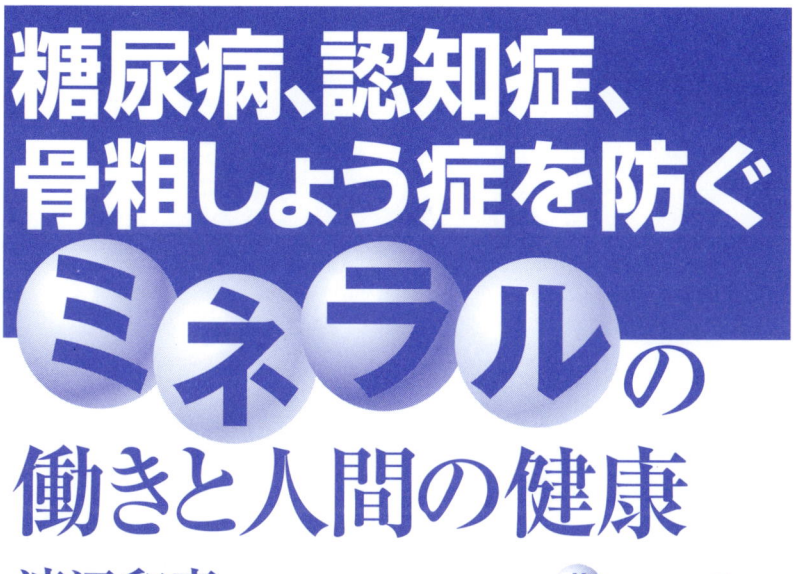

はじめに

八五歳の叔母が二年ほど前にアルツハイマー病初期と診断された。はじめはご近所とヘルパーさんの支援もあり、なんとか一人暮らしをしていたのだが、自宅の鍵も鍵穴に入れられず、自分で開けられなくなった。以前から郵便局にお金を盗られたとか、夜中に眼をさますと見知らぬ男性が部屋にいると言っては一一〇番通報したりして、幻覚による異常行動は承知していたのだが、最近は、自分のお金の入ったカバンを他人のカバンだと知人にわたし、知人がいくらお金とカバンは叔母のだと言っても聞き入れないことを知り、鍵の件もあったので、急きょ入院を決断した。叔母がまさに信じられない行動を始めたためである。

老人病院と介護施設を見て驚いた。大部分の老人が車椅子である。ベッドに寝たきりの老人も多く、鼻腔栄養を受けている。寝たきりでも五年、一〇年と生きるそうだ。叔母は施設内でも元気に歩きまわっている。ただ認知症は激しく、枕を自分の大事な貴重品と思いいつも抱えている。両者とも不幸である。今後、長寿は可能になるだろうが、寝たきりと認知症は不幸である。

叔母の食生活と日常行動を考えると、そこに認知症対策のヒントが隠されている。叔母は野菜と青魚が苦手であった。しかし足は丈夫である。つい一年前までは片道約二kmのスーパーまで毎日三〇分、往復一時間かけ、歩いて買い物に行っていた。運動が骨を丈夫にしていた。大きな要因だが、高齢になってからは、親しい友人が少なかった。人との会話は脳を活性化してくれる。残念である。

誰でも元気で長生きしたい。日本人の糖尿病患者はその予備群を入れると二二一〇万人だそうだ。色の薄いブドウの皮に多く含まれる抗酸化物質、レスベラトロールは、誰もが持っている長寿遺伝子を活性化する。腹七分目の食事（飢餓）は長寿遺伝子を活性化するため、小食がよいのだが、レスベラトロールは通常の食事でも長寿遺伝子を活性化するそうだ。まだネズミでの実験段階だが、科学の進歩により、いずれは普通食でも長寿は可能になるだろう。

寝たきりになる第一の原因は骨折である。そこで、骨を丈夫にするミネラル、また認知症防止に有効なミネラルについての最新研究を紹介した。なぜ、植物は糖尿病にならないのか。本書は一般の図書とは異なる切り口でミネラルと人間の健康について考えている。

とくに亜鉛欠乏症は、高齢者の食欲不振、褥瘡《じょくそう》（床ずれ）、舌痛を含む口腔咽頭症状、皮膚疾患など多岐にわたる。倉澤隆平先生の二〇〇二年以来の大発見であり、当然各種医学会でも注目され、現在まで一三〇回におよぶ講演をされている。しかし、毎年の日本褥瘡学会の数多くの講演のどこにも亜鉛の亜の字も出てこず、相変わらず局所の除圧と軟膏療法ばかりなのにはビックリしておられる。新発見も臨床医までの普及には時間がかかる。多くの方が本書を読み、ミネラルの重要性に気づいて下さることを願っている。

本書は農文協編集部のていねいな執筆指導を受けて完成した。いままでの筆者の専門書と異なり、一般の人びとにも読んでいただきたいためである。一人でも多くの方、若い方にも高齢者にも読んでいただき、元気に生きるヒントをひとつでもつかんでいただけたら幸いである。

二〇一一年七月一六日

渡辺　和彦

――全国健康むら21ネット第六回豊岡大会での講演を前に――

その❷ マグネシウム、カリウム、葉酸も骨つくり、認知症防止に大きな役割

第2章 日本人はマグネシウム不足
――メタボや生活習慣病はマグネシウムで防げる

第3章 「元気で長生き」するために！

その❶ 「元気で長生き」する食生活とは？

その❷ 寿命宣告された高齢者が亜鉛でお元気に！
——食欲不振、皮膚障害にも亜鉛が効果

目　次

［イラスト］　トミタ・イチロー

第1章

お米や野菜のミネラルが骨をつくり、認知症を防ぐ

その1

明らかになってきたケイ素やホウ素のすごい働き

――骨つくりにカルシウム以上に働き、認知症防止に大きな役割

少し古い話ですが、一九七三年スカイラブ4号が八四日間もの宇宙滞在を成し遂げました。新しい時代の到来と、私たちは興味深くテレビを見たものです。そのとき、帰還した三人の宇宙飛行士が地上での最初のインタビューに、マイク席までよろけて歩いていた光景を思い出される読者も多いと思います。

当時はまだ重力の人体への影響がよくわかっていませんでしたが、無重力状態で生活した宇宙飛行士たちの筋肉や骨は極度に劣化していたのです。無重力状態はこの地球上でも体験できるそうです。頭を六度ほど低くして寝ると、人の体液は均等に広がります。寝た状態の体液の循環動態は無重力状態にやや近い状況になるそうです。

それと同じように、高齢者が一度寝たきりになると、急速に骨も筋肉も弱っていきます。病気でやむなく寝たきりになった方のお話によると、最初の数日は二四時間ずっと寝ていることは苦痛です。しかし、やがて慣れてくると寝たきりも居心地のよいものに変わるそうです。ところが筋肉は弱り、骨は劣化してしまいます。

人間が人間に進化した行動の基本は二足歩行ですが、まっすぐ立って重力に逆らっているだけでも骨は丈夫になってくるのです。重力のある地球上で生活するには骨は重要です。まず骨の話から始めましょう。

1　明らかになってきた ケイ素とホウ素の働き

人間は土の上でお米や野菜をつくって食べています。そのお米や野菜が、骨をつくって〝ボケ〟、認知症を防いでいるのです。

野菜といえば、ビタミンと思われることでしょう。ビタミンはお米にも含まれ、その重要性は、皆さんよくご存知です。しかし、これからお話するのはミネラルです。

ビタミンについては、昔から健康や美容にとって欠かせないものであることが知られています。ところが、カルシウムや鉄以外のミネラルが強調されるようになったのは最近です。そのため、ビタミンはご存知でも、人間の健康にとってミネラルが重要だということについては知らない方が多いと思います。

ここでは、ケイ素とホウ素について紹介します。これまではケイ素やホウ素は人間にとって大切な要素とは見られていませんでした。ところが、ケイ素は骨を

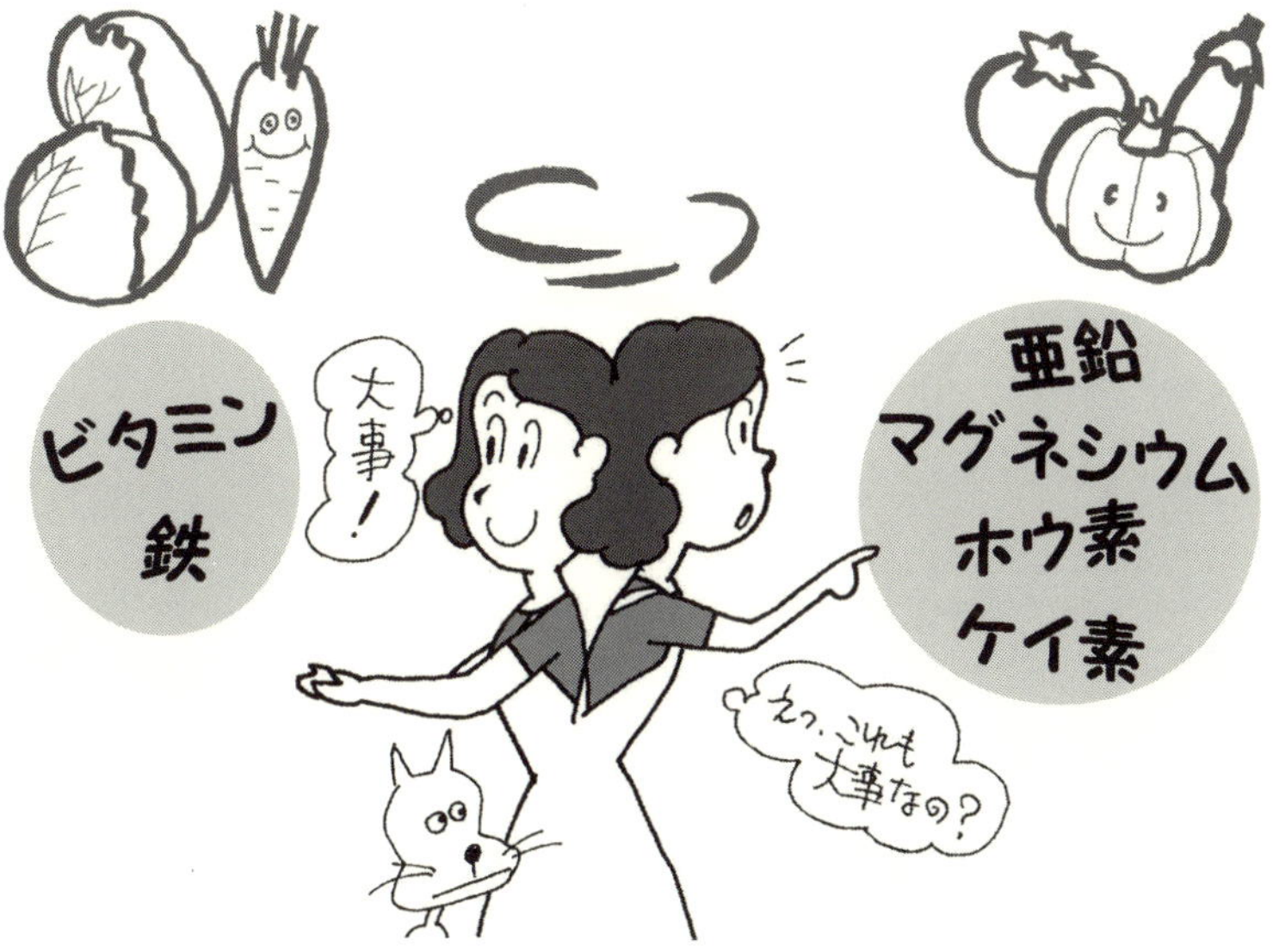
ビタミン
鉄
大事！
亜鉛
マグネシウム
ホウ素
ケイ素
えっ、これも大事なの？

ビタミンは大事、カルシウムや鉄も大事だと知っているが、ほかのミネラルの重要性については知られていない……

つくるうえで、カルシウム以上に非常に大きな役割をしていることがわかってきました。

　そして、ホウ素は骨に欠かせないミネラルということだけでなく、アルツハイマー型認知症など、ボケを防ぐのに大きな役割を果たしていることがわかってきたのです。

② 植物に多く動物に少ない　ケイ素とホウ素

◆イネはケイ素が大好き

ケイ素（Si）は、酸素と結び付いてケイ酸（SiO_2）として土に含まれていますが、なんと土の約六〇％がケイ酸なのです。ですから、土はケイ素でできていると言っても過言ではありません。

　ケイ素をどのくらい吸収するかは植物の種類によって異なります。イネはケイ素をよく吸収する代表的作物で、イネ科作物は全体にケイ素をよく吸います。他方、双子葉植物のうちでは、トマトなどは吸収してもわずかです。キュウリはその中間ですが、品種により異なります。また、マツ、スギ、ヒノキ、ソテツなどの裸子植物は、まったくケイ素を吸収しません。ですから、植物全体として見ると、ケイ素は必須元素ではありません。

　しかし、ケイ素を好む作物が、ケイ素を多く吸収すると、葉茎が硬く育ち、病害虫に強くなり、乾燥や塩害など不良環境耐性が強くなるのです。イネのように多くのケイ素を吸収する植物に、スギナやトクサがあります。トクサは砥草《とくさ》で、縦じわのある茎の表皮の細胞壁にはケイ酸が集積して硬く、砥石ややすりとして使われました。このような植物にケイ素は欠かせません。そのためケイ素は有用元素として位置付けられています。

◆ケイ素はイネを病害虫から守る

イネはケイ素が大好きでたいへんよく吸収します。チッ素はイネの体（ワラ）やお米をつくる中心養分ですが、なんと、その一〇倍ぐらいの量を吸収するのです。そして、細胞内に蓄積されて茎（稈）を強くし、倒伏や病気の発生や害虫の被害にかかりにくくする働きをしています。

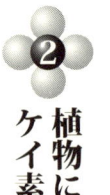

イネや麦類，スギナやトクサ……私たちが硬く，しっかりと立ち，
病害虫に強くなるのに，ケイ素がいっぱい必要です

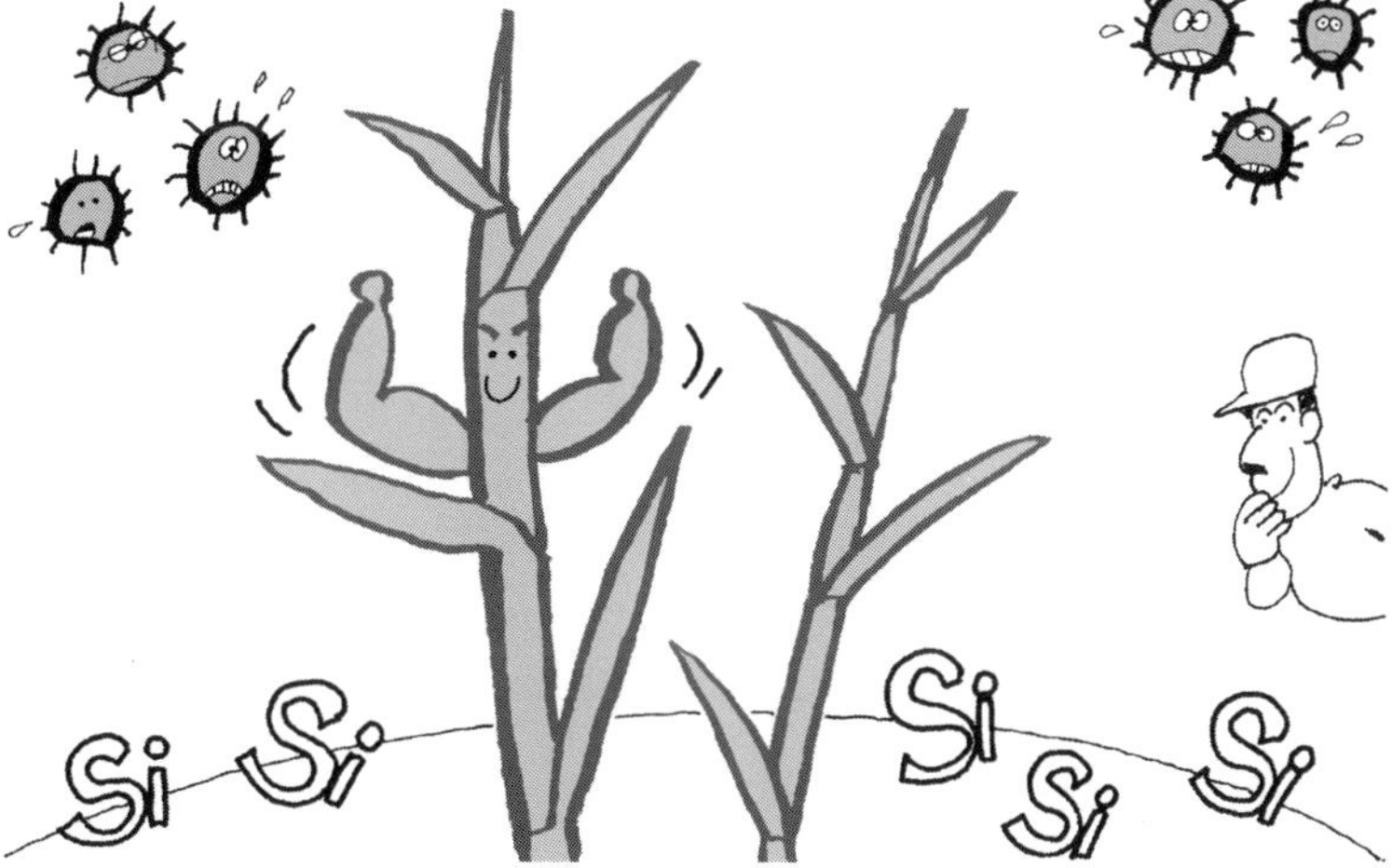

先に述べたように、ケイ酸は土壌中に六〇%というたくさんの量が含まれています。しかし、その大部分が岩石や砂の形態であり、植物が吸収するのは、土壌溶液に溶けているケイ素です。したがって、イネに大量に吸われると不足するので、農家はケイ素を補給するために、毎年のようにケイ酸質肥料を土壌に施しています。

ケイ素によって、病害虫に強くなり、農薬の使用量が減らせて、しかも光合成の能力が高くなり、おいしいお米ができやすくなります。

◆ホウ素は植物の細胞壁に欠かせない

骨をつくりボケを防いでくれる大事なミネラルのホウ素は、植物の必須元素のひとつです。しかし、土壌中にはわずか約〇・〇〇一%程度と、非常に少ないのです。

ホウ素は、植物の細胞壁をしっかりさせるペクチンの架橋（分子のつなぎ役）に必要です。細胞壁は動物の細胞にはないため、昔は、ホウ素は植物だけに必須と言われていました。

果物や野菜に砂糖を加えて加熱するとゼリー状にな

ダイコンやハクサイ，リンゴやイチゴなど，細胞壁がしっかりするのには，ペクチンとホウ素とカルシウムが必要です。ペクチンでジャムができるのです

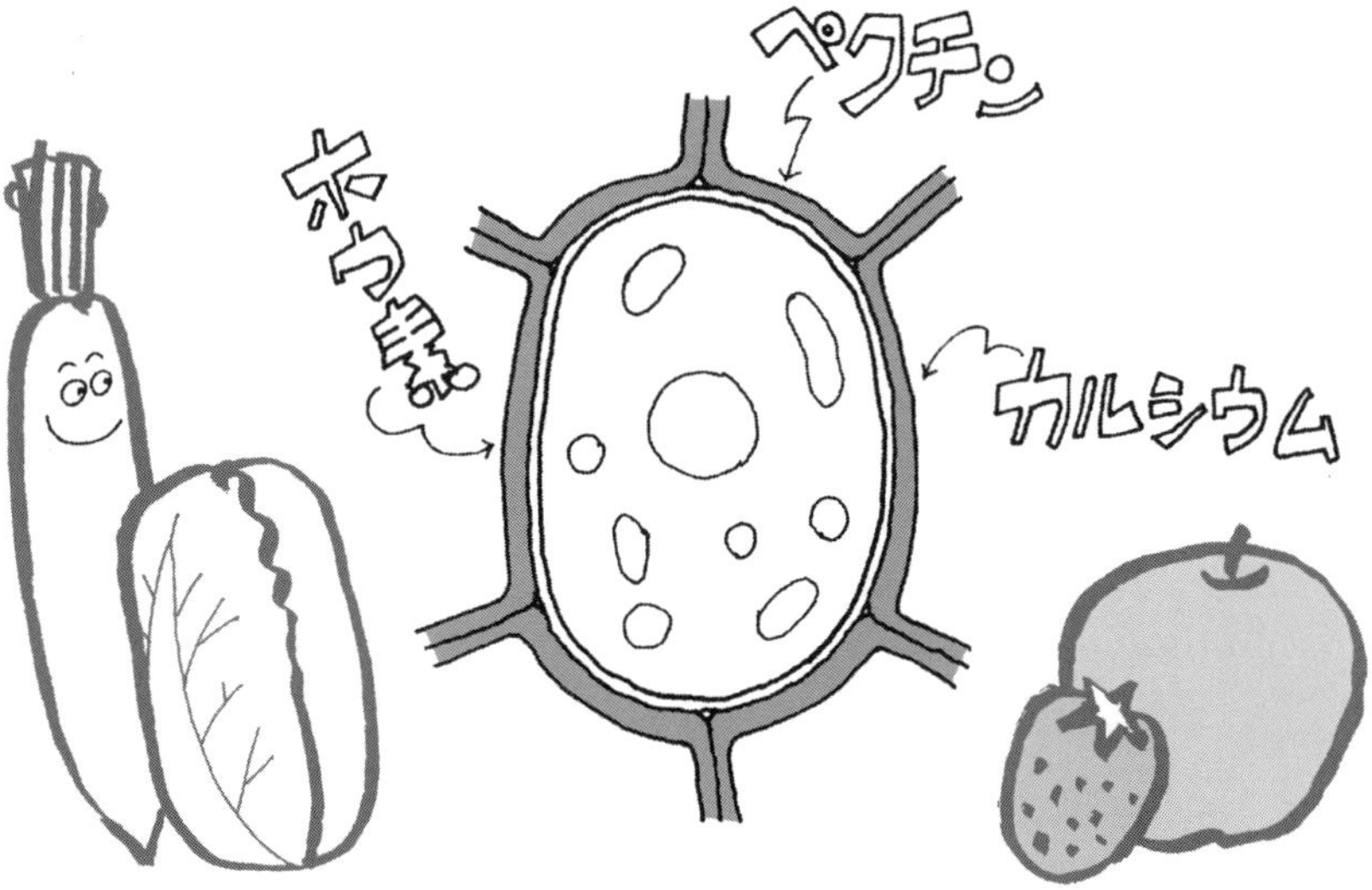

ります。ジャムをつくるときを思い出して下さい。あのゼリー状になるのはペクチンのおかげです。ペクチンの多い作物ほど、ホウ素が多く必要です。ですから、果物や野菜にはホウ素がたくさん必要なのです。なかでもハクサイやダイコンなどアブラナ科野菜は体に含まれるペクチンが多く、ホウ素の必要性が高いのです。

また、ペクチンに牛乳を加えると固まりますね。植物の細胞壁にはホウ素とカルシウムが結合したペクチンが多くあり、堅い構造になっています。ペクチンはセルロースとともに食物繊維といわれ、人間は消化することはできませんが、大腸ガンの予防などに役立っています。

果物や野菜にはホウ素の含有率が高いのですが、同時にカルシウムやペクチンも人間の健康維持に役立っているのです。そして農家は、ダイコンやハクサイなどアブラナ科野菜や果樹には、ホウ素やカルシウムを含む肥料をほぼ毎年施用しています。

◆ホウ素は植物に断然多く含まれている

人体と植物体の元素濃度を比較したのが表1―1で

表1－1　人体と植物体の元素濃度

元素	人体（生体）	植物体（乾物）	植物/人体 比
	ppm		
チッ素（N）	30000	15000	0.50
カルシウム（Ca）	15000	5000	0.33
リン（P）	10000	2000	0.20
硫黄（S）	2500	1000	0.40
カリウム（K）	2000	10000	**5.00**
ナトリウム（Na）	1500	10	0.01
塩素（Cl）	1500	100	0.07
マグネシウム（Mg）	500	2000	**4.00**
鉄（Fe）	87.5	100	1.14
フッ素（F）	42.8	—	—
ケイ素（Si）	28.5	1000	**35.09**
亜鉛（Zn）	28.5	20	0.70
マンガン（Mn）	1.43	50	34.97
銅（Cu）	1.14	6	5.26
セレン（Se）	0.171	—	—
ヨウ素（I）	0.157	—	—
モリブデン（Mo）	0.143	0.1	0.70
ニッケル（Ni）	0.143	0.05	0.35
ホウ素（B）	0.143	20	**139.86**
クロム（Cr）	0.0285	—	—
コバルト（Co）	0.0214	0.1	4.67

注）人体の体重1kg当たり濃度は，桜井弘『生命元素事典』（オーム社，2006）による。植物体の乾物当たり濃度は，エプスタインら『Mineral Nutrition of Plants：Principles and Perspective』（2005）による。

す。表の数値は引用文献のままですので、人体は生体重、植物は乾物重になっているので、各元素の比の大小に注目して下さい。ナトリウムは○・○一、塩素は○・○七と人体に多く含まれていますが、ホウ素は一三九・八六、ケイ素は三五・○九と格段に植物のほうが多いのです。なぜこんなに差があるのか、理由は動物には細胞壁がなく、ペクチンがないからホウ素濃度が極端に低いためです。ケイ素は、イネ、麦類などのイネ科植物がケイ素を多く吸収しているため平均値を上げています。

　マンガンもかなり高いですが、これは、植物は動物とちがって、光合成を営むことが関係しています。光合成で水を分解して酸素を発生する部位に多くのマンガンが必要なため、このように動物よりも多くマンガンが含まれているのです。

表1—1のポイントは、人間が農産物を食べるということは、ホウ素とケイ素を摂取していること、といっても言いすぎではないことです。

カリやマグネシウムも農産物にはたくさん含まれていますが、マグネシウムについては章を変えて詳しく取り上げます。

●ここまでにわかったこと

1 二足歩行の人間にとって骨は重要。重力がなければ、骨は弱くなる。
2 土壌の主成分であるケイ素は骨をつくるのに、重要な役割をしている。
3 ホウ素も骨をつくるのに関与し、認知症防止にも役立っている。
4 植物にはホウ素とケイ素が多く含まれている。人間が植物を食べることはホウ素やケイ素を摂取することといっても過言ではない。

③ ケイ素とホウ素は人間の必須元素

ケイ素とホウ素が、動物さらに人間にとって欠かせない養分であることが明らかにされたのは、植物の場合にくらべて、最近のことです。表1—2にその経過を示しました。

表1－2 動物でのケイ素とホウ素の必須性確立の歴史

〈ケイ素〉	
1940年	植物では必須ではないが，有用元素
1972年	ヒヨコで，動物における必須性確立
2006年	**馬建鋒らが，ケイ素トランスポータを同定**
〈ホウ素〉	
1923年	植物でホウ素の必須性確立 長い間，ホウ素は植物のみに必須と考えられていた
1993年	間藤徹らが植物(ペクチン)でのホウ素存在形態を解明
1998年	アフリカツメガエルで，動物でもホウ素は必須
2002年	**藤原徹らが，ホウ素トランスポータを同定**
2004年	同種のトランスポータが人間でも存在

◆ケイ素は一九七二年に動物の必須元素に

ケイ素は、植物にとっては有用元素とされてきましたが、動物では一九七二年になって、ヒヨコやラットで必須の元素だということが確定されました。

カリフォルニア大学ロスアンジェルス校のカーライル女史は、例えば、ふ化直後のヒヨコから卵黄嚢を取り除くなど、卵黄からのケイ素の持ち込みを極力抑え、ケイ素が入っていない餌でヒヨコを飼うと、骨格の発達が悪く、頭蓋骨が小さくて、奇形になることを発見しました。

軟骨には、ムコ多糖類というヒアルロン酸やコンドロイチン硫酸が多いのですが、ケイ素はこの部分に多く

補足説明 1　トランスポータとは何か

トランスポータとは、細胞膜にある孔です。水やいろいろな養分を細胞内部に吸収したり、細胞外部に出すための孔です。例えば、ホウ素を吸収する孔、そして細胞に入ったホウ素を導管などへ転流するために排出する孔です。同じ物質の孔でも、吸収する孔と排出する孔は少し似ていますが、別々の孔、すなわち別々のトランスポータの場合が多いのです。ケイ素も吸収と排出は別々のトランスポータです。

トランスポータはそれぞれの物質ごとにあるので、例えばホウ素やケイ素のトランスポータが発見・同定されることによって、ホウ素やケイ素をその生物が必要としており、実際に利用しているということがわかるのです。

トランスポータを最初に発見したのは、ピーター・アグリという赤血球の研究者です。一九九二年のことですから、まだ新しい知識なのです。赤血球は血液細胞のひとつですが、太い血管から細い血管まで循環して、酸素を体内の細胞に供給しています。赤血球は、太い血管では水を含んで大きくなり、細い血管のときには水を出して小さくなります。水を吸収したり出したりしながら、血管の中を循環しています。この、水を吸収したり出したりする孔＝トランスポータのことをアクアポリンといいます。ピーター・アグリは、この発見で二〇〇三年のノーベル化学賞を受賞しています。

アクアポリンは、水分子をアミノ酸の手でひとつひとつチェックして細胞内に入れています。果物や野菜に含まれる水はチェック済みの水ということになり、私たち人間は安心して果物や野菜の貴重な水をいただけるのです。ですから、例えば、ダイコンおろしの汁を捨てるのはもったいないことです。

含まれています。ケイ素が欠如すると、軟骨のムコ多糖類や、結合組織を構成する繊維の一種であるコラーゲンの含量が少なくなることを明らかにしています。

二〇〇六年には、岡山大学の馬建鋒《まけんぽう》教授たちが、高等生物界で初めてケイ素のトランスポータ（補足説明1参照）を発見しました。トランスポータとは、栄養素などを細胞内に吸収したり、細胞から排出したりする細胞膜にある孔です。ケイ素のトランスポータが発見されたということは、植物の種類によってなぜケイ素の吸収能力がちがうのかといったことも、遺伝子的にわかるのです。

例えば、イネでケイ素のトランスポータ遺伝子が見つかっているので、イネではケイ素は必須です。しかし、遺伝子研究のモデル植物であるシロイヌナズナ（アブラナ科植物）には、ケイ素のトランスポータ遺伝子がありません。ですから、遺伝子的にもケイ素はすべての植物にとって、必須とはいえないのです。

◆ホウ素は最近になって人間・動物の必須元素に

ホウ素は、長い間、植物のみに必須で、動物にはいらないと考えられていました。ところが、一九九八年になって、アフリカツメガエルの実験で、動物でもホウ素は必須な元素だということが明らかになりました。

日本ではホウ素が植物の細胞壁に局在するペクチン質多糖の一種であるラムノガラクツロナンⅡと結合して存在することを京都大学の間藤徹らが一九九三年に世界に先がけて明らかにしています。そして二〇〇二年に、東京大学の藤原徹先生たちが、ホウ素のトランスポータを生物界で初めて同定しました。まさにホウ素とケイ素については、世界をリードする研究が日本で行なわれているのです。

そして、ホウ素トランスポータを構成するタンパク質をつくるＤＮＡ（遺伝子）の配列の類似性から、人間でのホウ素のトランスポータを、二〇〇四年にアメリカ人の研究者が見つけました。遺伝子学的にもホウ素は人間の必須元素だという背景ができたのです。

●ここまでにわかったこと

1　ケイ素が動物の必須元素であることは一九七二年に確立された。植物ではその前から有用元素あるいは準必須元素とされていた。

2　二〇〇六年に高等生物で初めてケイ素のトランスポータを馬建鋒らが発見した。

3　植物の種類によりケイ素トランスポータの変異や有無が明らかになりつつある。

4　ホウ素は植物のみに必須で動物では必須でないと一九九八年まで考えられていた。

5　二〇〇二年に藤原徹らがはじめて、ホウ素のトランスポータを発見した。二〇〇四年に人間でもホウ素トランスポータの存在が証明され、ホウ素が人間の必須元素であることが遺伝子的にも証明された。

6　ケイ素とホウ素に関する研究は日本が世界をリードしている。

4　ケイ素はカルシウム以上に骨密度に必要

◆現代人はケイ素が不足

骨をつくるミネラルの代表といえばカルシウムです。しかし、最近の疫学研究によると、カルシウム摂取量と骨密度上昇の関係は高齢者では認められないことが多く、むしろ野菜や豆類に多く含まれるマグネシウムやカリウム、ビタミンＣの摂取量と関係が深いことが認められています。

ところが、骨を丈夫にするためには、これらのミネラルやビタミンＣ以上にケイ素が重要であることが、アメリカの「フラミンガム研究」（補足説明２参照）によって、二〇〇四年に発表されました。

詳しい内容は、34ページ、図１―４などでご紹介しますが、毎日の食生活でケイ素摂取量が多いほど、男性および閉経前の女性の骨密度が高くなるのです。

「フラミンガム研究」のニュースは、私たちケイ素を研究している農業関係者にとっても驚きでした。ケ

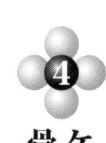

表1－3　食品のミネラル含有率

①文部科学省　2005年

食品名	水分(g)	可食部100g当たり(mg)								
		ナトリウム	**カリウム**	カルシウム	**マグネシウム**	リン	鉄	亜鉛	銅	マンガン
玄米	15.5	1	**230**	9	**110**	290	2.1	1.8	0.27	2.05
精白米	15.5	1	**88**	5	**23**	94	0.8	1.4	0.22	0.80
大豆	12.5	1	**1900**	240	**220**	580	9.4	3.2	0.98	1.90
ホウレンソウ	92.4	16	**690**	49	**69**	47	2.0	0.7	0.11	0.32
リンゴ	84.9	Tr	**110**	3	**3**	10	Tr	Tr	0.04	0.03
ワカメ	89.0	610	**730**	100	**110**	36	0.7	0.3	0.02	0.05
キハダマグロ	74.0	43	450	5	37	290	2.0	0.5	0.06	0.01
豚ロース	60.4	42	310	4	22	180	0.3	1.6	0.05	0.01

②鈴木泰夫　1993年

食品名	水分(g)	可食部100g当たり(μg)								
		アルミニウム	ヒ素	**ホウ素**	クロム	モリブデン	ニッケル	リチウム	セレン	**ケイ素**
玄米	16.4	110	4	**140**	19	120	14	0/	9	**4700**
精白米	11.6	110	1	**34**	9	66	27	0	4	**450**
大豆	12.1	580	28	**1500**	26	200	590	0	6	**1100**
ホウレンソウ	92.7	970	5	**160**	11	8	0	0	0	**670**
リンゴ	86.1	21	＞	**160**	3	0	0	0	0	**32**
ワカメ	92.2	2300	360	**200**	10	0/	0	0	4	**1900**
キハダマグロ	74.3	79	130	0	13	0	0	0	81	170
豚ロース	53.0	160	40	0	36	0	0	0	37	310

注）＞：表示限界以下，0/：定量限界以下，検出限界以上，Tr：微量。

イ素が動物の骨をつくるのに重要な役割をしていることは、前記のように一九七二年にヒヨコやネズミの実験によって証明されており、すでに動物の必須元素として広く認められていました。しかし、ケイ素は地球上のどこにでもある土の主要な構成要素のため、人間での摂取不足などは、ほとんどの研究者が考えてもいませんでした。

　ところが、現代人には、アメリカでも、この日本でも摂取不足が起こっていたのです。よく考えてみれば、現代の食生活は昔とは大きくちがいます。精製された加工食品の利用が日常化しています。精製された加工食品は、現代人のミネラル不足の主要因です。ケイ素もまさに、精製すればするほど、その食品のケイ素含有率は低くなります。

例えば、お米でもケイ素は玄米の糠層に多く、精米をすればするほどケイ素含有率は低くなるのです。表１―３に主な食品の各種ミネラル含有率を示しました。ケイ素やホウ素は農産物に多く含まれています。ただし、玄米と精白米でケイ素含有率は大きくちがいます。表１―４の大麦の玄皮麦と精白した押し麦の差にも注目して下さい。

表1－4　各種食品のケイ素とホウ素含有率

（鈴木泰夫：『食品の微量元素含量表』第一出版，1993より抜粋）

食品		可食部100g当たり 水分(g)	ケイ素(μg)	ホウ素(μg)
穀物	玄米	16.4	4700	140
	精白米	11.6	450	34
	粟	12.7	4500	0/
	大麦, 玄皮麦	11.0	8600	150
	大麦, 玄裸麦	11.6	1400	120
	大麦, 精麦, 七分つき押し麦	12.4	570	36
野菜・果物	ゼンマイ	87.9	3200	280
	温室メロン	89.5	1100	130
	ホウレンソウ	92.7	670	160
	タケノコ	83.6	550	79
	イチゴ	87.6	260	78
	パインアップル	87.1	160	51
	ハクサイ	96.8	110	86
	バナナ	75.1	60	180
	ダイコン	94.7	49	110
	リンゴ	86.1	32	160
	トマト	94.5	11	61
	ニンジン	91.5	0	220
魚	カタクチイワシ	72.8	260	31
	キハダマグロ	74.3	170	0
豆類	大豆	12.1	1100	1500
	アーモンド	5.2	700	920
	落花生	4.7	440	780
	エンドウ	12.3	390	590
	ソラマメ	12.4	350	670
お茶	番茶	11.0	10000	1300
	ほうじ茶	1.9	7000	920
	ウーロン茶	7.1	6400	1000
	麦茶	4.0	2400	75
肉類	和牛, かた, 脂身付	56.0	330	0
	若鶏, 手羽	62.3	320	0
	豚ロース	53.0	310	0
	牛, 肝臓（レバー）	67.1	280	37
海藻	干しヒジキ	11.8	9900	11000
	マコンブ	11.7	3200	6300
	生ワカメ	92.2	1900	200
貝類	ハマグリ	85.2	7000	140
	ホタテガイ	77.3	3000	500
	アサリ	81.0	1900	23
	サザエ	76.1	810	61

注）0/：定量限界以下，検出限界以上。

補足説明 ②

「フラミンガム研究」について

アメリカ東北部のマサチューセッツ州ボストンから三〇kmほど離れたところに、フラミンガムという人口約三万人の町があります。そこで一九四八年九月から医学史に残る研究が始まっています。研究開始当時、アメリカの国民病は心臓や血管に関する病気でした。すでに高血圧や脂質異常症、喫煙などが関係しているといわれていましたが、数値による検証はほとんどありませんでした。

そこで、国立衛生研究所（NIH）の一部門が、ひとつの町をまるごと研究の対象として、その住民の健康や病気の状態の推移を追うという国家計画が始められ、町にあるユニオン病院にフラミンガム研究所が設置されました。その結果、今では誰もが知っていることですが、高血圧、肥満、糖尿病、喫煙の合併が心臓病での死亡リスクを高くすることなどを明らかにしています。「危険因子」という言葉もフラミンガム研究によって使われ始めました。

特徴は、町全体の多くの住民を対象に「前向き研究」をしていることです。病気になった人について、後から「これが原因だったのでは」と考えるのは「後向き研究」です。それに対して、健康な人が、食生活などの生活習慣によってどのような病気になっていくのかを追うのが「前向き研究」です。

調査参加者は定期的に食事内容をきめ細かく記載する必要があります。また、定期的に健康診断を受けなければなりません。手間とお金はかかりますが、ごくふつうの健康状態の人がどんな要因でどのような病気になりやすいかを調査しています。

市民が積極的に協力する背景には、日本とちがいアメリカではすべての人が医療保険に入っているわけではなく、研究に協力している期間は医療費が免除されるという待遇もあります。もちろん参加者の食事や健康調査の意義への理解は深く、誇りを持って参加しています。ですから、スタートして六〇年以上になりますが、今も研究は続いています。

なお、ケイ素が骨形成に重要な働きをしていることを発表した論文は、一九四〇年代からの「フラミンガム研究」の成果と、フラミンガム研究参加者の子どもを対象に一九七〇年代からスタートした「フラミンガム子孫研究」の成果を併せてまとめられたものです。

◆ケイ素は日本の伝統的食材に豊富

日本の農家は、イネを健康に育てるためにケイ素を主成分とする鉱さいケイ酸質肥料（主として「ケイカル」と呼ばれている肥料）を農地に毎年施用しています。なお、ケイ素（Si）は元素名で、肥料成分は肥料取締法でケイ酸（SiO_2）と表現します。

ケイ素を多く含んだイネは、前述のように倒れにくく、葉がしっかりと立って太陽の光を受けやすくなり、光合成能力が高まるためおいしいお米ができやすいのです。しかも、茎や葉はケイ素で硬くなるので病害虫にも強く、減農薬栽培が可能になります。

ですから、ケイ素を含む肥料を農地に散布している農業関係者にとっては、「ケイ素が作物の健康だけでなく、人間の健康にも役立っている。それもまさに人体の骨格である骨の形成に大きく関与していた」との報道は、まことに喜ばしいことです。

表1―4に、各種食品のケイ素の含有率を鈴木泰夫先生の『食品の微量元素含量表』（第一出版、一九九三）より抜粋して示しました。関連して本章で述べているホウ素の含有率も示しています。ケイ素は穀物だけでなく、お茶、海藻、貝類にも多く含まれています。

お米やお茶、海藻、貝類をよく食べる伝統的な日本型食生活をしている人びとはケイ素不足を心配する必要性は少ないと思います。しかし、近年日本人のお米の消費量が急激に低下していることは心配です。

フラミンガム研究はアメリカでの研究です。アメリカの人びとはお米や海藻の消費量は少ないので、男性はビールから一七・六％、一〇・六％、女性はバナナから一〇・五％、一三・九％と、その多くを摂取しているそうです。男女とも二つの数字がありますが、前は「フラミンガム子孫研究」から、後は「フラミンガム研究」からのデータです。

◆欧米人はビールとワインがケイ素源、発泡酒はダメ

学生に講義していると、興味を持って聞いてくれる話と、興味を持たない話が何かがよくわかります。ケイ素源としてのビールの話は学生たちもよく覚えていて、講義後の雑談でも話題にしています。

ビール製造過程では、ビール麦（二条大麦）を麦ガラのまま発芽させ、根を取り除いて麦芽の糖分を発酵させています。イネのモミガラもそうですが、麦ガラにもケイ素が多く含まれています。ですからビールにはケイ素がよく溶け込んでいるのです（表1―5）。

筆者の親しい後輩で、ケイ素研究の世界的第一人者、馬建鋒《まけんぽう》教授はおもしろい調査もしています。市

表1－5　ビール,ワインにはケイ素が多く含まれている　（可食部100g当たり）

	水分(g)	ケイ素(μg)	ホウ素(μg)	カリウム(mg)	マグネシウム(mg)	カルシウム(mg)
ビール(黒)	90.7	1760*	6	55	10	3
ビール(淡色)	91.2	2070*	3	34	7	3
ブドウ酒(白)	86.6	1070*	200	60	7	8
ブドウ酒(赤)	87.4	680*	140	110	9	7
清酒(特級,本醸造)	77.4	32	4	5	1	3
清酒(1級,上撰)	79.1	94	3	5	1	3
梅酒	72.1	0/	11	39	2	1

注1）ケイ素，ホウ素は鈴木（1993），ほかは文科省（1997）による。
注2）＊：ビールやワインのケイ素含有率はパウエルら*British J. Nutr.*, **94**, 804, 2005のデータによる。
注3）0/：定量限界以下，検出限界以上。

販の各種ビールのケイ素含有率を測定すると、高級なビール（麦芽一〇〇％など）ほどケイ素含有率が高く、価格の安い発泡酒はケイ素含有率が低いそうです。

表1—5で「ワインにケイ素が多く含まれているのはなぜ？」と、疑問に思われる方もおられると思います。じつはブドウが熟してくると果実の表面に白い粉がふいてきます。ちょうどキュウリのブルームとよく似ているのですが、ケイ素を含んでいる可能性もあります（文献未確認）。果皮や種子にはケイ素を含んでいるため、いずれにしても、ブドウ酒はケイ素も多く含んでいます。国内では、ブドウにケイ酸含有肥料を施用すると収量が上がるとの試験データもあります。

◆食品によってケイ素の吸収率がちがう

ビールやワインが主たるケイ素供給源となると、ビールやワインを飲まない人はケイ素不足から救われません。そこで、文献を調べるとフラミンガム研究グループの別な論文がありました。その論文から図1—1を作成しました。

図1—1は論文からのそのままの写しではなく、各

図１－１　食べ物の種類とケイ素摂取量，尿中ケイ素含有量

（Jugdaohsinghら：*Am. J. Clin. Nutr.*, **75**, 887, 2002より作図）

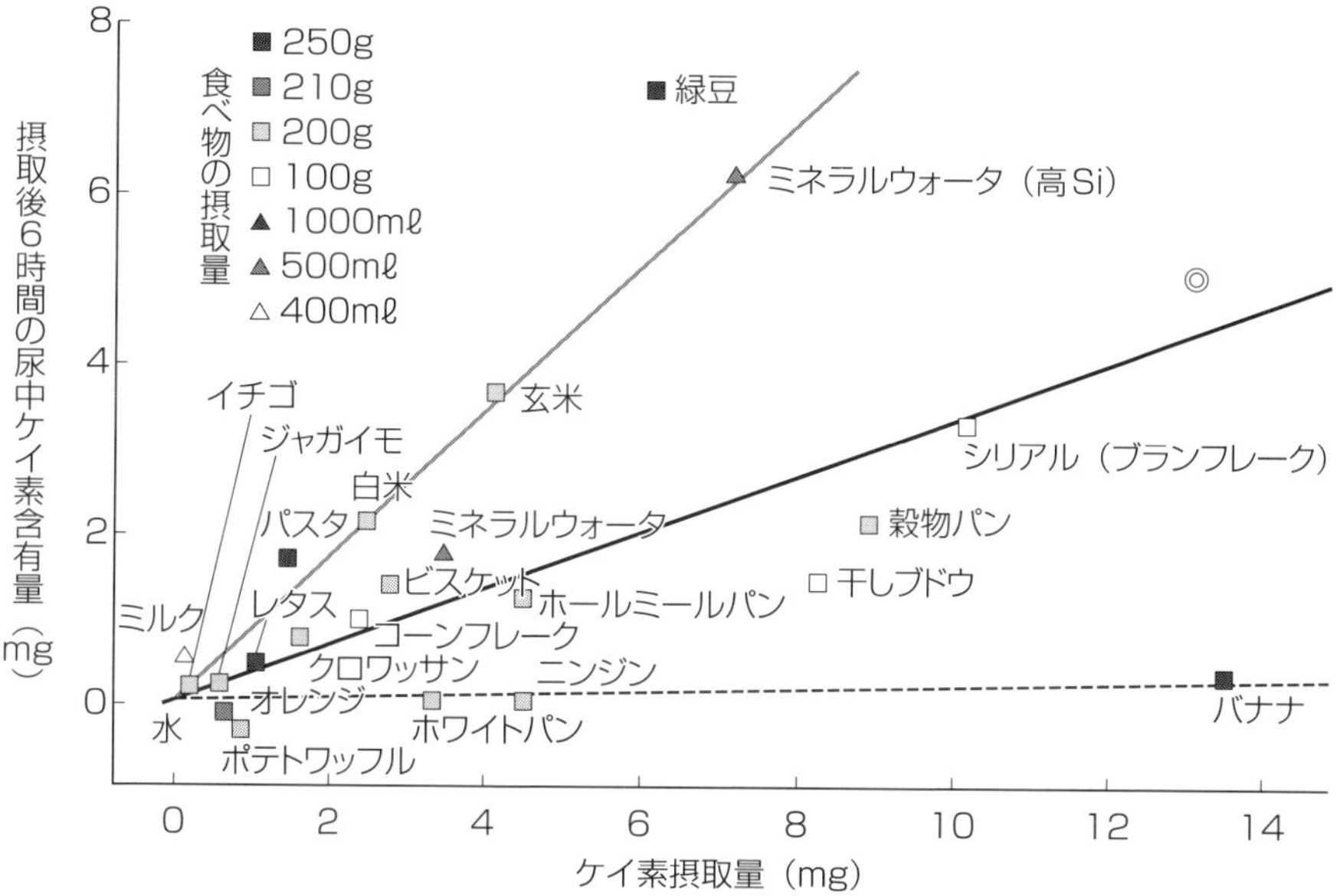

注）◎：ケイ素を食事で１日13.15mg摂取した８名の平均値。食事内容は図１－２の注と同じ。

プロットのところに食品名を記入し、実験に供試した食品の摂取量を□や△などで示しています。また、少しでも見やすくするために、原図の単位を縦軸がmol（モル）表記になっていたのを横軸と同じmg表記にするなど、数日かけて私がつくったものです。

実験に用いた食品の摂取量を図１―１の左上に示しています。その食品によるケイ素の摂取量を横軸に示し、縦軸には、その食品からのケイ素吸収量の指標として尿中のケイ素含有量（吸収量）（補足説明３参照）を示しています。注目していただきたいのは、原点からの直線の勾配です。これは各種食品のケイ素の可溶化率（溶解・吸収されやすさ）を示しています。

例えば、バナナは勾配が水平気味の直線上にあります。実験ではバナナを二五〇g食べ、摂取したケイ素量は一三・六mgと多いにもかかわらず、縦軸の尿中ケイ素含有量（吸収量）は非常に低いのです。これはバナナだけではありません。同じ直線上にあるオレンジやニンジンなどの果実

図1－2　ケイ素を含む食事摂取後の血清中ケイ素濃度

食べたケイ素は1～2時間で吸収される

（Jugdaohsinghら：*Am. J. Clin. Nutr.*, **75**, 887, 2002）

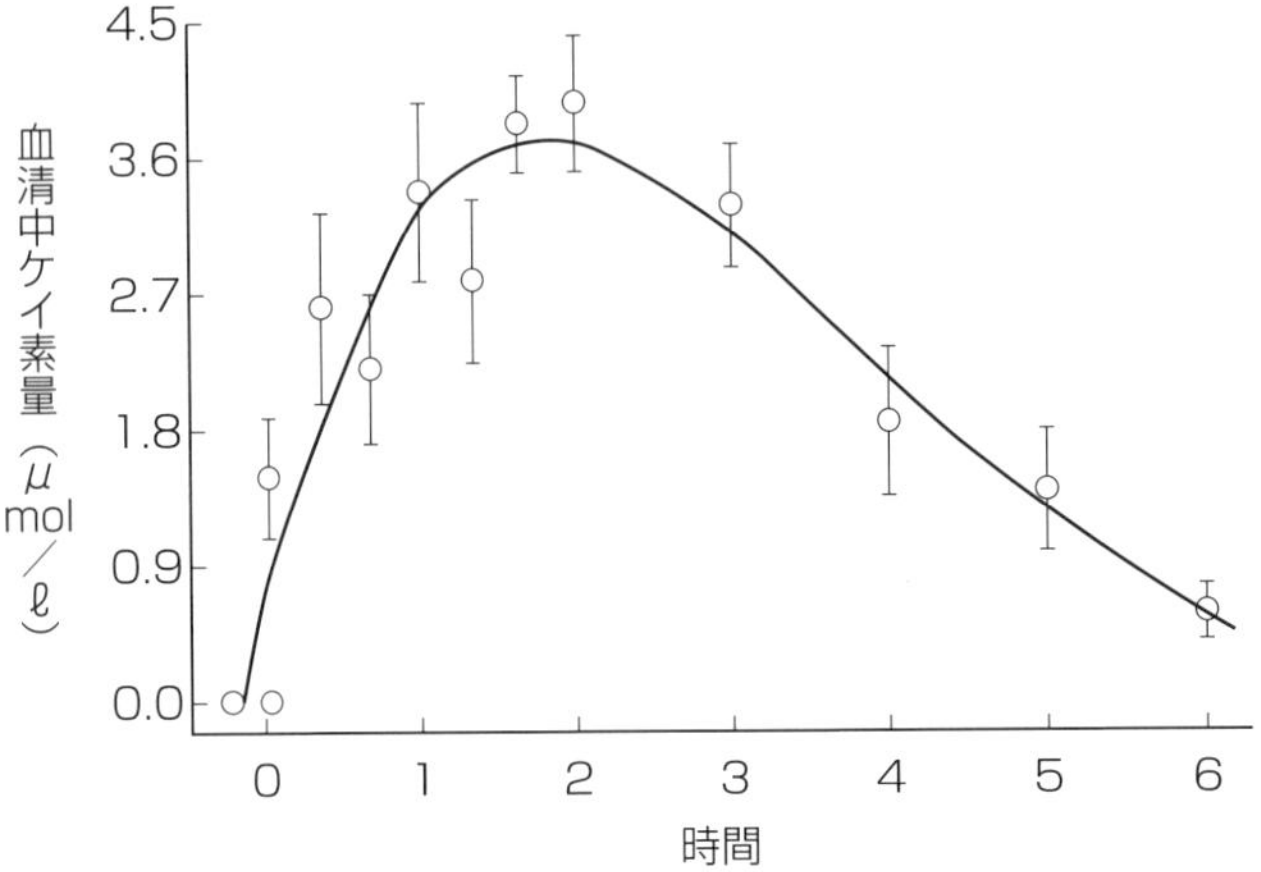

注1）被験者8名（男4名，女4名）。前夜10時から絶食，膀胱を空にして，朝9時に100gの白米と150gの緑豆，100gの干しブドウの食事（ケイ素13.15mg）。その後6時間定時的に採血，採尿。実験中の飲水は高純度の水を0.166ℓ/h。午後3時以後はふつうの食事をし，夜10時から再び絶食。上記と同様に2回のくり返し実験をした。

注2）0時間の2つの○は被験者の食事摂取前の値。それをベースライン（0）としている。

> **補足説明 3　ケイ素の摂取・吸収・排泄**
>
> 図1—1の縦軸の単位が尿中ケイ素含有量となっていることについて、もう少していねいに、ケイ素の摂取から吸収、排泄までの過程を説明しましょう。
>
> 食事とともに体内に入ったケイ素化合物は胃で溶解され、腸から吸収されます。吸収されたケイ素は肝臓を通って一〜二時間で血清中に入り（図1—2）、腎臓を経由して尿から排出されます。
>
> 尿からの全排泄量の六五％近くが三時間以内に、九〇％近くが六時間以内に排出されます（図1—3）。したがって、食後六時間以内に出てくる尿中ケイ素は、食品から溶解・吸収されたケイ素の量と考えてもよいわけです。なお、溶解・吸収されないケイ素はそのまま大便とともに体外に排泄されます。

や野菜のケイ素可溶化率も非常に低いのです。

◆お米のケイ素はよく吸収される

ところが、ミネラルウォータや玄米、白米は、勾配の強い直線上にあり、可溶化率が高いのです。これが、お米が主食の私たちにはうれしいのです。ビールはこの実験には出ていませんが、可

図１－３　13.15mgのケイ素を含む食事摂取後の尿中ケイ素量

（Jugdaohsinghら：*Am. J. Clin. Nutr.*, **75**, 887, 2002）

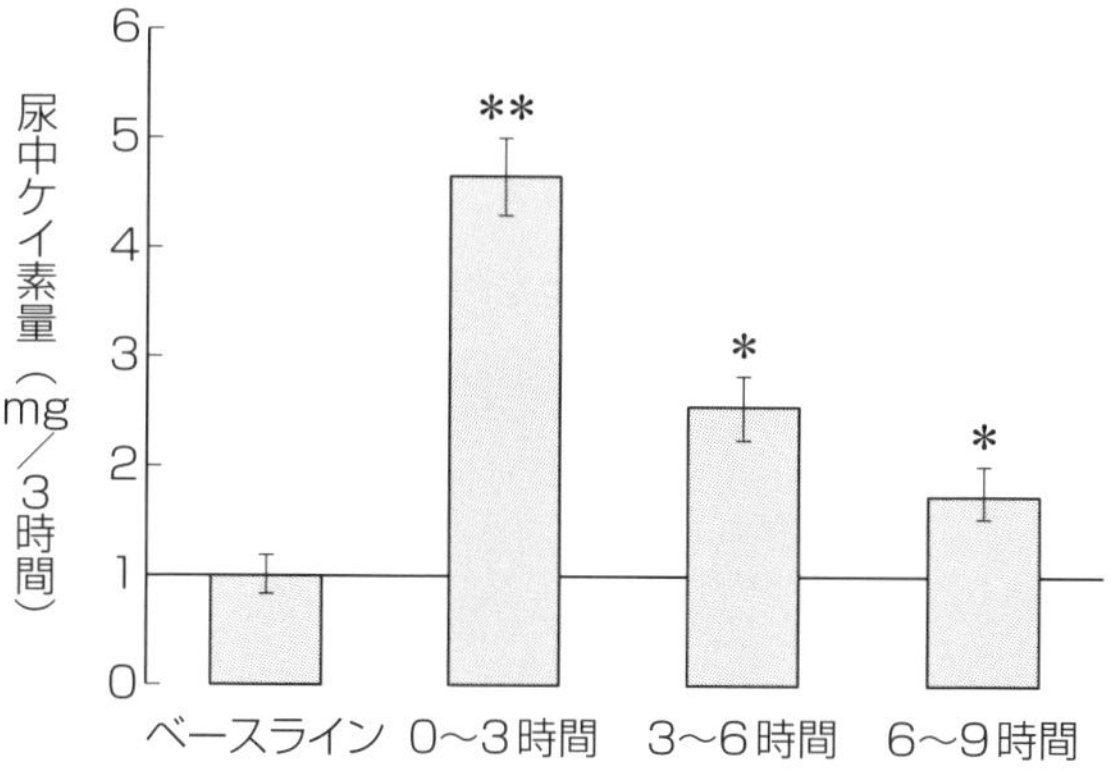

注１）被験者８名（男４名，女４名）。ベースラインは絶食していても排出されるため，恒常的分泌量。過去に吸収されたものが再循環利用され排出されている。

注２）＊，＊＊は統計記号で，実際のバラツキのあるデータから得られた平均値（この場合は尿中ケイ素の量）よりも極端に異なる値が得られる確率は，＊は0.05（5%），＊＊は0.01（1%）しかないことを示す。すなわちこの図の場合は３時間以内（0〜3時間）に尿から出てくるケイ素量はベースラインとのちがいが＊（3〜6時間，6〜9時間）よりも明らかに多いことを示している。3〜6時間，6〜9時間のケイ素量もベースラインとは統計学的にも5%水準で有意に多くケイ素が検出されたことを示している。

溶化率の高いミネラルウォータとほぼ同じと思われます。

図１―１のグラフでケイ素可溶化率を見ると、緑豆の可溶化率が非常に高いですが、これを例えば一〇〇とすると、玄米や白米の可溶化率は緑豆のおよそ八〇程度はあるようです。お米に含まれるケイ素は、少なくとも果実や野菜よりもはるかに人体に吸収されやすいのです。この事実は日本人にとっては貴重です。

◆日本人にはうれしいお米のケイ素

少し専門的な話になりますが、植物が根から吸収するケイ素は、オルトケイ酸〔$Si(OH)_4$〕という形になっています。イネに多量に吸収されたオルトケイ酸は、イネの体内では重合し、沈積して存在しています。化学的には非晶（非結晶）質の含水ケイ酸（$SiO_2 \cdot nH_2O$）です。これは消化・吸収されにくいため、昔は、作物体内に含まれるケイ素の大部分は、動物が食べてもそのまま糞便中に排泄されると考えられていました。

しかし、ラットを用いた実験によると、含水ケイ酸は胃液中の塩酸と反応し、モノマー（単体、ここではオルトケイ酸のこと）からポリマー（単体が二つ以上結合したもの）までいろいろな物質になります。そして、モノマーの割合が高ければ高いほど、腸から吸収されやすいのです。腸で吸収されるケイ酸量は、胃でつくられたモノマー、すなわちオルトケイ酸の濃度に比例します。

腸から吸収されたケイ酸陰イオンが血清中に移行するのです。そして、ケイ素の血中濃度と尿中排出量の間には相関性が認められています。だから、尿中ケイ素量は体内に吸収されている濃度の指標になると考えられています。

ここで改めて図1―1の玄米と白米の尿中ケイ素含有量（可溶化率）の高さを見ると、私たち日本人が最も多く摂取するお米のケイ素は有効に体内の血液中に入っていることが理解できます。このことは、お米を主食とする私たち日本人にとって注目したい事実です。

◆パンやフレークのケイ素は吸収されにくい

原著論文には、穀物および穀物製品として、米（白米、玄米）、パスタ、そして、ビスケット、コーンフレーク、ブランフレークなどシリアル類（三種）、パン類（四種）などと一〇食品をひとまとめにして、平均可溶化率四九±三四％、変動幅一〇～一〇〇％と記載されています。お米単独の可溶化率が記載されていないのは残念です。欧米人にとっては、お米は興味がないためです。

図1―1からも明らかなように、シリアル類も低いですが、パン類とくにホワイトパンのケイ素可溶化率が非常に低いです。そのため、前記穀物および穀物製品の平均可溶化率はかなり低められています。

●ここまでにわかったこと

1　アメリカ男性のケイ素摂取源はビール、女性はバナナが一〇％以上を占めているが、バナナのケイ素は人体に吸収されにくい。

2　白米や玄米、ミネラルウォータのケイ素は人体によく吸収される。

3　理由はよくわからないが、野菜や果物、ホワイトパンのケイ素は人体への吸収率が低い。

4　緑豆のケイ素はとくに吸収されやすいが、お米のケイ素がそれについで吸収されやすい（このことがうれしい）。

◆骨密度にはカルシウムよりケイ素が必要

さて、肝心の「ケイ素摂取量の多い人ほど骨密度が高い」ことを証明したデータを見てみましょう。原著論文には、骨密度だけでも非常に多くのデータが示されており、その要点を私が一枚にまとめたのが図１—４です。膨大な試験から得られた成果の結晶です。

図を見ると、男性と閉経前の女性については、食事からのケイ素摂取量が多いほど骨密度が高いことがよくわかります。しかし、このニュースを知った当初、私は図の引用をためらいました。閉経後の女性にケイ素摂取の効果がないことを、あまりにも明確に示しているからです。骨粗しょう症を本当に予防したい多くの高齢の女性が、ごらんになるとがっかりするのではないかと……。

図１—４は、骨密度増加には女性ホルモンが関与していることを如実に示しています。つまり、人の骨は三年くらいですべてがつくり替えられてしまうほど、破骨と造骨がくり返されています。ケイ素は造骨細胞の働きを助けていますが、一方で女性ホルモンが破骨細胞の働きを抑制しているのです。女性ホルモンが少

図1－4　ケイ素摂取量の骨密度（大腿骨頸部）**への影響**

（Jugdaohsinghら：*J. Bone Miner. Res.*,**19**, 297, 2004より作図）

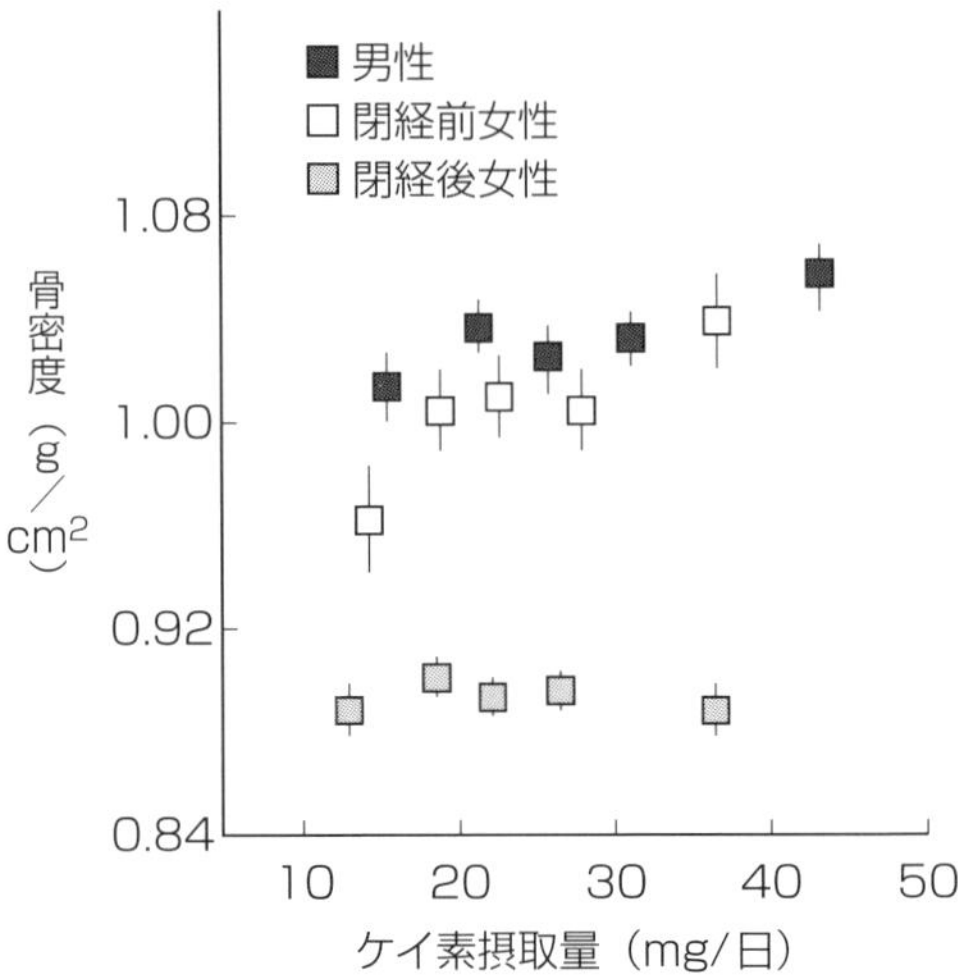

注）被験者は，フラミンガム研究の30～87歳の男性1251人，女性1596人。ケイ素摂取量は1991～1999年，骨密度は1996～2001年の調査による。ケイ素摂取量の骨密度（大腿骨頸部）への影響。

なくなると、破骨細胞の活動が抑えられなくなり、造骨細胞と破骨細胞のバランスが崩れ、破骨が進みすぎて骨がスカスカになるのが骨粗しょう症です。ケイ素は、この破骨細胞の抑制には関与していないことがわかります。

この研究は、アメリカのハーバード大学、イギリスのセント・トーマス病院など英米五機関の共同研究グループが、アメリカでのフラミンガム子孫研究の被験者、二八四七人（男性一二五一人、女性一五九六人、年齢三〇～八七歳）を対象に、背骨（腰椎）と足の付け根の骨（大腿骨頸部）などの骨密度を測り、食事からのケイ素摂取量レベルを五グループに分け、骨密度との関連性を研究しました。

研究の基礎になる食事摂取調査は一九九一～一九九九年、骨密度は一九九六～二〇〇一年の調査によります。ちなみに、男性と女性とでケイ素摂取量のレベル区分が異なりますが、これは女性がビールをあまり飲まないからです。

調査の結果、最もケイ素摂取量が多いグループ（閉経前の女性では一日二八・五～三四・四mg）は、最もケイ素摂取が少ないグループ（一日七・六〜一八・八mg）と比較して、骨密度が一〇％近くも高いことが判明しました。ちなみに、マグネシウムやカリウムあるいはビタミンC摂取量についての同様の研究では、摂取量が最も多いグループと最も少ないグループの骨密度の差はたかだか五％でした。さらに、カルシウムの効果はほとんど認めらませんでした。関連するデータは第1章【その2】の表1―8（50ページ）で説明します。

以上から、「食事からのケイ素摂取量の差が骨密度に及ぼす影響は、カルシウムより重要だ」と、研究グループは結論づけたのです。これまで、人の健康に対するケイ素の影響はほとんど指摘されませんでした。今回が初めての信頼される研究機関からの発表です。

◆フラミンガム研究で確認されたケイ素の効果

なぜフラミンガム研究の成果が重要視されるのか、その一端を説明しておきましょう。アメリカの若い男性のケイ素摂取源にビールが大きな位置を占めていることを、すでに紹介しました。

図1―4のデータをとりまとめるに当たっては、ビールの影響かケイ素の影響かを見極める必要があります。ビール消費量の多い若い男性の骨密度は高く、高齢になるほどビールの消費量が減り、骨密度も低下します。女性はとくにビール消費量が少なく、骨密度も低いのです。この事実から、単純に「ビールを飲む人の骨密度は高い」との結論に至る可能性もあります。

そこで、アルコール飲料と骨密度に関する別途の統計解析もなされました。また、骨粗しょう症対策として女性ホルモン剤を服用されている方や、サプリメントとしてビタミンDを飲まれている方、カルシウムやマグネシウムをサプリメントとして飲用されている方もおられます。この論文は、そうしたことも考慮しての結論です。

フラミンガム研究において、こうした複雑な組み合わせ実験結果を解析するために、多変量解析（注1）が開発されたことは有名な話だそうです。私は、このことを今まで知りませんでした。

（注1）　複数の変数に関するデータをもとにして、これらの変数の相互関係を分析する統計的技法の総称。

なお、ケイ素のサプリメントが骨密度増加に効果があり、骨粗しょう症対策にケイ素が有効であることは、二〇〇〇年にネズミの実験で確認されています。

また、これはとても大事なことですが、閉経後の女性の骨密度増加にはケイ素摂取は効果がないということで、あきらめてしまってはいけません。後でふれますが、野菜や果物に多く含まれるホウ素が、閉経後の女性の血液中の女性ホルモンを高濃度に維持してくれるのです（42ページ）。閉経後の女性の方もあきらめずに、本書を読みすすめて下さい。

◆一日に三〇～五〇mgのケイ素をとろう

現代の世界の健康についての常識は、その大部分がフラミンガム研究から発しているといっても過言ではありません。「ケイ素が骨密度増加に効果がある」との情報は、それほど信頼されている研究機関から出ているということを再度強調しておきます。

ヒヨコやラットでのケイ素の必須性は古くからわかっていましたが、ヒトを対象とした大規模な疫学研究で、ケイ素と人間の健康との密接な関係が示されたのはこれが初めてです。これまで直接的データがなかったこともあり、日本人の食事摂取基準などにも摂取推奨量などにケイ素は定められていません。しかし、今回「骨の形成にカルシウムやマグネシウム以上に効く」とのデータが発表されたことで、状況ががらりと変わる可能性が出てきました。

フラミンガム研究によると、実際のケイ素摂取量は一日当たり男性一二・一、一三・五mg、女性は九・九、一〇・二mgです。数字の前者は最初のフラミンガム研究参加者、後者はフラミンガム子孫研究参加者の平均によります。尿からの一日当たりケイ素排泄量から考え、食品からの平均ケイ素吸収率を約四〇％とすると推奨必要摂取量は一〇～二五mg／日だそうです。しかし、図1―4を見ていると、丈夫な骨を造り、それを維持するには、一日当たり三〇mgから四〇mg程度のケイ素摂取が望ましいと私は思います。

◆七分つきごはん一杯でケイ素三mg

そのための食事としては、可溶化ケイ素を多く含む食品をとること。まず、毎日ごはんをしっかり食べましょう。七分つきごはん一杯（一五〇g でケイ素三mg）を一日五杯でケイ素約一五mg、それに納豆や味噌など大豆食品を一日二〇〇gでケイ素二・二mg、干しヒジキ三〇gでケイ素三mg、番茶やミネラル水あるいはビール一缶（三五〇mℓ）で七・二mg、合計二七・四mgのケイ素摂取です。図１―４のケイ素摂取量の多い部類に入ります。

ごはんを玄米にかえると一杯でケイ素七mgも含まれているので合計四七・四mgと一挙にケイ素多量摂取の食事になります。ときにはケイ素の多いハマグリ（五〇gでケイ素三・五mg）など魚貝類を楽しむのも効果的でしょう。

●ここまでにわかったこと

1　ケイ素摂取量の増加が骨密度向上に効果があるのは、男性と閉経前の女性であり、閉経後の女性には効果が認められない。ただし、ホウ素の効果に期待できる。

2　欧米人のケイ素摂取量は一日平均、男性一三mg、女性一〇mg程度だが、この量では健康な骨密度を維持できない。

3　健康な骨密度を維持するには、図１―４の横軸に示すように一日三〇～四〇mg程度は必要である。

4　ケイ素は、七分つきごはん一杯で三mg、玄米なら七mgも含まれている。大豆食品や番茶、ほうじ茶、干しヒジキ、ハマグリなどにも多く含まれている。

⑤ 若さと健康を保つコラーゲンにもケイ素が必要

◆コラーゲンが若さと健康を保つ

ケイ素は、体内では、皮膚に最も多く、爪、毛、髪、そして骨に多く含まれています。

これまで説明してきたように骨の成長維持にはケイ素が必要ですが、それだけではありません。皮膚、胸腺中のケイ素も加齢とともに含有量が低下し、弾力がなくなってきます。動脈中のケイ素含有量も加齢に伴ってしだいに減り、とくに「アテローム型の動脈硬化症（注2）」ではケイ素含有率が激減すると報告されています。

（注2）　脳血栓はラクナ型とアテローム型に分類され、前者は高血圧が、後者は高脂血症が比較的強い危険因子になっている。近年はアテローム型が増加している。

さて、骨の成長維持や皮膚の弾力に欠かせないものといえば、もう「コラーゲンだ！」と、ピーンときた人も多いと思います。そうです、体の組織の弾力、強靭性、若さを保つ重要なタンパク質がコラーゲンです。そして、その合成・増加にはケイ素がなくてはならないのです。

◆コラーゲン不足の背景にケイ素不足が

少しむずかしい話になりますが、コラーゲンなどの膠原繊維の間にあって、粘りやクッションをつくる基盤物資が「ムコ多糖類」です。これは、粘液質の多糖類でヒアルロン酸、コンドロイチン硫酸、ヘパリンなどがあり、関節の炎症や変形を修復し痛みをとる効果が注目されるグルコサミンなどが主成分です。そして、このムコ多糖類にはケイ素がたくさん結合しています。

加齢とともに皮膚中のケイ素が減ることが知られていますが、どのような老化現象にも、ムコ多糖類の著しい減少を伴っています。ですから、皮膚のたるみや皺《しわ》、爪の割れ、骨折などなど、皆さん大いに気になる加齢・老化の進行には、コラーゲンの減少、ムコ多糖類の減少があり、その背景にケイ素の不足があります。

図1－5　ケイ素はコラーゲンタイプ1の合成を促進

（レフィットら：*Bone*, **32**, 127, 2003）

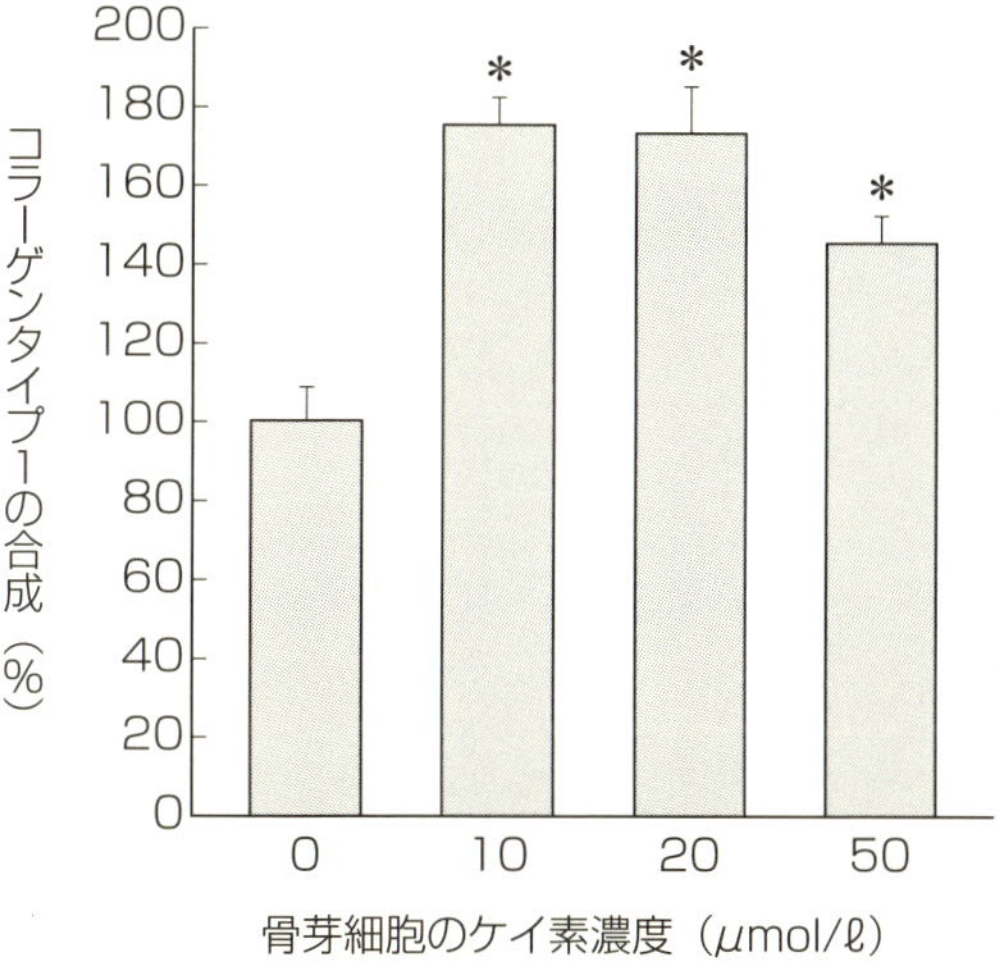

注1）ヒトの骨芽細胞の培養系を用いた実験。
注2）骨芽細胞のケイ素濃度0でもコラーゲンタイプ1は合成されるが，その合成量を100とすると，ケイ素濃度10，20μmol/ℓでコラーゲンタイプ1の合成量が約70%増えている。
注3）ケイ素50μmol/ℓ濃度でも増えているが，10，20μmol/ℓより低下しており，適濃度範囲があることを示している。
注4）＊はP＜0.05水準でケイ素無添加区より有意に合成量が増えたことを示している（P値は59ページ注4参照）。

補足説明 4

骨芽細胞によるコラーゲン合成とケイ素の働き

ここで、コラーゲンの合成にケイ素が関与している事実を示す研究を紹介しましょう。

図1―5は、ナイチンゲールがつくった看護学校や、ナイチンゲール博物館も併設されている、ロンドンで最も有名な病院であるセント・トーマス病院のレフィットらが、二〇〇三年に人の骨芽細胞（培養細胞）を用いて行なった実験です。

骨芽細胞は、骨の基質をつくる働きをしますが、そのときまず、コラーゲンなどの基質タンパク質を分泌します。実験では、骨芽細胞の培養液のケイ酸濃度が血液中とほぼ同じ一〇～二〇μmol／ℓのとき、コラーゲンタイプ1の合成量が増加することが認められました。

コラーゲンタイプ1は、繊維性コラーゲンで骨基質を形成しているタンパク質の九〇％を占める、最も重要なコラーゲンです。さらに、骨だけでなく、皮膚の真皮に最も大量に含まれるコラーゲンで、弾力や強さを与えてくれます。

逆にいえば、ケイ素は、あらゆる老化性の退行性疾患の防止、動脈硬化症や骨肉節炎の治療、傷の治癒などに効果的に働き、さらにさかのぼって胎児の成長にまで関与しています。

女性に人気のあるコラーゲン、それも最も大量で大事なコラーゲンタイプ1の合成にケイ素が重要な役割をしていることは、農業技術者としても非常にうれしいことです。

◆ケイ素とビタミンとの連携プレーが重要

コラーゲン合成にとってのケイ素の働きを見てきましたが、そのとき大事なのが、ケイ素とビタミンＣやビタミンＫとの連携プレーです。

●ビタミンＣ不足ではコラーゲンができない

例えば、コラーゲンタイプ１を構成するアミノ酸のひとつ、ヒドロキシプロリンができるときには、プロリン水酸化酵素が働きます。そして、プロリン水酸化酵素の作用には、ビタミンＣが補酵素として活躍します。

ですから、ビタミンＣが不足すると、正常なコラーゲン合成ができなくなります。

ビタミンＣは、果物、カボチャやいも類などに多く含まれています。これらをよく食べることは、お肌の若さに必要であり、骨の形成にも必要なのです。

●骨組織の「つなぎ役」に欠かせないビタミンＫ

また、骨の基質には、コラーゲンとは異質のオステオカルシンというタンパク質があり、非コラーゲン性タンパク質の二五％を占めます。これは、骨組織の主要成分であるカルシウム、リン、マグネシウムなどのミネラルを骨組織に沈着させる「つなぎ役」をしています。

すなわち、骨を鉄筋コンクリートに例えるなら、コラーゲンタイプ１は鉄骨、カルシウム、リン、マグネシウムはセメント、オステオカルシンは針金にあたります。そして、そのオステオカルシンができるときに、ビタミンＫが補酵素として活躍しています。

なお、図１―５でコラーゲン合成におけるケイ素の役割を実験したレフィットらは、オステオカルシンの合成を指令するメッセンジャーＲＮＡが、ケイ素によって増加したことを確認しています。ここでは、ケイ素とビタミンKの連携プレーが働いています。

ビタミンKは血液の凝固を促進する作用も知られていますが、骨の若さを保つのにも必須です。ビタミンKは、納豆やホウレンソウ、シュンギクなどに多く含まれます。

ビタミンKを多く摂取すると、大腿骨頸部などの骨折予防に効果があります。日本では高容量（四五mg／日）のビタミンKが、骨粗しょう症の治療薬として使われています。以上のオステオカルシンとビタミンKについての説明は、独立行政法人国立健康・栄養研究所の石見佳子先生の著書『骨の健康と生活習慣』（薬事日報社、二〇一〇）から学びました。

●カルシウムの吸収に欠かせないビタミンD

また、骨の主成分であるカルシウムを腸管で吸収したり、骨芽細胞で取り込んだりするときには、ビタミンDが欠かせません。ビタミンDはキノコ類や魚に多く含まれます。

●ここまでにわかったこと

1　ケイ素は、骨や皮膚に最も多く含まれているコラーゲンタイプ1の合成を促進する。

2　コラーゲンタイプ1の合成にビタミンCが必要。丈夫な骨や皮膚づくりにはビタミンCが欠かせない。

3　骨形成には、ビタミンCとともにビタミンK、Dが大事な働きをしている。

・ビタミンK：骨の非コラーゲンタンパク質のオステオカルシンの合成に必要。納豆やホウレンソウ、シュンギクに多く含まれている。

・ビタミンD：腸管や骨芽細胞でのカルシウムの取り込みに必須。キノコ類や魚に多く含まれている。

❻ ホウ素は骨の健康と若さ、認知症防止に効果

◆ホウ素は閉経後女性の骨粗しょう症を防ぐ

ケイ素が骨密度の増加に役立っていることを紹介しましたが、閉経後の女性には残念ながら無力でした。しかし、文献を検索していると、閉経後の女性への朗報を見つけることができました。助け船を出してくれたのは、果物や野菜に豊富に含まれているホウ素です。

ホウ素が骨と関節の健康を維持するのに重要な役割をしていることは、アメリカ農務省のグランドフォークス人類栄養学研究センター（ノースダコタ州）のニールセンらによって、二〇〇四年に報告されていました。おもな実験結果を表1—6に示しました。

閉経後の四八歳から八二歳の女性一三人を対象とした食事摂取研究を行ない、ホウ素を一日当たり〇・二五mgと少ない食事を二三日間とり、それに馴化した後、二四日間にわたって一日三mgのホウ素（合計三・二五mg）を投与した人と、擬薬のプラシーボを投与した人のカルシウムとマグネシウムの尿中排泄量を比較しました。その結果、ホウ素を多く摂取した人は、骨の主成分であるカルシウムの尿からの排出量が明らかに抑えられたのです。

また、女性ホルモンのエストロゲンは骨粗しょう症を含む更年期障害の症状を緩和する効果が知られていますが、ホウ素の摂取で血中のエストロゲン濃度が高まることが確認されました。

さらに、血清中にはテストステロンという男性ホルモンが存在しますが、ホウ素を多く摂取した人は、その血中濃度が高くなりました。女性にも男性の一〇～二〇分の一のテストステロンが存在し、骨形成にプラスの働きをしています。

閉経後の女性が骨粗しょう症になりやすいのは、女性ホルモンの減少により、破骨細胞の作用を抑えるカルシトニンの分泌が減るためです。それが、ホウ素を摂取することで、女性ホルモンのエストロゲンの血中濃度を高く保てるのですから、まさに朗報です。

◆ホウ素は骨のカルシウム量を増やす

でも、ここで少し疑問を感じられる読者もおられるでしょう。ケイ素のところでは、尿中ケイ素は血清中ケイ素濃度と連動すると説明しました（30～31ページ、補足説明3）。とすると、尿中カルシウムが低下することは血清中カルシウム濃度の低下にもなっているのではないか、という疑問です。

しかし、血清中ケイ素とカルシウムとでは事情がちがいます。カルシウムの場合は、血清中カルシウム濃度は常に約一〇mg／一〇〇mℓと一定に保持されています。尿中カルシウム濃度の低下は、腎臓の尿細管で再吸収されている量が増えていることを示し、骨などにカルシウムが貯蔵されているのです。だから、尿から出るカルシウムは少ないほうがよいのです。

この実験の調査手法の詳しい内容は表1―6の注記に示しました。これも人間での実験であり、大変な労力と費用がかかっています。一六七日間もの長い期間、管理された実験棟での生活です。アメリカはすごい実験をします。なお、この実験で、二四日間投与したホウ素は、4ホウ酸ナトリウム・10水和物（$Na_2B_4O_7 \cdot 10H_2O$）であり、実験結果はホウ素そのものの作用であることを示しています。

表1―6には、アルミニウムやマグネシウムについても記載されています。アルミニウムはマイナスの影響を、マグネシウムはプラスの効果を期待しての実験ですが、効果が確認できたのはホウ素だけでした。

◆ボケ防止にはホウ素の豊富な野菜や果物を

ホウ素は、骨粗しょう症の予防に役立つほかに、脳の神経伝達系も活発にするという、これまた信頼できるペンランドの一九九四年の研究データがあります。

前記と同じアメリカ農務省の研究ですが、表1―7に示すように、五〇～七八歳の閉経後の女性一三人の実験、四四～六九歳の男性五人、および閉経後の女性でエストロゲン摂取をしている五人とエストロゲン摂取をしていない五人による実験などがあります。一日当たり三・二五mgとホウ素を多く摂取した人は、〇・二五mgとホウ素の少ない摂取の人にくらべて、数字や色の記憶力、反応力が高くなっています。

またペンランドは、脳波も測定しており、その結果が図1―6です。下段が眼を開いているときですが、

表1－6　ホウ素投与量が，尿中ミネラルと血清ホルモン値に及ぼす影響

（ニールセンら：*FASEB J.*, **1**, 394, 1987）

ホウ素投与量とその他処理／測定項目	低ホウ素(0.25mg/日)					高ホウ素(3.25mg/日)	
	平衡値	規定食のみ	アルミニウム追加摂取	マグネシウム追加摂取	アルミニウムとマグネシウム追加摂取	規定食のみ	アルミニウムとマグネシウム追加摂取
尿中　カルシウム(g/日)	0.126	0.124 A	0.109 AB	0.125 A	0.127 A	0.090 B	0.081 B
尿中　マグネシウム(g/日)	0.110	0.089 A	0.094 A	0.079 AB	0.095 A	0.074 AB	0.054 B
尿中　リン(g/日)	0.61	0.66 AB	0.61 AB	0.70 A	0.52 B	0.59 AB	0.61 AB
血清　女性ホルモン17β-エストラジオール(pg/mℓ)	23.9	11.9 A	15.0 A	26.9 AB	12.7 A	35.9 B	37.5 B
血清　男性ホルモンテストステロン(pg/mℓ)	0.60	0.34 A	0.31 A	0.33 A	0.30 A	0.71 B	0.64 B

注1）被験者は，48～82歳の閉経後の女性13名で，試験期間中の167日間は，管理された代謝ユニット生活。低ホウ素食事は野菜，果物摂取量をごくわずかにした牛肉，豚肉，米，パン，ミルクを含む通常の食事。ホウ素摂取量：0.25mg/日，ホウ素以外の不足するミネラル（カリウム，カルシウム，銅，鉄），ビタミンD，葉酸はサプリメントで補充。試験は低ホウ素食事馴23日間後，24日間試験サイクル（計6回）。最初の4サイクルでは，ホウ素摂取量は低いまま，アルミニウム：1000mg/日あるいはマグネシウム：200mg/日の摂取試験を実施。アルミニウムは制酸剤の水酸化アルミニウムで，食事からのカルシウムを不溶性にし，便中のカルシウムを増やすとの報告があったため。マグネシウムは代謝への好影響がすでに報告されているため，グルコン酸マグネシウムで試験している。その後2回の試験サイクル（48日間）では，高ホウ素処理の影響を観察している。追加したホウ素3mgは$Na_2B_4O_7 \cdot 10H_2O$（4ホウ酸ナトリウム・10水和物）で，1日のホウ素摂取量は，3.25mg。

注2）尿中ミネラルは，各試験サイクル7～8日の平均値。血清ホルモンは各試験サイクル23日目の平均値。表中ABは，同一文字は有意差（$P < 0.05$）が認められなかったことを示す。平衡値は平衡実験開始後，7～9日の被験者13名の平均値。

注3）17β-エストラジオール：女性ホルモン，エストロゲンの一種。テストステロン：男性ホルモン，アンドロゲンの一種。これらのホルモンは，骨からのカルシウムの放出を抑えている。男性ホルモンは加齢により急激に減ることはないが，女性ホルモンは閉経によって最盛期の1/10まで低下し，それに伴い「カルシトニン」の分泌も減り，骨からのカルシウムが減少しやすくなる。

表１－７　高齢者の脳認知行動能力へのホウ素の影響

（ペンランド：*Environ. Health Perspect.*, **102**, 65, 1994）

	実験Ⅰ		実験Ⅱ		実験Ⅲ	
	13人（50～78歳）		15人（44～69歳）		15人（49～61歳）	
ホウ素摂取量（mg/日）	0.25	3.25	0.25	3.25	0.25	3.25
記号認識テスト 反応時間（秒）	2.30±0.02 A	2.23±0.02 B	2.14±0.06 A	1.88±0.05 C	2.27±0.11 A	1.98±0.08 C
誤認識（%）	2.34±0.43 A	2.65±0.43 A	3.25±0.36 A	2.85±0.41 A	2.78±0.55 A	2.26±0.50 A
言語認識テスト 反応時間（秒）	2.46±0.04 A	2.33±0.04 B	試験せず		試験せず	
誤認識（%）	7.85±0.73 A	7.44±0.72 A				

注１）実験Ⅰは，21日間のホウ素0.25mg/2000kcal/日の平衡期間後，42日間ホウ素0mg（プラシーボ）とホウ素3.25mg（サプリメント）処理。

注２）実験Ⅱ，Ⅲは，14日間の平衡期間後，63日間の低ホウ素（ホウ素0.25mg/日）食事，そして49日間の上記処理。

注３）AとBは5%水準で有意。AとCは1%水準で有意。

左のホウ素摂取量の少ない人の脳は、眼が開いていてもδ（デルタ）波が多くぼんやりしています。三番目のように、ホウ素を充分摂取しているとα（アルファ）波が多く落ち着いています。このように、ホウ素が神経細胞のニューロン活性（ニューロンは興奮などを伝達する神経細胞の基本単位）を活発にしています。ホウ素不足のときの脳波は、栄養失調や重金属元素過剰障害者の脳波の動きに類似しているそうです。

　ホウ素の多い食べ物などは、25ページの表1―4を見て下さい。海藻や大豆、果物や野菜に多く含まれています。ホウ素は水に溶けやすいので、ハクサイやダイコンを煮炊きしたお汁も大切に食べるようにして下さい。

7　作物のために施す肥料がヒトの健康に役立つ

ケイ素は、水稲の生育やイモチ病耐性に顕

図1−6　ホウ素の摂取量と脳波

（ペンランド：*Environ, Health Perspect.*, **102**, 65, 1994）

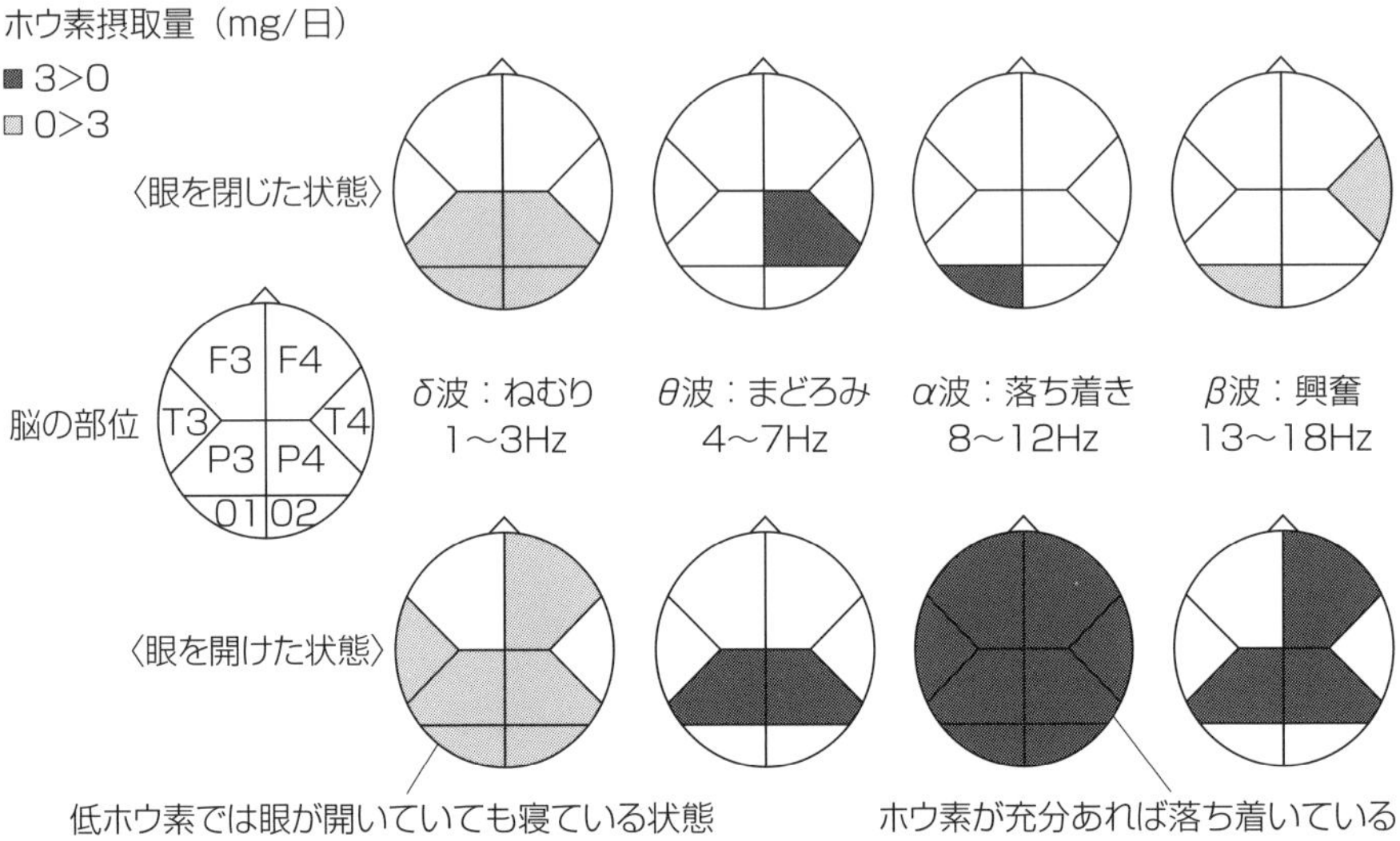

注1）脳波にはδ（デルタ），θ（シータ），α（アルファ），β（ベータ）の4種類ある。上段は眼を閉じた状態，下段は眼を開けた状態で，左からδ波（寝ているときに現われる），θ波（とろとろと眠くなってきたときに現われる），α波（脳がリラックスしたときに現われる），β波（精神活動したときに現われる）の強くなる脳の部位を示す。

注2）黒色はホウ素を充分とっている場合（3＞0mg/日），うすい黒色はホウ素欠乏の場合（0＞3mg/日）に脳波が強くなる部位。白い部分は両者間で差がない部分。

注3）脳の部位は，例えば，F4は右前頭部，T4は右側頭中央部，P4は右頭頂部，O2は右後頭部の意味。

注4）したがって，例えば，下の左から3つ目は脳全体が黒く塗りつぶされている。すなわち，眼を開けた状態でα波が脳全体に発生している。ホウ素を充分摂取しておけば落ち着いていることを示す。一方下段左端は脳のすべての部位ではないがδ波が多く発生している。すなわち，眼が開いていてもホウ素不足では眠ったようにボーとしている。

著な効果があることから、わが国では世界に先駆けて一九五五年からケイ酸質肥料と指定され、広く農家に利用されています。ホウ素も農産物生産には必須であり、微量元素肥料として古くから認められ、少なくともダイコンやハクサイなどアブラナ科野菜栽培には、農家は積極的に施用しています。

そのホウ素が、長年、植物だけに必要で動物には不要と考えられていました。しかし、東京大学の藤原徹先生らが、二〇〇二年に生物界で初めて細胞膜にあるホウ素の輸送体（トランスポータ）ＢＯＲ１を発見しました。その後すぐ二〇〇四年にアメリカの研究グループ、パークらがヒトにもＢＯＲ１相同遺伝子が存在し、細胞増殖の促進など何らかの重要な役割をになっていることを明らかにしました。植物での発見が人間での発見につながった画期的なできごとです。ヒトにもホウ素輸送体の存在が遺伝子的に確認できたことで、必須の働きをしているとはっきりといえるようになりました。

また、今まで説明したように、アメリカ農務省では、ヒトでの摂取実験によりホウ素に重要な機能があることを実証しています。私たち農業関係者は、これらを知って初めて「肥料、土壌改良資材が人の健康に役立っている」と誇りと責任を感じることができるようになりました。

本章では、土壌改良資材の代表でもあるケイ素、古くから知られている肥料成分ホウ素が人の健康に役立っているという新しい知見を紹介しました。今後、本書では他の肥料成分についても、私たちの使用する肥料、土壌改良資材は作物生産のためだけでなく、人の健康のためにも役立っていることを紹介していきます。あたりまえのことですが、はっきりとこうした発言ができることだけでもうれしい事実なのです。

●ここまでにわかったこと

1 従来植物だけに必要とされていたホウ素は、人間にも必須の元素だった。

2 ホウ素は高齢者の記憶をよくするなど、頭の働きをよくしてくれる。

3 ホウ素は閉経後女性の血清中女性ホルモン、男性ホルモン濃度を高く維持する。

4 ホウ素は海藻や大豆、果物や野菜に多く含まれる。水に溶けやすいので、野菜の煮汁も大切に。

5 肥料としてのケイ素やホウ素は作物だけでなく、人間の健康にも役立っていた。

その2

マグネシウム、カリウム、葉酸も骨つくり、認知症防止に大きな役割

【その1】では、ケイ素とホウ素の重要性を詳しく説明しましたが、ここではカリウム、マグネシウムなど他のミネラルについて説明します。「骨といえばカルシウム」と誰もが考えていますが、カリウムやマグネシウムも大きな役割をしています。しかも驚くことに、高齢になるとカルシウムの重要性が低下するのです。そんな理由も知りたいですね。

また、高齢になると誰もが心配なのが〝ボケ〟、認知症です。アルツハイマー病など認知症に予防効果のあるミネラル、ホウ素については、すでに述べましたが、ホウ素とともに野菜に含まれる葉酸の効果も大きいので、葉酸についても説明します。

1 高齢者の骨密度上昇にはカルシウムよりもミネラル

【その1】では、「カルシウム摂取量と骨密度上昇の関係は高齢者では認められないことが多く、むしろ野菜や豆類に多く含まれるマグネシウムやカリウム、ビタミンCの摂取量との相関が認められています」（23ページ）と書きました。そのことを明らかにしたのが、イギリスのニューらが一九九七年に発表したスコットランドでの疫学調査です。表1―8と図1―7～図1―9に紹介します。イギリスも、前記のアメリ

表1−8　各種食事成分と腰椎骨密度の関係

（ニューら：*Am. J. Clin, Nutr.*, **65**, 1831, 1997）

成分	相関係数	偏相関係数
エネルギー	0.02	
タンパク質	0.03	
カルシウム	0.06*	0.03
繊維	0.08**	0.03
カリウム	0.11***	0.07*
マグネシウム	0.10***	0.06*
亜鉛	0.05	
ビタミンC	0.10***	0.07*
アルコール	0.11***	0.08**

注1）偏相関係数はエネルギー，年齢，体重，喫煙などの影響を補正して計算。

注2）＊：＜0.05，＊＊：P＜0.01，＊＊＊：P＜0.001（P値は59ページ注4参照）。

注3）スコットランドで1990～1992年に実施された骨粗しょう症スクリーニングプログラム。参加者は45～49歳の閉経前の女性994人。

図1−7　カリウムの1日当たり摂取量と腰椎骨密度

（ニューら：*Am. J. Clin, Nutr.*, **65**, 1831, 1997）

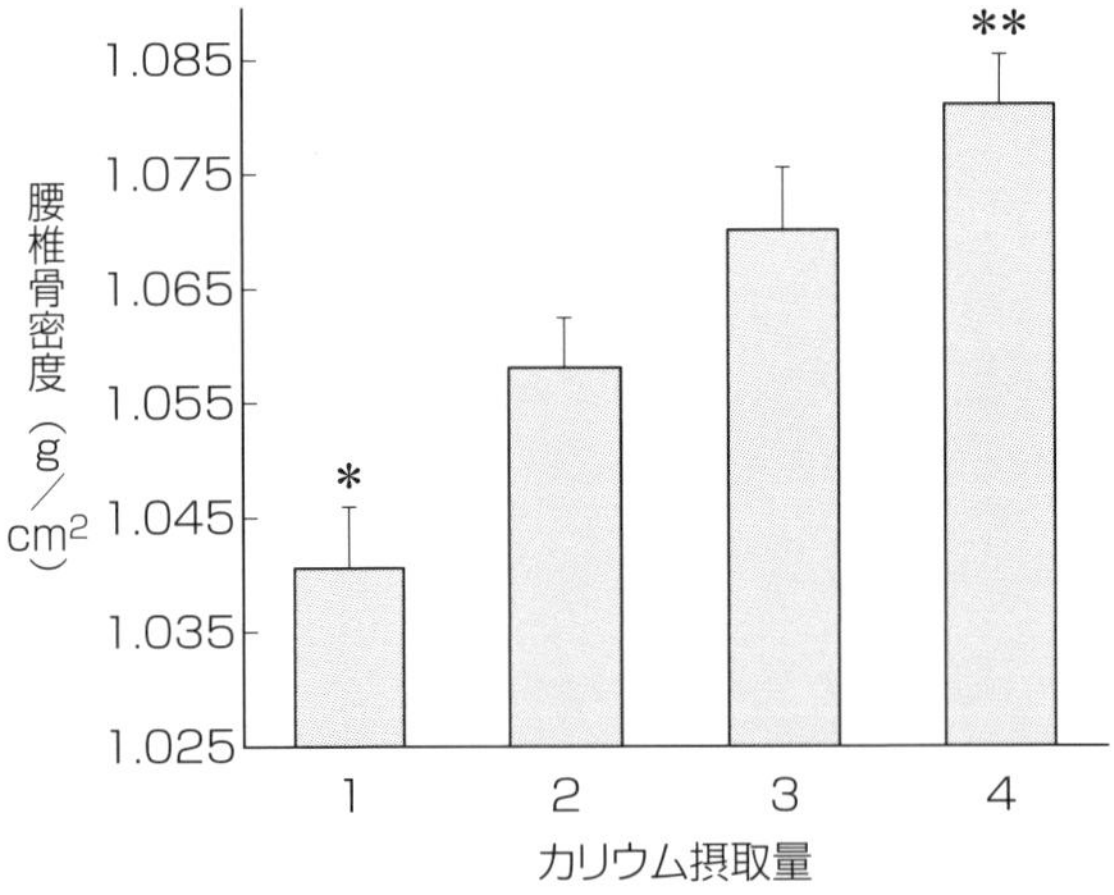

注1）このデータのカリウム摂取平均値は，3320±807mg/日，中央値3238mg/日，範囲1475～6897mg/日を4段階に分けている（4分位という）。

注2）イギリスの女性19～50歳の基準摂取量は3500mg/日。なお，日本の女性30～49歳の目標量は2800mg/日，女性40～49歳の平均摂取量は2078mg/日。

図1－8　マグネシウムの1日当たり摂取量と腰椎骨密度

（ニューら：*Am. J. Clin, Nutr.*, **65**, 1831, 1997）

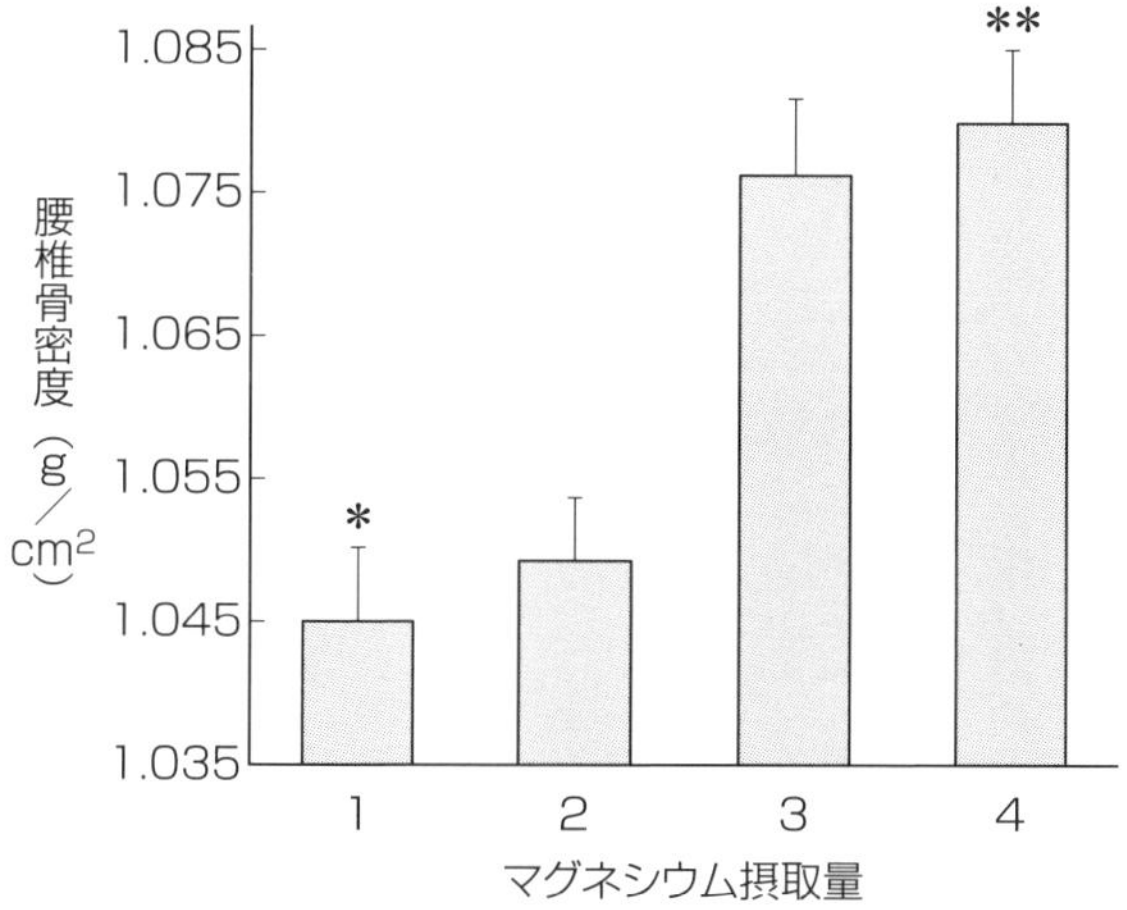

注１）このデータのマグネシウム摂取平均値は，311±85mg/日，中央値301mg/日，範囲109～638mg/日を４段階に分けている。

注２）イギリスの女性19～50歳の基準摂取量は270mg/日。なお日本の女性30～49歳の推奨量は290mg/日，女性40～49歳の平均摂取量は226mg/日。

注３）日本ではカリウムは目標量，マグネシウムやビタミンCは推奨量となっている。目標量は高血圧を中心とした生活習慣病の予防をすすめる観点から決められた。推奨量は集団においてほとんどの人が充足している量。

図1－9　ビタミンCの1日当たり摂取量と腰椎骨密度

（ニューら：*Am. J. Clin, Nutr.*, **65**, 1831, 1997）

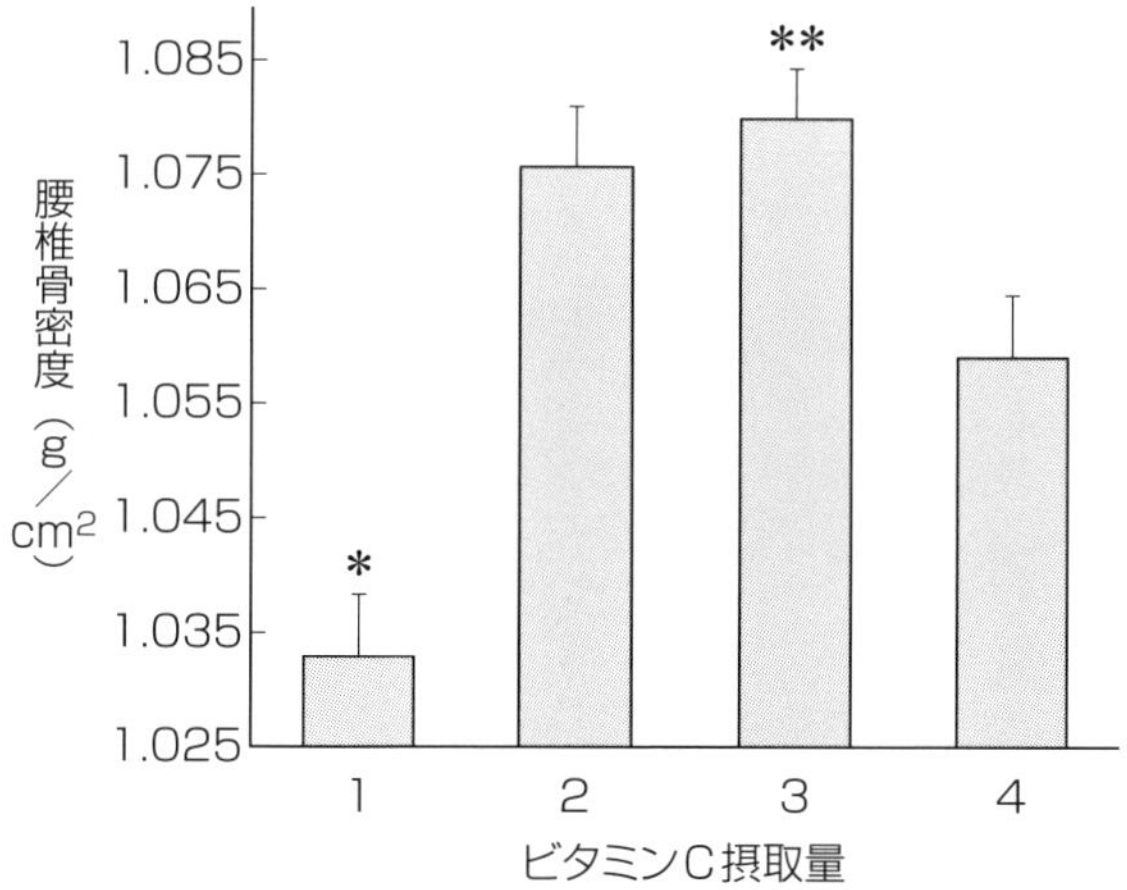

注１）このデータのビタミンC摂取平均値は，126±96mg/日，中央値106mg/日，範囲16～1164mg/日を４段階に分けている。

注２）イギリスの女性19～50歳の基準摂取量は40mg/日。なお日本の女性30～49歳の推奨量は100mg/日，女性40～49歳の平均摂取量は90mg/日。1日1000mgもの過剰摂取はよくない。

カ同様に疫学調査を盛んにやっています。

◆ケイ素、ホウ素、カリウム、マグネシウム、ビタミンC

表1—8は、食事成分と骨密度の関係を示していますが、最も相関の高いのはアルコール飲料です。ビールやワインにはケイ素が多く含まれ、また、ワインはブドウからつくられますが、ブドウにはペクチンのつなぎ役であるホウ素も多いのです（表1—5、28ページ参照）。したがって、アルコール飲料による骨密度上昇効果は、ケイ素とホウ素によるものと判断できます。なお、このデータの調査対象は閉経前の女性です。そのため、ケイ素とホウ素両方の骨密度上昇効果が現われているわけです（閉経後の女性では、ケイ素による骨密度上昇効果はありません）。

図1—7〜9のようにグラフで表示するとわかりやすいですね。ケイ素もそうですが、カリウムやマグネシウムも骨密度増加に効果大です。いっぽう、ビタミンCのとりすぎは、図1—9のように逆によくありません。

図の脚注に、調査対象となったスコットランド女性の平均摂取量やその最大値と最小値の範囲（レンジ）を記載しています。同年代（四〇〜四九歳）の日本人女性の平均摂取量や、望ましい摂取量も示しています。日本人のカリウムやマグネシウムの摂取量はスコットランドの人びとよりかなり低いです。

欧米では、ビタミンCをサプリメントでとる方も多いが、四ランクの一日当たり一〇〇〇mg前後というのは、少しとりすぎです。ビタミンCは水溶性で、余分なものは尿として排出されるといわれていますが、推奨量一〇〇mg／日の一〇倍もの摂取は好ましくありません。

◆高齢男性の骨密度には野菜・果物が効果的

図1—10に、ふだん多く食べる食べ物と骨密度の関係を示しました。これはアメリカのフラミンガム研究（26ページ参照）のデータで、六九〜九三歳の高齢男女九〇七人が対象です。

左端はカルシウムを多く含む牛乳やチーズなど乳製品摂取の多い人ですが、カルシウムの効果は認められません。それよりも、男性は野菜、果物に「効果あり」です。

アルコール飲料の効果は、有意差は認められてい

図1－10　摂取量の多い食べ物と骨密度の関係

（タッカーら：*Am. J. Clin. Nutr.*, **76**, 245, 2002）

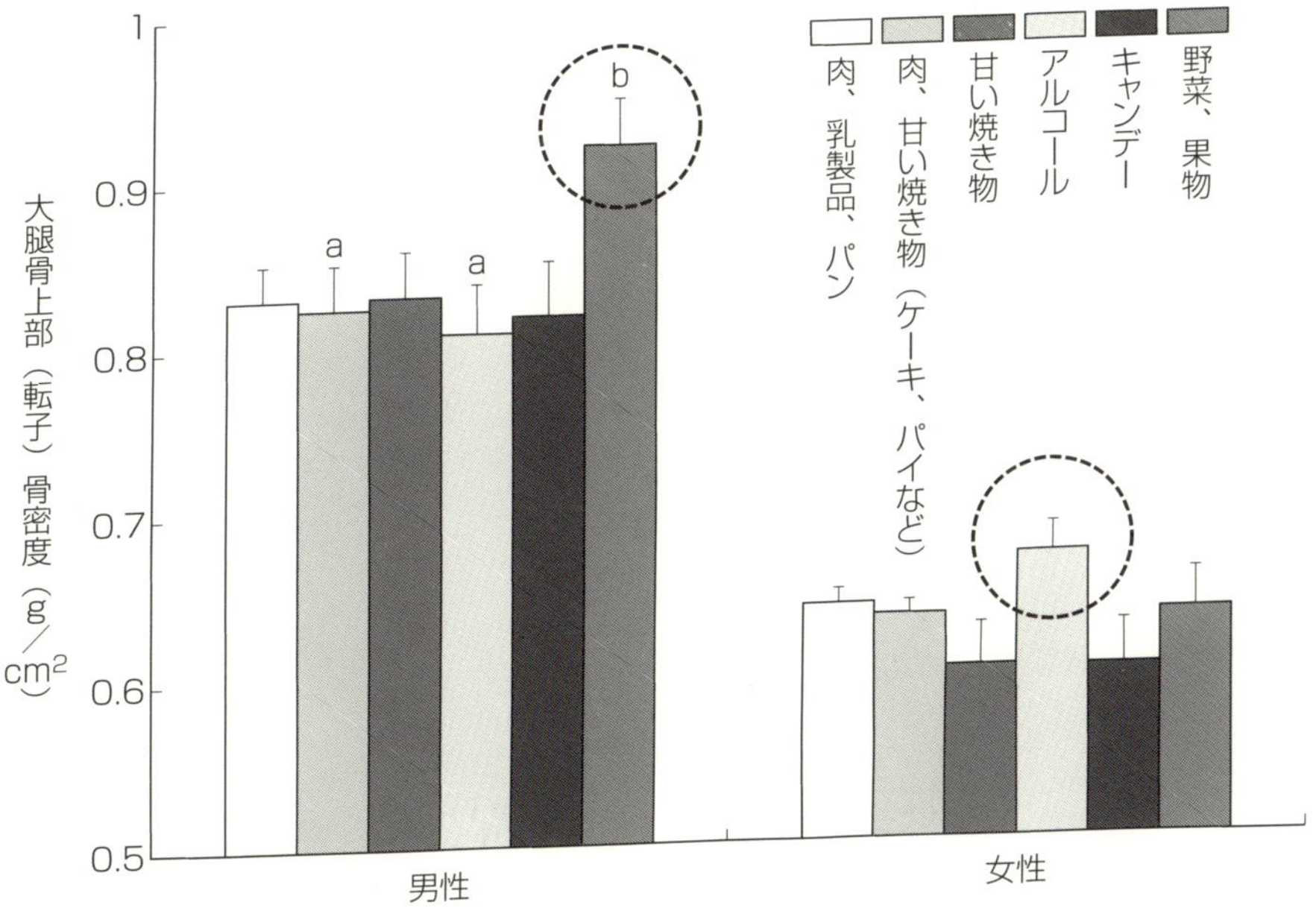

注1）フラミンガム研究，69～93歳の907人。
注2）a，bはP＝0.05の有意差（P値は59ページ注４参照）。同じ記号同士は有意差なし。

ませんが、女性では少し骨密度が高くなっている傾向があります。高齢の男性にとっては、アルコールよりも野菜、果物のほうが、骨密度上昇効果がはるかに大きいと考えたらよいでしょう。

❷ カルシウムとマグネシウムのバランスが大切

◆体内でのカルシウムの動き
――骨はたえず破壊し生成している

骨はたえず破骨細胞の働きで壊され、骨芽細胞の働きでつくられます。それを示したのが図１―11です。この図では、骨を壊す働きのところに「骨吸収」と記載されています。医学専門用語です。骨はカルシウムの貯蔵庫ですので、骨を破壊して他の器官がカルシウムを吸収するという意味です。わかりにくいので本書では「骨破壊」と表現します。

人の体内でのカルシウムの動きを図１―12

図1－11　成人の骨は約3年ですべて入れ替わる

（深川雅史ら：『図解水・電解質テキスト』文光堂，2006にケイ素を追加）

〈骨の形成・破壊によるカルシウム，リンの吸収・放出とケイ素の関係〉

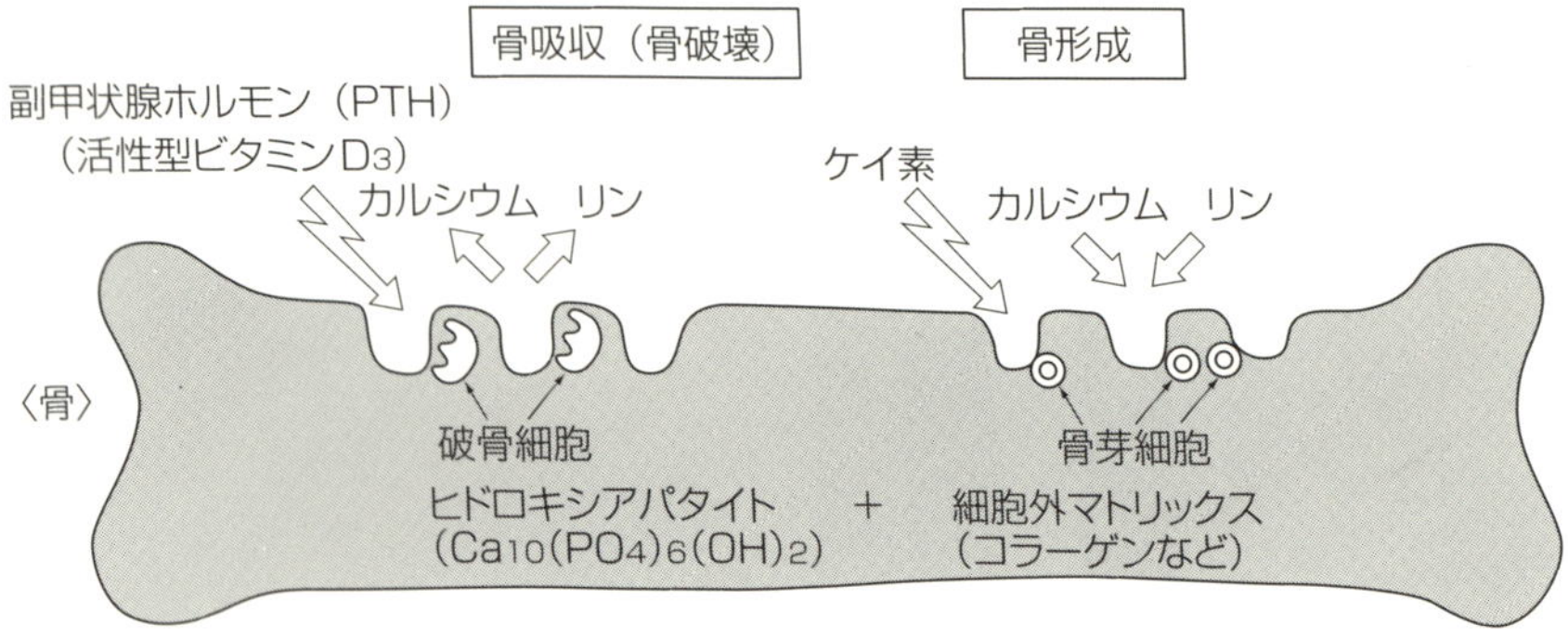

〈骨の破壊（骨吸収）と形成の過程〉

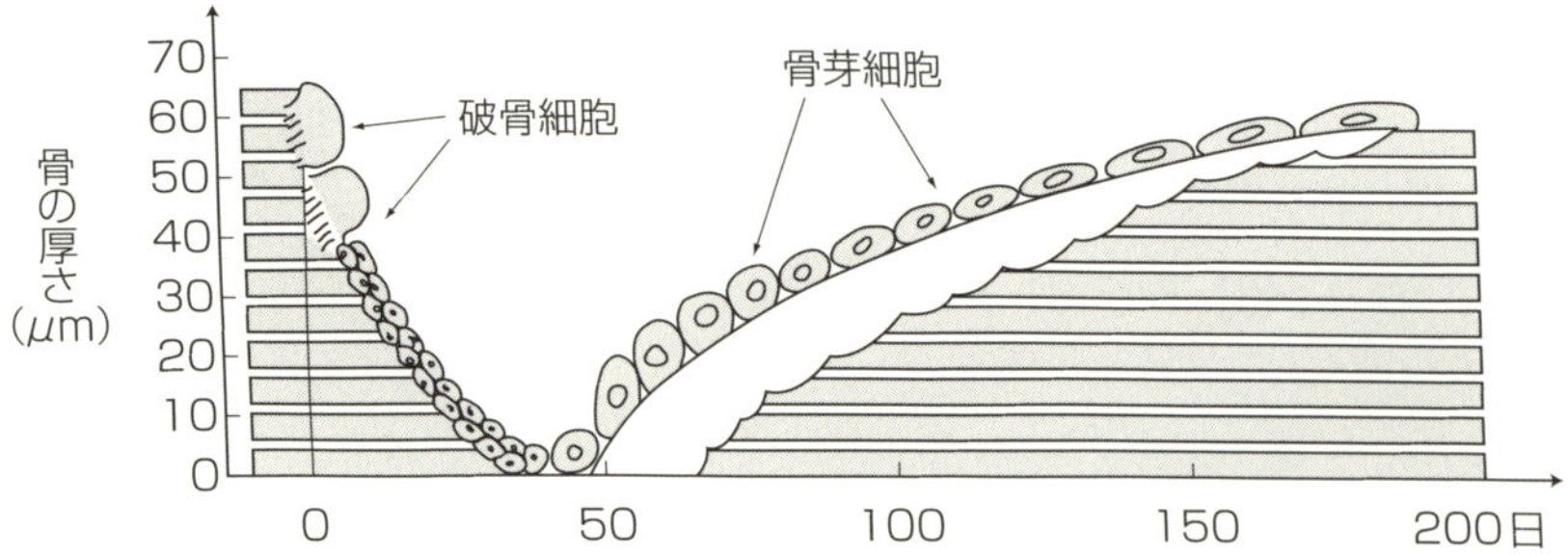

破骨細胞では副甲状腺ホルモン（PTH）が活性型ビタミンD3の助けを借りて骨吸収をコントロールし，血清カルシウム濃度を維持上昇させることができる。

に示しました。一日の食事から六〇〇mgのカルシウムを摂取した場合のモデルです（注3）。

（注3）「日本人の食事摂取基準（二〇一〇年版）」の推奨量は、三〇～四九歳の男女とも六五〇mg／日であるが、「国民健康・栄養調査」（平成二十年）によると、男性三〇～三九歳四五三mg／日、同女性四二八mg／日と実際の摂取量は推奨量よりかなり少ない。

摂取したカルシウム六〇〇mgのうち、二〇〇mgは小腸から吸収され、血液中のカルシウム濃度はほぼ一〇mg／dℓと一定濃度に保たれています。ケイ素とは異なり、余剰のカルシウ

図１－12　日本人男子の体内における１日のカルシウムの動き

（宇田川信之ら：『口腔生化学』医歯薬出版，2005）

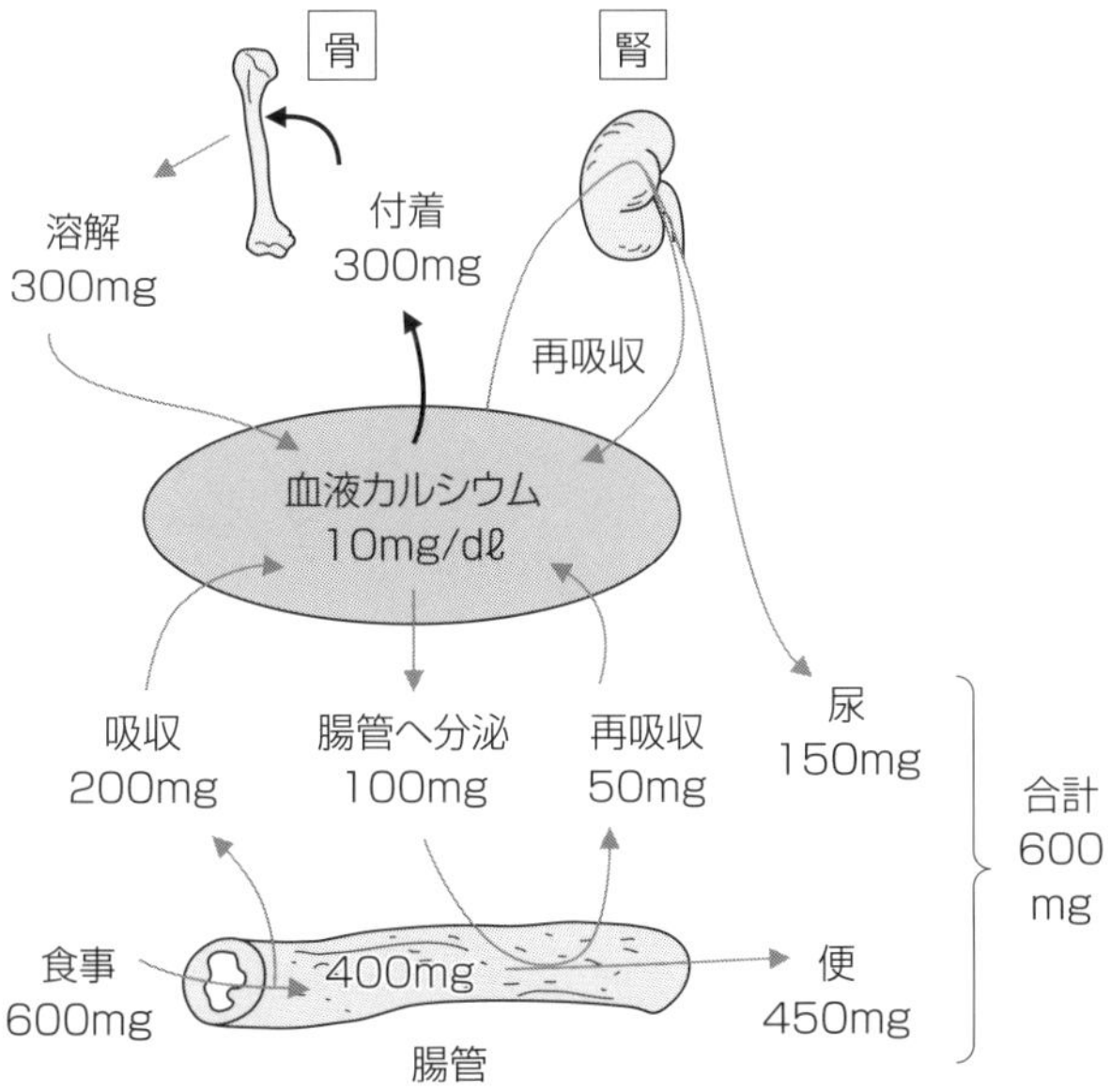

ムは細胞外でおもに骨に保管されています。骨形成に一日当たり三〇〇mg使用されますが、同量の三〇〇mgは破骨細胞の働きで溶解されています。すなわち、成人では骨は定常状態というわけです。そして、体外に出るカルシウムの量は尿から一五〇mg、便から四五〇mgと摂取量に見合う量が排出されています。

もちろん幼少期には、骨は肥大期ですので排出量が食事からのカルシウム摂取量を上回ることはありません。高齢者は逆に骨の破壊が進み、食事摂取量以上にカルシウムが排出されます。

◆ストレスがカルシウムとマグネシウムの排泄を増やす

骨密度を維持するうえでの大きな問題は、高齢者は尿からのカルシウムの排泄がとくに多くなることと、カルシウムと同時にマグネシウムまで多量に排泄されてしまうことです。この「連れション排泄」の量を、ストレスが増やしているのです。

国立健康・衛生研究所の西牟田守先生が、一九九三年に執筆されたストレス負荷の実験があります（図１―13）。この場合の対象者は高齢者でなく大学三年生

図1－13　ストレスがかかるとカルシウムとマグネシウムは一緒に排出される

（西牟田 守：『現代農業』1月号，102，1993）

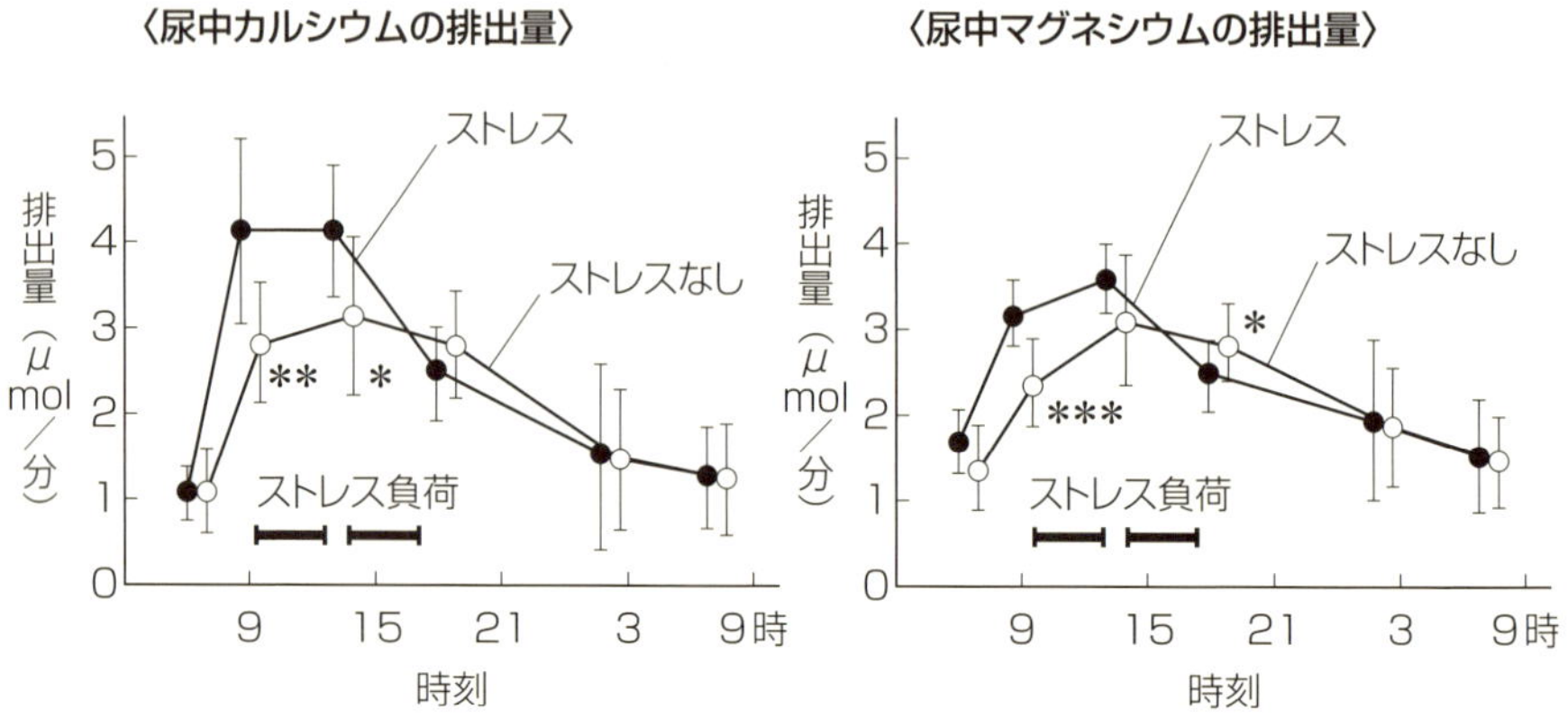

注）この図の＊はP＜0.025，＊＊はP＜0.005，＊＊＊はP＜0.0005（P値は59ページ注４参照）。 ━ はストレス負荷の時間。

の女子で、ストレスとして、小学三年生用の計算ドリルを午前と午後に三時間ずつ合計六時間にわたって回答させたり、冷温室で長時間過ごさせたりすることをしました。このストレス負荷によって、尿中に排泄されるカルシウムとマグネシウムの量が増えるのです。図1—13は計算ドリルをさせたときです。

そして、この図には重要なことが示されています。それは、カルシウムとマグネシウムの縦軸の単位が、mol（モル）量で表記されていますが、ほぼ同じモルのカルシウムとマグネシウムが尿中に排出されていることです。モルというのは個数を示し、1モルは6×10^{23}個です。図のモルをヒトの人数に例えて、カルシウムを男性、女性をマグネシウムとすると、男女ほぼ同じ人数が尿として出て行くことになります。

そこでどういう問題が起こるか、図1—14をごらん下さい。骨中に含まれるカルシウムとマグネシウムの比はモル単位で約五：一なので（mg単位だと約一〇：一）、図のようにカルシウムが一〇〇μmol、マグネシウム二〇μmolの比で含まれているものとします。そこから、カルシウムが六〇μmol（マイクロモ

図1－14　尿から同じ量のカルシウムとマグネシウムが排出される仕組み
（西牟田 守：『現代農業』2月号, 316, 1993）

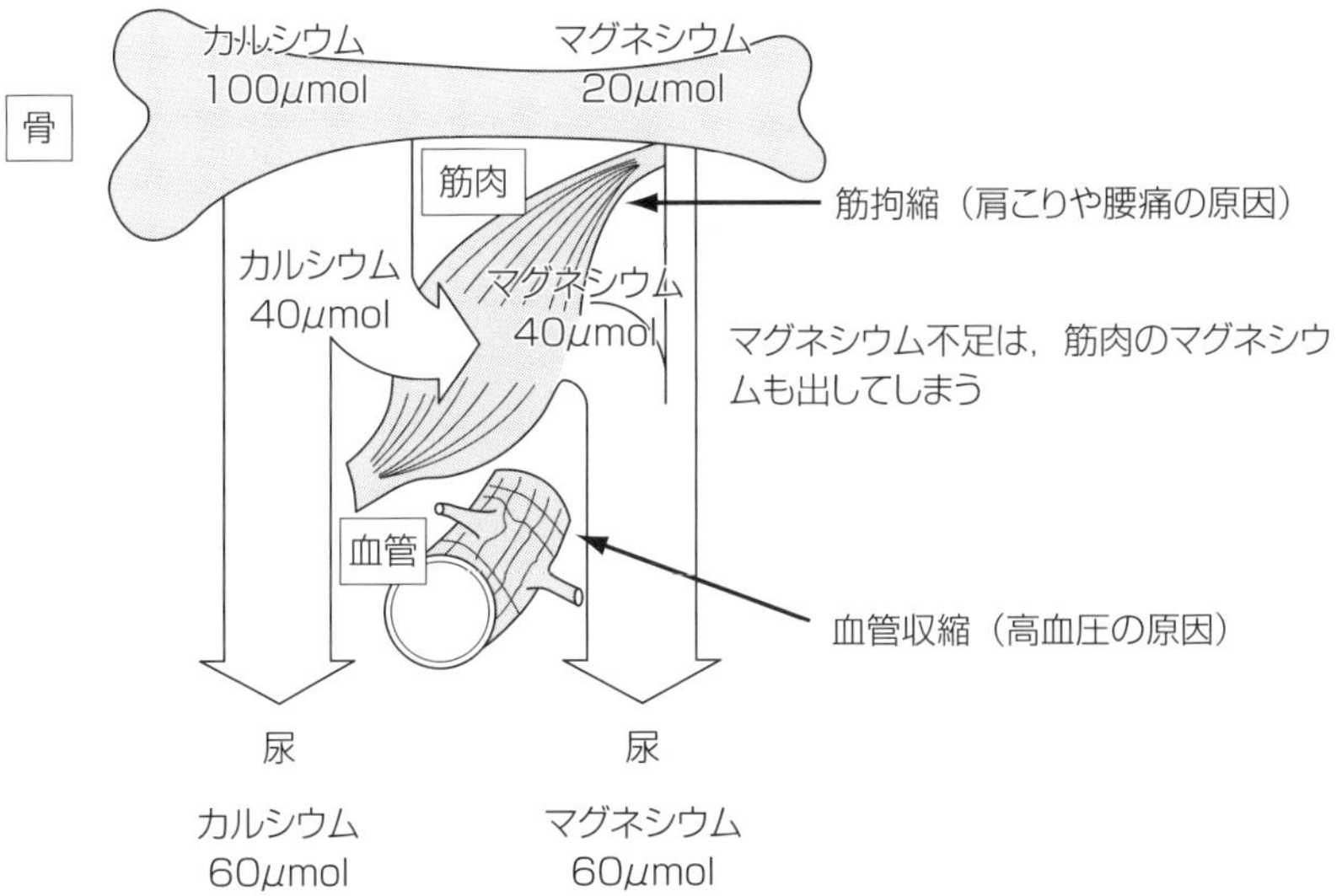

ル）尿として排出されると、マグネシウムもほぼ同量の六〇μmolが排出されます。ところが、骨に含まれているマグネシウムは二〇μmolだけなので、不足分の四〇μmolは筋肉などに蓄えられたマグネシウムから排出せざるを得ないのです。

◆マグネシウム不足、カルシウム滞留で、肩こり、腰痛、高血圧

このとき、マグネシウムが食事から充分量供給されている場合はいいのですが、マグネシウムが摂取不足だと、筋肉や血管中の平滑筋の細胞からマグネシウムが流亡したまま、欠乏状態に陥ります。すると悪いことに、細胞内にあるカルシウムは、マグネシウムとの連れションができないため細胞外に出ていくことできず、たまってしまうのです。これが、肩こりや腰痛、高血圧（血管収縮）の原因になるのです。

いっぽう増骨には、排出されたカルシウムやマグネシウムとほぼ同量のカルシウムとマグネシウムが必要なので、マグネシウム不足では新しい骨ができません。このことが、骨密度向上にはカルシウムだけでなくマグネシウムも必要とされる理由です。

●ここまでにわかったこと

1 カリウム、マグネシウム、ビタミンCも骨密度向上に必要。

2 ビタミンCのとりすぎはよくない。

3 ストレスでカルシウムもマグネシウムも尿からの流亡量が増加するが、カルシウムとマグネシウムはほぼ同じ量（モル量）が流亡する。

4 マグネシウム不足だと、カルシウムが尿として排泄されるとき、筋肉などに含まれているマグネシウムが引き出され尿として一緒に排泄される。

③ 葉酸がアルツハイマー病を防ぐ

◆果物や野菜ジュースを飲むと発病リスクが低下

【その1】では、アルツハイマー病の予防にホウ素が有効なことを紹介しました。読者の皆さんは、もっと具体的にどうしたらよいか知りたいですね。それには果物や野菜のジュースを週三回以上飲むようにするとよいのです。きちっとしたデータでそれを示しましょう。

表1—9は、アメリカのダイらが、ワシントン州シアトル市に住む六五歳以上の日系人男女一八三六人に対して七〜九年間にわたり疫学調査を行なった結果を示したものです。コップ一杯約二四〇㎖の果物、野菜ジュースを週に三回以上飲む人は、週一回未満の人にくらべて、アルツハイマー病の発症リスク比が一から〇・二四へと低下していることがわかりました。週一〜二回ではリスク比が〇・八四程度の低下です（表中のP値については（注4）参照）。

表1－9　果物, 野菜ジュースの週間摂取回数とアルツハイマー発症率

（ダイラ：*Am. J. Med.*, **119**, 751, 2006）

	週1回未満			週1～2回			週3回以上			p値 有意差
	発症者/人数	発症率(%)	リスク比	発症者/人数	発症率(%)	リスク比	発症者/人数	発症率(%)	リスク比	
モデル1	30/547	5.84	1	11/257	4.43	0.89	22/785	2.80	0.49	0.01
モデル2			1			0.74			0.28	<0.01
モデル3			**1**			**0.84**			**0.24**	<0.01

モデル1：学歴年数補正のみ。
モデル2：モデル1に性別, 運動習慣, 摂取エネルギー, 肥満度, 脂肪酸摂取量, アポリポプロテインE（ApoE), 遺伝子, 喫煙, 飲酒, 飲茶, ビタミンC, Eサプリメントの補正を追加。
モデル3：モデル2にビタミンC，E, βカロテン摂取量補正を追加。
注）アポリポプロテインE（ApoE）は血液型のようにE2，E3，E4の３種の型があり，なかでもApoE4の人はアルツハイマー病発症の危険率が高いとされている。

（注4）P値は統計用語で、〇・〇五以下だと有意差がある。まちがう確率が、P値〇・〇五は一〇〇回に五回で五％、P値〇・〇一は一〇〇回に一回で〇・一％の意味である。

果物、野菜にはホウ素が多いので、ホウ素の効果とも考えられますが、ビタミンも効果があります。では、ビタミン類では何が効果があるのか。それは枝豆やブロッコリー、ホウレンソウ、レバーなどに多く含まれるビタミンの一種、葉酸（補足説明5、6参照）です。

◆ビタミンの一種、葉酸の効果に注目

表1―10は、ニューヨークのコロンビア大学のルフジンガーらが行なった、葉酸摂取量とアルツハイマー病発症率との統計解析の結果です。マンハッタン在住で、その時点では認知症ではない、年齢六五歳以上の高齢者、障害者向け公的医療保険受給者九六五人を対象に調査しています。

一般的な健康状態と神経学的検査などの基本データを一九九二〜一九九四年にとり、食事およびサプリ

表1－10　葉酸摂取量とアルツハイマーの発症率

（ルフジンガーら：*Arch. Neurol.*, **64**, 86, 2007）

葉酸摂取量 μg/日	対象者数	発症者数	リスク比			
			モデル1	モデル2	モデル3	**モデル4**
≦292.9	241	54	1.0	1.0	1.0	**1.0**
293～365	241	52	1.1	0.9	0.9	**0.9**
365.1～487.8	241	49	0.9	0.8	0.8	**0.7**
≧487.9	242	37	0.7	0.7	0.7	**0.5**
P値（有意差）			0.13	0.09	0.09	0.02

モデル1：年齢，性別の補正。
モデル2：さらに人種，教育，アポリポプロテインE（ApoE）の遺伝子型の補正。
モデル3：さらに糖尿病，高血圧，喫煙，心臓病，脳卒中の補正。
モデル4：さらにビタミンB_6，B_{12}摂取レベルの補正。

メントによる葉酸、ビタミンB_6、B_{12}の総摂取量とカロリー摂取量などのデータを、一九九五年から二〇〇一年まで約六年半にわたって一八ヵ月間隔で収集しています。

調査終了は二〇〇一年ですが、それまでの期間中に一九二人がアルツハイマー病を発症しました。それらの人たちを、日常の葉酸摂取量によって表1―10の左に示すように四段階に区分（四分位）したところ、アルツハイマー病のリスクは、総葉酸摂取量が上昇するにつれて低下していることが判明しました。

そのさい、ビタミンB_6およびB_{12}摂取量による保護効果は認められないため、それらの摂取量を補正したモデル4では、明確な有意差を示すP値が〇・〇二（59ページの注4参照）となって、葉酸摂取量増加は、アルツハイマー病発症率を低下させることが統計学的に証明されました。

◆町ぐるみ葉酸をとって健康づくり運動

詳しくは、148ページで紹介しますが、埼玉県の坂戸市では、同市元保健所長の國枝寛医師の発案や女子栄養大の協力により、地元の葉酸入り食品を特産品にするなどして、葉酸を一日四〇〇μg摂取する運動「坂戸市葉酸プロジェクト」を展開しています。

葉酸は脳卒中や認知症の発症リスクを下げるのに効果があり、坂戸市の医療費は二〇〇六年から三年連続で、想定金額を下回り、介護給付費も減ったそうです。

私のねらいは、じつはそこにあります。医療費が減るほど、読者の皆さんに健康になってほしいのです。もちろん、著者自身も健康な老後を望んでいます。

アメリカでは、葉酸の健康効果強調表示と強化食品を認可し、一九九八年には穀物製品の強化食品には葉酸添加を義務付けています。葉酸の推奨量も、日本の約二倍の四〇〇μgと定めています。

補足説明 5　葉酸を多く含む食品と上手なとり方

（1）葉酸を多く含む食品（『五訂増補日本食品標準成分表』による）

数字は可食部一〇〇g当たりの葉酸の量（単位：μg）

①野菜、果実

枝豆（ゆで）二六〇、パセリ（生）二二〇、芽キャベツ（ゆで）二二〇、アスパラガス（ゆで）一八〇、ブロッコリー（ゆで）一二〇、糸引き納豆一二〇、葉ねぎ（生）一一〇、ホウレンソウ（ゆで）一一〇、オクラ（ゆで）一一〇、イチゴ（生）九〇、コマツナ（ゆで）八六、キャベツ（生）七八、キウイフルーツ（生）三六、グレープフルーツ（生）一五

②各種レバー（肝臓）

鶏（生）一三〇〇、牛（生）一〇〇〇、豚（生）八一〇

（2）葉酸の上手なとり方（単位：μg／一〇〇g）

レバーには葉酸が大変多く含まれています。しかし、脂溶性のビタミンA（レチノール）も、鶏一万四〇〇〇、豚一万三〇〇〇、牛一一〇〇と多く含まれているので、ビタミンAの耐容上限量二七〇〇（男女とも一八歳以上）を超えない注意が必要です。ビタミンAは、夜盲症予防などに必要ですが、過剰摂取すると肝臓その他に障害が生じるためです。

それに対して、ビタミンAを野菜などからβ-カロテンの形で摂取すると、体内で必要な分だけがビタミンAに変換されるので安心です。ミネラルやビタミン摂取に野菜がおすすめなのは、脂肪が少なく低カロリーで、繊維質が多く、食べ過ぎの弊害が少ないためです。

なお、水溶性ビタミンである葉酸は、多く摂取しすぎた分は尿や汗などから排出されるために、過剰摂取の危険性が少ないのです。サプリメントも有効ですが、食事摂取基準では耐容上限量は一四〇〇μg／日（三〇～六九歳）と定められていますので、適量摂取に注意しましょう。

補足説明 6 葉酸の働き――胎児の成長、貧血・動脈硬化予防など

ランセット（Lancet）という世界で最も信頼できる医学雑誌に、一九九一年に医療調査委員会（MRC：Medical Reseach Council）が発表した葉酸の効果についての調査研究があります。調査は、七ヵ国三三施設、計一八一七人の妊婦を対象に、無作為二重盲検法で行ない、「葉酸」「七種類のビタミン」「葉酸と七種類のビタミン」「どちらもなし」の四つの摂取グループで比較しています。

その結果、ビタミン摂取のあるなしにかかわらず葉酸を摂取することで二分脊椎症《にぶんせきついしょう》（先天的に脊椎骨が形成不全となって起きる神経管閉鎖障害のひとつ）の七二%が予防できたことが報告されています。

この研究成果に学んで、葉酸による二分脊椎症の予防にのりだす国が相つぎ、すでに各地で成果が出ています。とくにアメリカでは、出産可能年齢の女性に対して葉酸の必要量を一日四〇〇μgとし、一九九八年にはすべての穀物製品に葉酸の添加を義務付けるなど、徹底した葉酸強化策がとられています。

葉酸は、胎児の細胞分裂の盛んな妊娠時にとくに必要なのですが、ほかにもさまざまな効果がありますので、以下に整理してご紹介します。

①経管閉鎖障害の予防

赤ちゃんの中枢神経系の元（神経管）がつくれない障害で、神経管の下部に問題が生じると、歩けなくなったり、膀胱や直腸が機能しなくなったりすることがあります。また、神経管の上部で問題が起きると脳がうまくつくられず、「無脳症」と呼ばれ流産や死産の割合が高くなります。これらに葉酸の予防効果が認められています。

②貧血の予防

葉酸はサルの貧血を改善する栄養素として発見され、モンキーの頭文字をとって、当初はビタミンMと呼ばれていました。その後、ホウレンソウなどの野菜の葉部に多く含まれることがわかり、「葉酸」と呼ばれるようになったのです。赤血球をつくるためには、「葉酸」と「ビタミンB_{12}」が必要です。葉酸が不足すると、赤血球の生成が不充分で酸素運搬力が劣った赤血球ができ、貧血になります。葉酸やビタミンB_{12}不足からくる貧血は、悪性貧血と呼ばれています。

③動脈硬化の予防

葉酸が不足すると、ホモシステインが増えます。このホモシステインがいくつかの過程を経て、血管を狭くしたり、硬化させたりして、動脈硬化を招き、脳梗塞や心筋梗塞などを引き起こします。ホモシステインを無毒化する代謝には、葉酸、ビタミンB_6、ビタミンB_{12}が必要です。

なお、表1―10のアルツハイマー病の発症率で、ビタミンB_6、B_{12}の保護効果が認められなかったのは、動脈硬化な

どに対する予防効果以外、すなわち葉酸のホモシステイン低下作用以外のメカニズムが、認知症リスク低下に関与しているためと考えられています。

④細胞生成を助ける

葉酸は、新しい細胞をつくる設計図であるＤＮＡの生成、あるいは活性酸素の害作用などで正しくつくられなかったＤＮＡを修復する役目を担っています。葉酸が不足すると細胞の入れ替わりの激しい粘膜などに影響が出ます。例えば、口内炎や潰瘍ができやすくなります。骨芽細胞による造骨にも、もちろん葉酸が働いています。

《補》「葉酸と母子の健康を考える会」（一般社団法人）は、葉酸についての知識向上と摂取を促すために「葉酸の日」を設定しています。四月三日で、四（よう）三（さん）です。

「厚生労働省が定める食事摂取基準では、日本の成人の一日の推奨量は二四〇μgとされていますが、日本人の約一五％の方は、遺伝子（筆者注：ApoE遺伝子）の関係で、体内で葉酸を活用する能力が低くなっています。遺伝子的に葉酸を代謝しにくい体質の方でも葉酸を一日四〇〇μg摂取することで十分な効果があることがわかってきており、坂戸市では、成人の一日の摂取必要量を四〇〇μgとし、できるだけ野菜などの自然の食品から多く摂取するように呼びかけています」（坂戸市ホームページより原文のまま）。

4　骨をつくり認知症を防ぐミネラル、ビタミンを含む食品

【その1】の表1―4（25ページ）にケイ素、ホウ素を多く含む食品の例をあげました。ここでは表1―11でビタミン類も含めて比較してみました。農産物にはホウ素、ケイ素、マグネシウム、カリウム、ビタミンC、ビタミンK、葉酸が多く含まれています。

カルシウムは農産物にも多いのですが、それ以上に牛乳、乳製品が多く含んでいます。しかし、成人以降、高齢になると骨密度に対する乳製品（カルシウム）の効果が薄れてきます。その理由は、牛乳に含ま

表1－11　各種食品の骨をつくり認知症を防止するミネラル，ビタミン含有率

		ミネラル			ミネラル			ビタミン			
食品名	水分	ホウ素	ケイ素	水分	マグネシウム	カリウム	カルシウム	C	D	K	葉酸
	%	μg/100g		%	mg/100g				μg/100g		
玄米	16.4	140	4700	15.5	110	230	9	(0)	(0)	(0)	27
精白米	11.6	34	450	15.5	23	88	5	(0)	0	(0)	12
大豆	12.1	1500	1100	12.5	220	1900	240	Tr	(0)	18	230
ホウレンソウ	92.7	160	670	92.4	69	690	49	35	(0)	270	210
サツマイモ	63.3	98	68	66.1	25	470	40	29	(0)	(0)	49
リンゴ	86.1	160	32	84.9	3	110	3	4	(0)	Tr	5
シイタケ乾	14.2	670	230	9.7	110	2100	10	0	16.8	0	240
ワカメ	92.2	200	1900	89.0	110	730	100	15	(0)	140	29
キハダマグロ	74.3	0	170	74.0	37	450	5	0	6	(0)	5
豚ロース	53.0	0	310	60.4	22	310	4	1	0.1	3	1
鶏卵	75.9	57	310	76.1	11	130	51	0	1.8	13	43
普通牛乳	87.9	41	100	87.4	10	150	110	1	0.3	2	5
出典	鈴木泰夫（1993）			文部科学省（2005）							

れるカルシウム量に対してマグネシウムが少なすぎるのも一因と思われます（55～57ページのカルシウムとマグネシウムの排泄の説明を参照）。カルシウムの多い牛乳とマグネシウムの多い大豆をドッキングした、「きなこ牛乳」などをすすめる方がおられるのもそのためです。

ビタミンDを含むのは、農産物ではキノコ類だけですが、魚などに多いです。亜鉛も造骨や認知症予防に関与していますが、肉類の亜鉛は人体に吸収されやすく、とくに牛肉は亜鉛をたくさん含んでいます。骨形成と認知症予防だけを考えても、農作物とともに、動物性食品の肉や魚が必要です。

あるときの講演で、まとめとして以上のような話をしたところ、有機農業の研究と普及をされている保田茂先生（神戸大学名誉教授）が「やはり日本型食生活がよいということですね」と発言されました。その通りです。昔の日本型食生活に少しお肉を食べるのがベストです。

●ここまでにわかったこと

1　健全な赤ちゃんを出産するためには葉酸が重要。

2　葉酸は、脳卒中予防にビタミンB_6、ビタミンB_{12}とともに効果があることは知られていたが、認知症予防にも効果がある。

3　アメリカでは、一日四〇〇μgの葉酸摂取がすすめられ、日本では自治体の葉酸摂取による健康運動も始まっている。

4　葉酸は枝豆、ブロッコリーなどに多い。レバーにも多いがレバーはビタミンAの過剰摂取に注意。

5　葉酸はDNA合成を助けるため、骨形成にも効果がある。

第2章

日本人はマグネシウム不足

メタボや生活習慣病はマグネシウムで防げる

1 不健康の原因はマグネシウム不足

マグネシウム（Mg）。このミネラルの重要性が、一般の人びとにはほとんど知られていないのが実情です。そのため、現代人、とくに今の日本人はマグネシウム不足となっています。

◆マグネシウム不足で不健康な作物が増えている

マグネシウムの不足には、二つの面があります。ひとつは、食べ物すなわち農作物のマグネシウム不足。その原因は、畑の土がマグネシウム不足になっていることです。これは、農業生産と関係があることですから、農家の方々には、作物の生育にとってのマグネシウムの働きを、よく知っていただきたいのです。

作物の体内で、マグネシウムはカリウムとともに、葉の光合成によってつくられたデンプンが糖（ショ糖）の形態になって根や果実へ移動する「転流」を促進するという重要な役目をしています。おいしい果実やお米ができるのにも、根が土壌中でよく伸びて健康な作物が育つのにも、ショ糖の転流が活発に行なわれることが大切です。

ところが、マグネシウム不足によって、ショ糖の転流がさまたげられると、根や果実の成長が悪くなります。そして、葉にはデンプンが蓄積し、光合成がスムーズにすすまず、活性酸素によって光合成を行なう葉緑素（クロロフィル）が壊されてしまいます。緑の葉が黄色くなり、はなはだしい場合は葉の組織が損傷・壊死するなど、作物はきわめて不健康な状態になります。

◆生活習慣病はマグネシウム不足が原因

もうひとつの面が、最大の原因ですが、食生活の変化で、日本人の食物が精製食品、加工食品中心になっていることです。精製食品や加工食品にマグネシウムが少ないためです。

マグネシウム不足の食品中心の食生活になり、その結果、マグネシウム不足が広がっているのです。それが、生活習慣病など不健康の原因になっているのです。

結論的なことをいうと、マグネシウムがないと作物ではショ糖の転流がうまくいかないのですが、人間でも、血管から細胞などへの糖（グルコース）の移動が

日本人はマグネシウム不足，マグネシウム不足は生活習慣病の引き金

作物もマグネシウム不足
葉が黄色くなり枯れる
果実の成熟が悪くなる
根が弱る
土壌中のマグネシウムが少ない
マグネシウムの働き
•活性酸素の発生を抑える
•脳梗塞など血管障害を予防
•こむら返り，偏頭痛，便秘を防ぐ
食生活の変化が原因
•精製された食品はマグネシウムが少ない
•加工食品は精製された食品の集合体

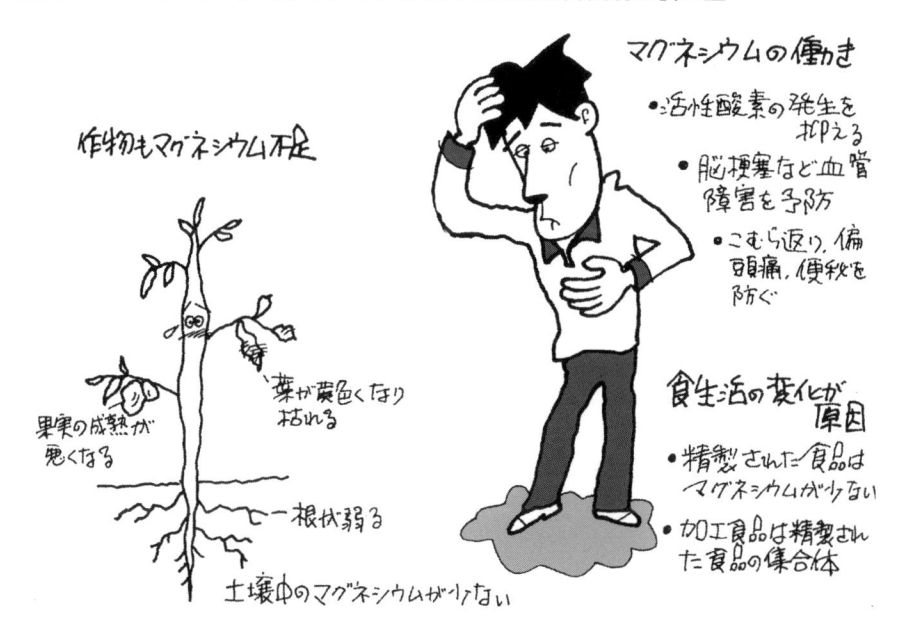

うまくいかなくなるのです。そして、高コレステロール、糖尿病、動脈硬化など、あらゆる生活習慣病の引き金となる諸悪の根源、活性酸素が増えるのです。マグネシウムは活性酸素の生成を抑え、メタボリックシンドローム全体を防ぐ働きをしているのです。

「日本人はマグネシウム不足」「マグネシウムは活性酸素の生成を抑制」。これが本章の大事なキーワードです。そのことを、土壌—作物—食物—体の健康を一連のものとしてつないで考えながら、マグネシウムの働き、不足による弊害、改善への道を説明していきます。

❷ 作物のマグネシウム不足はなぜ？

◆作物のミネラルが急減している

今の作物に不足しているのは、マグネシウムだけではありません。表2—1のように、亜鉛、銅、マンガンなどのミネラルも不足しているのです。表は、「日本食品標準成分表」の四訂版と五訂版からの抜粋で、一九八二年と二〇〇〇年をくらべています。野菜のビ

タミンC含量などの低下はよく話題にされますが、それと同時に、わずか一八年の間に、ミネラルも大きく低下していることに、注意していただきたいのです。

　野菜では、半分以下まで低下したミネラルが多く、トマトやコマツナのマンガンのように、三分の一というものもあります。マグネシウムは、コマツナ、トマトで半分、私たちが最も多く摂取する米（玄米）で一〇％減となっています。

鉄 (mg)	亜鉛 (mg)	銅 (mg)	マンガン (mg)	カロテン (μg)	ビタミンC (mg)
1.1	1.7	0.31	2.48	0	0
2.1	1.8	0.27	2.05	Tr	(0)
3.0	0.7	0.10	0.38	3300	75
2.8	0.2	0.06	0.13	3100	39
0.3	0.4	0.08	0.22	390	20
0.2	0.1	0.04	0.08	540	15
0.4	0.2	0.08	0.19	13	22
0.3	0.2	0.03	0.11	99	19

らの抜粋。

（（財）日本肥糧検定協会調べ）

亜鉛	マンガン	ホウ素	銅	モリブデン
45ppm	40ppm	30ppm	1ppm	1ppm

（鳥羽市ホームページ,「カキ殻石灰しおさい」より）

マンガン	ヨード	ホウ素	亜鉛	銅
66ppm	49ppm	26ppm	11ppm	2ppm

◆有機農業でマグネシウム不足に？

　農作物のマグネシウム含量の低下は、土壌のマグネシウム不足が原因です。では、土壌のマグネシウム不足はどうして起こるのか。そのひとつが、じつは有機農業なのです。皆さんが有機農業にあこがれ、大事にされる気持ちは理解できます。ただし、そこには落とし穴があることも知っていただきたいのです。

　落とし穴のひとつは、石灰すなわちカルシウムの施用です（表2―2）。これまでふつうは、カルシウムを土壌に補給するとき、苦土すなわちマグネシウムを含んだ苦土石灰という肥料を施してきました。苦土石灰には、例えば、石灰と苦土合量で（アルカリ分として）

表2−1 現在の農産物はミネラル不足(可食部100g当たり)

食品名	年	タンパク質(g)	ナトリウム(mg)	カリウム(mg)	カルシウム(mg)	マグネシウム(mg)	リン(mg)
玄米(生)	1982	7.4	2	250	10	122	330
	2000	6.8	1	230	9	110	290
コマツナ(葉,生)	1982	2.6	32	420	290	28	55
	2000	1.5	15	500	170	12	45
トマト(果実,生)	1982	0.7	2	230	9	18	18
	2000	0.7	3	210	7	9	26
ハクサイ(結球葉,生)	1982	1.1	5	230	35	12	36
	2000	0.8	6	220	43	10	33

注)V印は含有量が低下したもの。Trは微量のこと。
1982年は科学技術庁資源調査会編,「四訂日本食品標準成分表」,2000年は同五訂版か

表2−2 苦土石灰とカキ殻石灰の成分のちがい

苦土石灰成分分析例

アルカリ	**苦土**	有機物(フミン酸ほか)	チッ素	リン酸	加里	鉄
55%	**15%**	1.95%	0.05%	0.07%	0.12%	600ppm

有機石灰(カキ殻石灰)の成分分析値例

炭酸カルシウム	チッ素	リン酸	カリウム	**マグネシウム**	珪酸	鉄
92.60%	0.09%	0.10%	0.03%	**0.20%**	0.48%	1.75ppm

五五%、苦土一五%が含まれているので、マグネシウムの補給にもなっていたのです。

ところが、有機農業のブームのなか、石灰も有機でということから、カキ殻などの貝殻を施すことが増えてきました。しかし、その成分は、ほとんど炭酸カルシウムです。マグネシウムはわずか〇・二%で、含まれていないのも同じで、ここに非常に大事な問題があるのです。貝殻は炭酸カルシウムのかたまりですが、苦土石灰はカルシウムとマグネシウムからなる岩石の粉です。苦土石灰の中には、自然の状態でマグネシウムが入っていました。一方、カキの殻を壊したものには、マグネシウムが入っていない、このちがいの

持つ意味は大きいのです。

無機のものはダメではありません。それでも、どうしても有機でいきたい、カキ殻を使いたいという人は、これに天然の硫酸苦土も市販されていますからそれをたして下さい。そういうことを言い続けてきましたが、最近では有機農業の多くの方がマグネシウムを施しておられ、近年、土壌のマグネシウム不足は、改善されつつあります。

（『日本人の食事摂取基準』, 2010年版より抜粋）

耐容上限量	30～39歳の実際の摂取量	推奨量, 目標量との比
	(11.3)*	1.26
	2204	0.76 (0.63)
3000	1042	1.04
2300	451	0.69
***	250	0.68
45	9.4	0.78
55	8.0	1.07
11	—	—
10	1.24	1.36
2200	—	—
	—	—
600	—	—
300	—	—

結果による。

③ 日本人のマグネシウム不足はなぜ？

◆カルシウム、カリウム、亜鉛とともに不足

つぎは、私たち日本人の現在のマグネシウム摂取量についてです。表2―3は、「日本人の食事摂取基準」（二〇一〇年版）からミネラル部分の抜粋です。五年ごとに改訂され、学校給食の栄養計算にも使われるなど、食生活の献立づくりのベースになる非常に大切な基準です。

この摂取基準には、ナトリウム、カリウム、カルシウム、マグネシウムなど大量に摂取するミネラルはもちろんのこと、亜鉛や鉄、マンガン、銅、ヨウ素、クロム、モリブデン、セレンなど微量ミネラルまで、国が、日本人にとっての「推定平均必要量」または「推奨量」を定めています。同時に、国は、実際の摂取量を年度ごとに調査しています。

この表で、平均必要量あるいは推奨量と実際の

表2－3　ミネラルの必要量・推奨量と実際の摂取量［30～49歳（男性）の例］

	元素名	推定平均必要量	推奨量	目安量	目標量
多量ミネラル	ナトリウム(mg/日)	600（1.5）*			3600（9未満）*
	カリウム(mg/日)			2500	2900（3500）**
	リン(mg/日)			1000	
	カルシウム(mg/日)	550	650		
	マグネシウム(mg/日)	310	370		
微量ミネラル	亜鉛(mg/日)	10	12		
	鉄(mg/日)	6.5	7.5		
	マンガン(mg/日)			4.0	
	銅(mg/日)	0.7	0.9		
	ヨウ素(μg/日)	95	130		
	クロム(μg/日)	35	40		
	モリブデン(μg/日)	25	30		
	セレン(μg/日)	25	30		

注1）＊：（　）内は食塩相当量（g/日）。
注2）＊＊：（　）内は高血圧予防のための望ましい摂取量。
注2）＊＊＊：通常の食事からはよいが，サプリメントからの摂取上限量は，成人の場合350mg/日。
注4）実際の摂取量は，厚生労働省2008年12月公表の平成19（2007）年国民健康・栄養調査

摂取量とをくらべると、まず、カルシウムが不足しています。このことは、ほとんどの人がご存知で、牛乳や小魚などをよくとろうなどと注意しています。

さらに、カリウムやマグネシウム、亜鉛が明らかに不足していることが、数字でハッキリとわかります。マグネシウムの場合、実際の摂取量は一日当たり二五〇mgで、推奨量三七〇mgに対して六八％しかありません。このように、日本政府や栄養研究者は、日本人はカリウムやカルシウム、マグネシウムや亜鉛が不足しているということを、摂取基準によって指摘しているわけですが、国民にはほとんど伝わっていないのが現状です。

◆アメリカでも半分以下の摂取量に

マグネシウム不足は日本だけではありません。キャロリン・ディーンが書いた『奇跡のマグネシウム』（創流出版、二〇〇九）という本は二〇〇三年に初版、二〇〇七年に改訂版がアメリカで出版されましたが、各国で翻訳されて読まれています。

この本では、「これまで長年にわたりカルシウム不足が唱えられてきました。しかし、そのカルシウムもマグネシウムがないと身体に吸収されません。骨粗しょう症、神経疾患、不整脈、肺水腫、筋肉収縮の異常などは、いずれもマグネシウム不足が原因です。」と、マグネシウムの人体での重要な働きについて述べられていますが、ほとんどの方が知りません。

アメリカで、食品からのマグネシウム摂取量は、二〇世紀の初頭には一日当たり五〇〇mgもあったのに、今日ではわずか一七五〜二二五mgとなっています。日本だけでなく、世界的にも現代人はマグネシウム不足です。原因は、精製食品、加工食品中心の食生活になってしまったからです。

◆精製した食べ物はマグネシウムが激減

表2―4に、食品のカリウムとマグネシウムの含有量を示しました。なお、ほかのミネラルも併せた詳しいデータは、第1章の表1―3（24ページ）をごらん下さい。これでお気づきのように、マグネシウムは玄米にはたくさん含まれています。ところが、多いのは ヌカの部分です。精米でヌカを取ってしまうから、白米のマグネシウム含有率は低くなります。

精製食品ほど、マグネシウムは少ない。これは砂糖でも同じで、黒砂糖はマグネシウムをいっぱい含んで

表2−4　食品のカリウムとマグネシウムの含有率（mg/100g）
（『五訂日本食品標準成分表』，2006）

食品名	水分(%)	カリウム	マグネシウム
玄米	16	**230**	**110**
精白米	16	**88**	**23**
大豆	13	**1900**	**220**
ホウレンソウ	92	**690**	**69**
リンゴ	85	**110**	**3**
ワカメ	89	**730**	**110**
キハダマグロ	74	450	37
豚ロース	60	310	22
推奨量・目標量(mg/日)		2900	370

いますが、精製した白砂糖では減ってしまうのです。塩もそうです。現代人は精製食品を多く食べるようになったことが、マグネシウム摂取量が減ってきた重要な要因です。

マグネシウムをたくさん含む食品については、この章の最後のほう（表2―8）で紹介しますが、表2―4でもわかるように、玄米、大豆、ホウレンソウ、ワカメなどの農産物、水産物には、カリウムとともに多く含まれています。また、第1章で紹介したホウ素やケイ素も含まれています。日本人はもともと、これらを大事に活かして、ミネラルをとる食生活を続けてきた、ということです。

●ここまでにわかったこと

1 日本人のみならず、現代人はマグネシウム不足。

2 精製食品、加工食品の摂取増加がマグネシウム不足の大きな原因。

3 現代の農産物はマグネシウム不足。有機農業ブームで苦土石灰から、カキ殻など有機石灰が普及したことも原因。カキ殻は炭酸カルシウムの結晶でマグネシウムをほとんど含んでいない。

4 骨と貝殻は異なる。骨はリン酸カルシウムだけでなく、マグネシウム、微量の亜鉛なども含む。

4 マグネシウムの働き
――不足が招く障害、病気

◆葉が黄色くなるのはマグネシウム欠乏

では、マグネシウムは体内でどういう働きをしているのか？　たくさんありますが、まず、農業生産の場面から、作物体内での働きを見ていきます。

農業生産者の方は、図2―1左のような、葉っぱの葉脈の間が黄色くなっているのを、よく目にしますね。家庭菜園をされている方も見られたことがあるかもしれません。これはマグネシウムの不足です。根や葉面から硫酸マグネシウムなどの養液を与えれば、右のように治ります。

葉が黄色になるとき、植物の体ではどういうことが起こっているのか、なぜマグネシウムに注目するのか。私はイネの苗で、図2―2のような実験をしました。育苗箱の土に肥料としてチッ素、加里は標準量を施し、リン酸をチッ素の三倍量以上施して育てると、リン酸過剰で葉に褐色の斑点が生じます。

（注）化学用語と肥料用語は異なります。チッ素はNで同じですがカリウムはK、加里はK_2O、リンはPでリン酸はP_2O_5です。

この苗箱は、種まき後しばらくは暗い場所（暗所）において、発芽・初期成長させ、その後太陽光のもと（明所）に出して育てました。実際の育苗でも、暗いところで発芽させた苗を、太陽の当たるところに出して「緑化」をしますが、それと同じです。すると、緑化どころか、斑点の出ていた葉が、先端から真っ白になってきたのです。この白化をクロロシスといいますが、これは光によって生じたものです。

◆光が当たると葉が白くなって枯れる

イネの育苗でチッ素、加里に対してリン酸をたくさんやると葉に斑点が出ることは、すでに知られていましたが、発生のメカニズムは不明でした。その葉に、光が当たると真っ白になる（クロロシス）ことを、私が一九七八年に見つけましたが、どういうメカニズムで起こるのか非常に興味を持ちました。

再現実験をいろいろ重ねたところ、クロロシスはリ

図2－1　マグネシウム欠乏の出た葉とその回復

マグネシウムは植物だけでなく，ヒトでも活性酸素発生防除効果がある

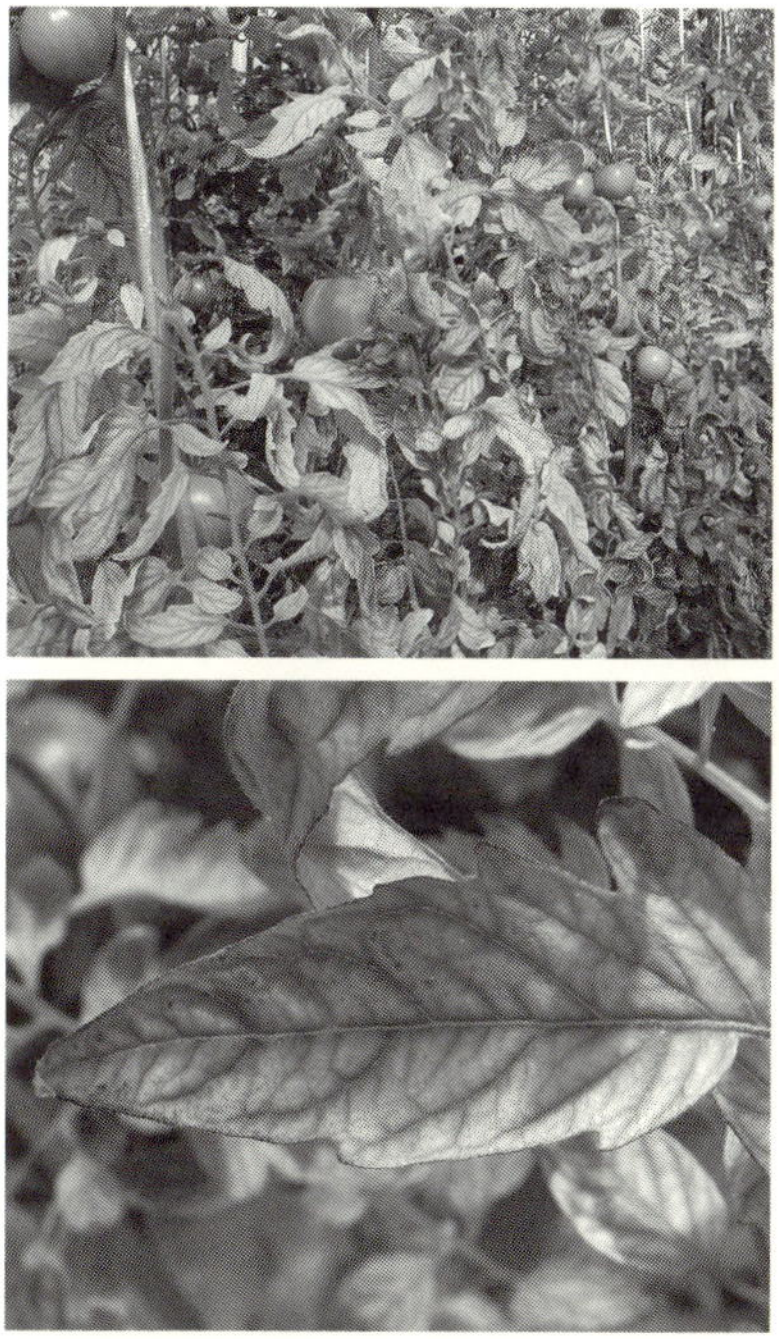

①トマトのマグネシウム欠乏症状。
一種の活性酸素障害。

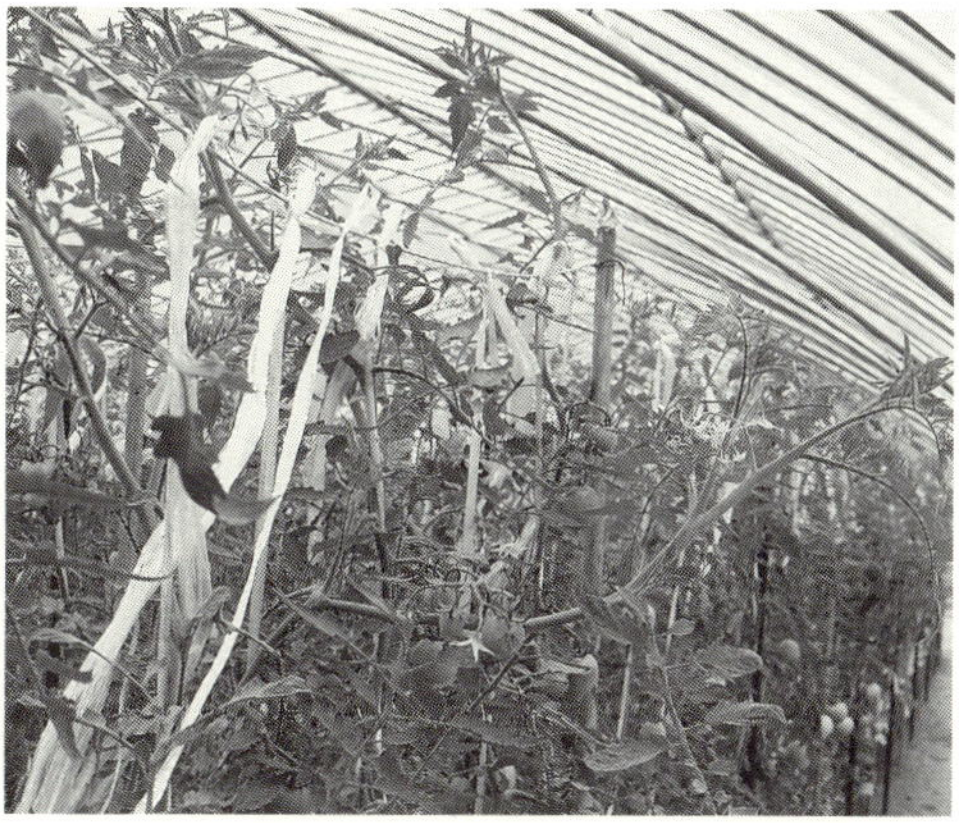

②1%硫酸マグネシウムを週に1回，2回散布した。
1ヵ月後，緑が回復している。

（写真提供：牧浩之）

図2－2　リン酸過剰施用のイネ苗の暗所・明所での生育

（写真：渡辺和彦）

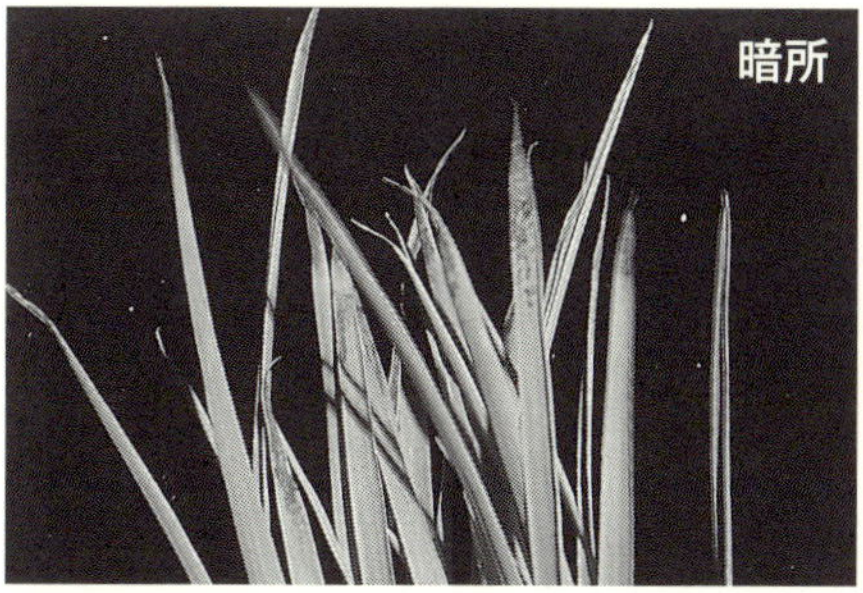

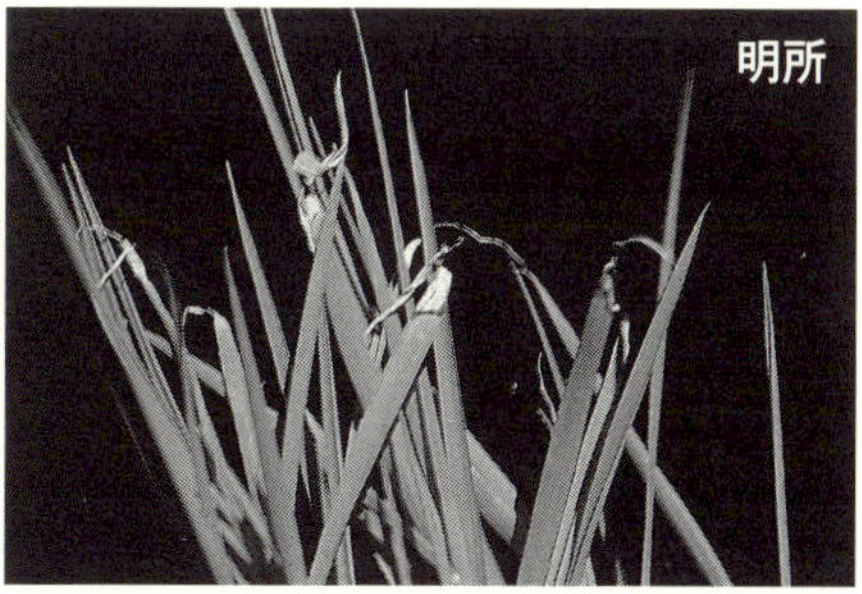

左は寒冷紗被覆，右は太陽下。明所で障害の激しいものは，葉の先端だけでなく，下位から白化する。なおリン酸はチッ素の3倍量以上加えている。

図2－3　各種の養分溶液に浸したトマトの葉の明暗処理とクロロシス（白化）

（渡辺和彦，2006）

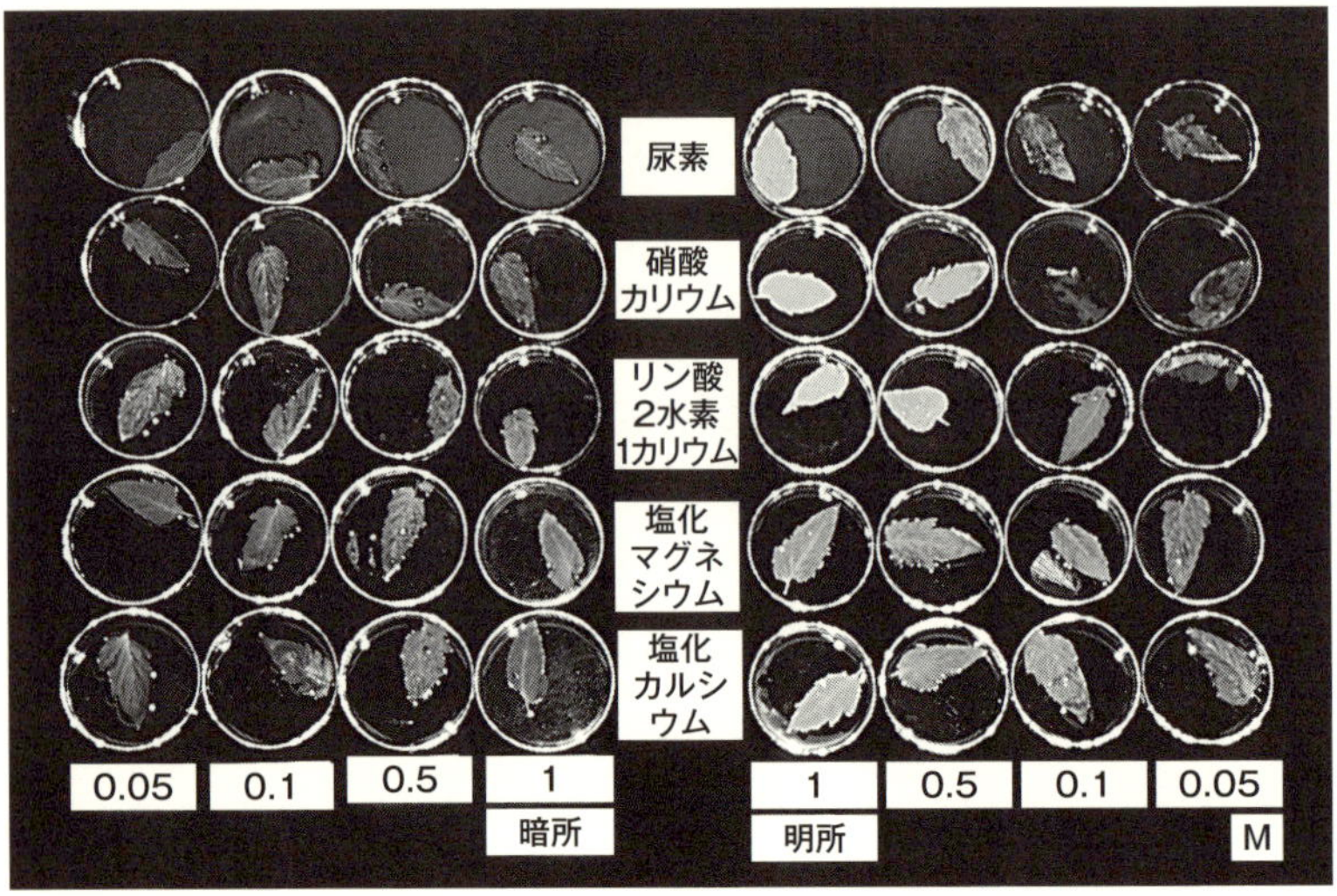

ン酸過剰によることもありますが、マグネシウムを与えると、葉の黄変、さらには白化が起こらないことがわかりました。図2―3は、尿素、硝酸カリウム、リン酸2水素1カリウム、塩化マグネシウム、塩化カルシウムの濃度を変えたシャーレにトマトの葉を浮かべ、暗所（左）と明所（右）に置いて、葉を比較したものです。ほとんどの養分で、光が当たると黄色くなっていき、激しいものはクロロシスになります。しかし、マグネシウムを与えたものでは、それが起こりません。この機構について詳しく研究したいと思っていましたが、すでに海外ではキッスらが二〇〇三年に研究していました（後に90ページ、表2―6で紹介）。

葉が黄色くなるのは光の影響であるということは、一九八九年にマーシュナーらがすでに発表しています。日本では誰もが、ほとんど知らなかったことでした。マグネシウムだけではなく、カリウムや亜鉛の欠乏によっても葉は黄色くなり、これらがすべて光によって生じる活性酸素によって引き起こされています。

◆マグネシウムは葉の光合成に欠かせない

なぜそうなるか。葉の細胞のなかの葉緑体が光エ

図２－４　マグネシウムは光合成の二酸化炭素固定で重要な働き

（マーシュナー：『Mineral Nutrition of Higher Plants』，1995を元に作図）

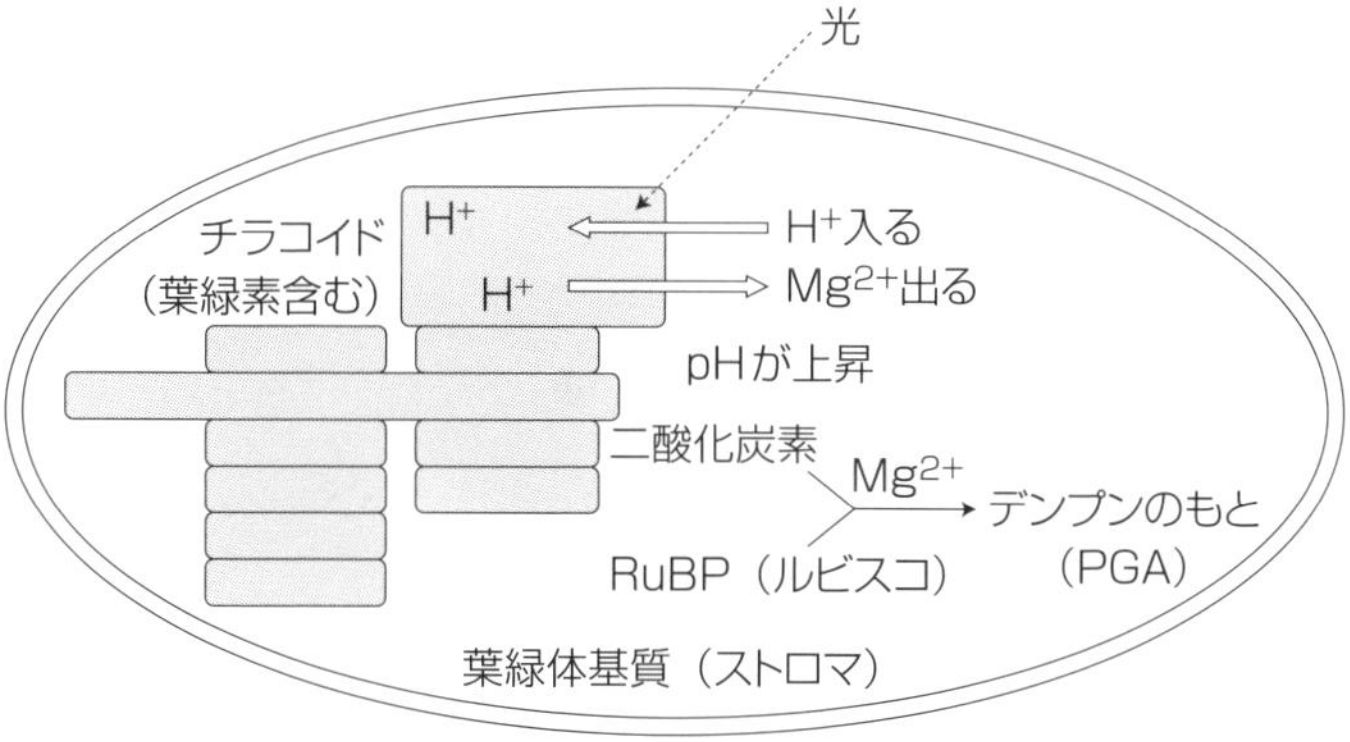

葉緑体（クロロプラスト）

注１）光照射により，葉緑体基質（ストロマ）からチラコイド内へプロトン（H^+）が移動し，ストロマの酸度がpH6.5～7.5に上昇するとともに，マグネシウム（Mg^{2+}）濃度が上昇する。

注２）RuBP（リブロース1,5-ビスリン酸，略称ルビスコ）に二酸化炭素がくっついて，デンプンのもとであるPGA（3-ホスホグリセリン酸）ができる。ルビスコは高pH（アルカリ性）とマグネシウムによって活性化される。

ネルギーを利用して、二酸化炭素と水とからデンプン（炭水化物）をつくり出す光合成作用を行ないます。その光合成が起こるためには、図２―４に示すように、まずはじめに光が当たってプロトン（H^+）の移動が起こり、葉緑体基質の酸度がpH六・五～七・五程度に上昇するとともに、プロトンとの逆輸送によってマグネシウムが葉緑体基質中に増大することが大切です。二酸化炭素を固定して炭水化物をつくる過程で触媒となる酵素ルビスコ（RuBPカルボキシラーゼ）は、マグネシウムと結合することによって活性が高まるためです。この場面でも、光合成でデンプンをつくるためには、マグネシウムが欠かせません。

さらに、マグネシウムはできたデンプンの転流にも関与していることは、冒頭で述べたとおりです。マグネシウムが欠乏すると、デンプンはできていても、葉にたまってしまうことが、より大きな問題です。図２―５の右は、マグネシウム欠乏の葉の細胞にデンプンがたまってしまったものです。巨大なデンプンが葉にたまってしまい、肝心の光合成をする葉緑体の詰まったグラナ（細長い膜が層状に重なったところ。光合成の中心

図2−5　マグネシウム欠乏の葉にはデンプンが蓄積

（左はウイリアムら；*Am. J. Botany*, **49**, 1047, 1962. 右はワットレイ；*New Phytol.*, **70**, 725, 1971）

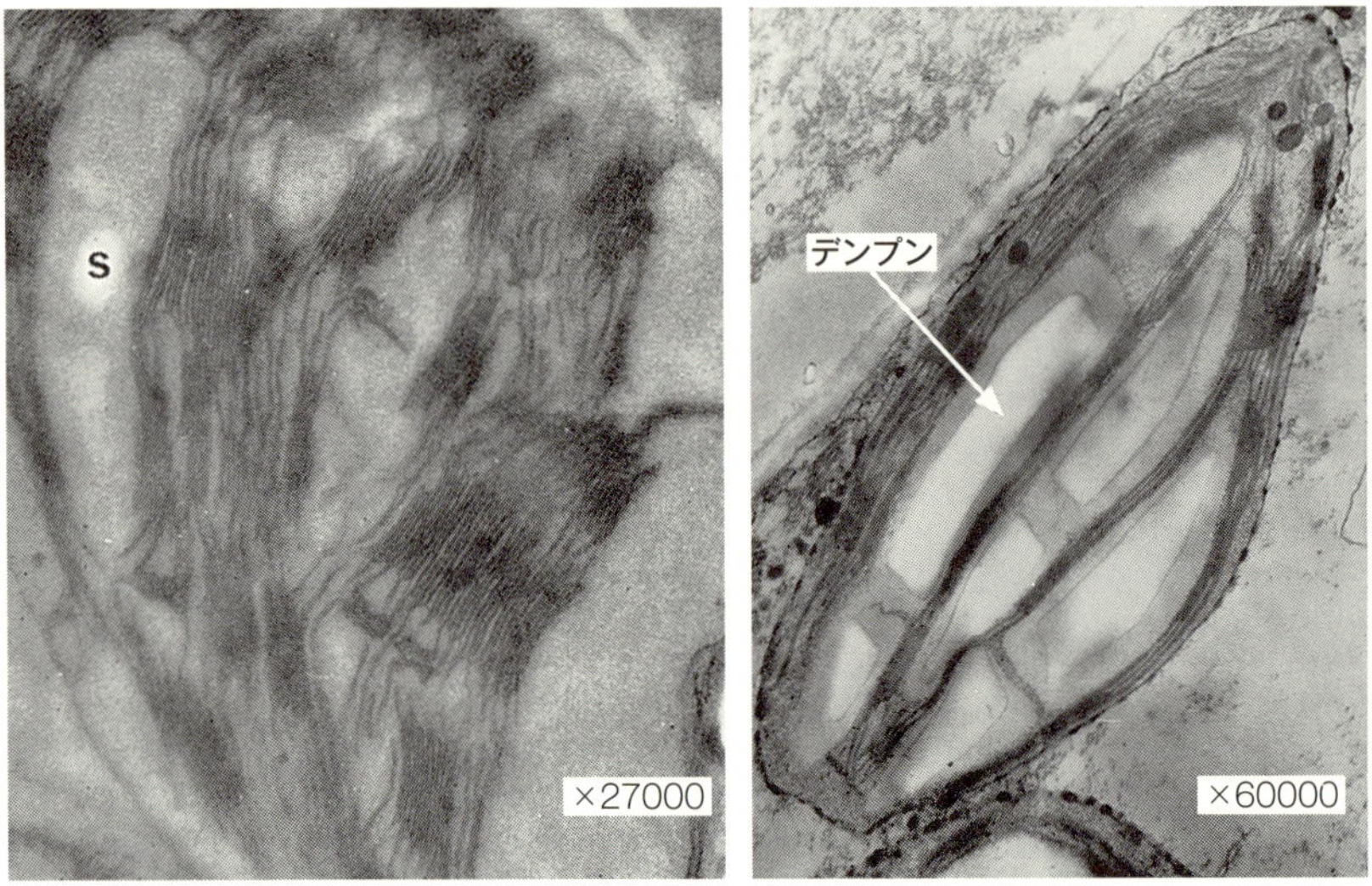

正常なインゲンマメの葉
グラナ構造（細長い膜が層状に重なったところ）がよく発達している。
注）S：デンプン

マグネシウム欠乏のインゲンマメの葉
デンプンが蓄積し，グラナ構造の発達が抑制されている。

器官）が押しつぶされそうになっています。

◆デンプンの根や果実への輸送にも不可欠

葉の光合成でできたデンプンは、ショ糖（砂糖）の形で篩管柔細胞から篩管内に出て、篩管を通って植物体各部に送られます。ふたたび伴細胞に入り、篩管は動物では血管に当たるものです。血液は、心臓のポンプ作用によって圧をかけられることで、体全体に流れることができますが、植物でも圧がかかることによってショ糖を果実とか根に送ることができます。送る側をソース、受け取ってたまる側をシンクといいます。

そのポンプの圧力に関与しているのがマグネシウムとカリウムなのです。図2—6に示すように、篩管柔細胞と篩部の間にあって、ショ糖を篩管に送り込む働きをするのが伴細胞です。ここで、カリウム（K）とマグネシウム（Mg）がポンプの役割をして、ショ糖をどんどん伴細胞に押し込んで濃度を高めて、転流させるわけです。ポンプにはエネルギーが必要ですが、その供給源がATPです。ATPが活躍するにはマグネシウム

図2－6　作物体内でのデンプン(ショ糖)転流の仕組み

（ハーマンスら：*Trends Plant Sci.*, **11**, 610, 2006）

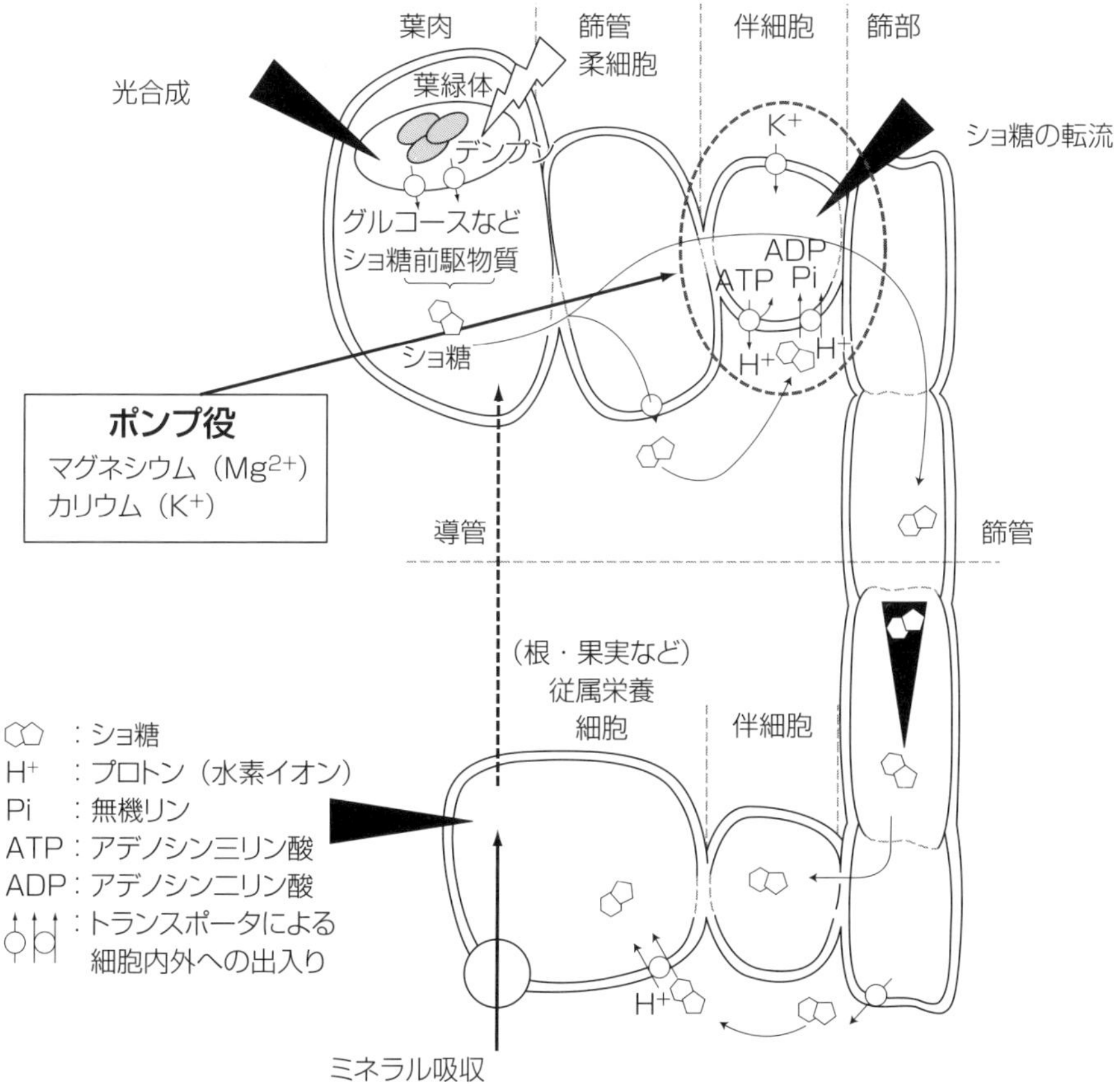

が必要不可欠です（補足説明1参照）。

◆マグネシウム欠乏だと根が発達しない

ショ糖の転流ができなくなると、根の伸びが悪くなります。

ショ糖は植物のエネルギーの元ですから、エネルギーがなければ根は成長できません。根や果実は従属栄養器官で自分でエネルギーの元をつくることはできません。篩管から流れてきたショ糖を使って呼吸をし、ショ糖を分解してエネルギーを得ているのです。

図2―7は、トルコのカクマックらによる研究ですが、マグネシウムが欠乏すると根の乾物重がほとんど増えません。つまり、ショ糖が葉にた

図2−7　マグネシウム欠乏による地上部と根部乾物重への影響

（カクマックら：*Physiol. Plant.*, **133**, 692, 2008）

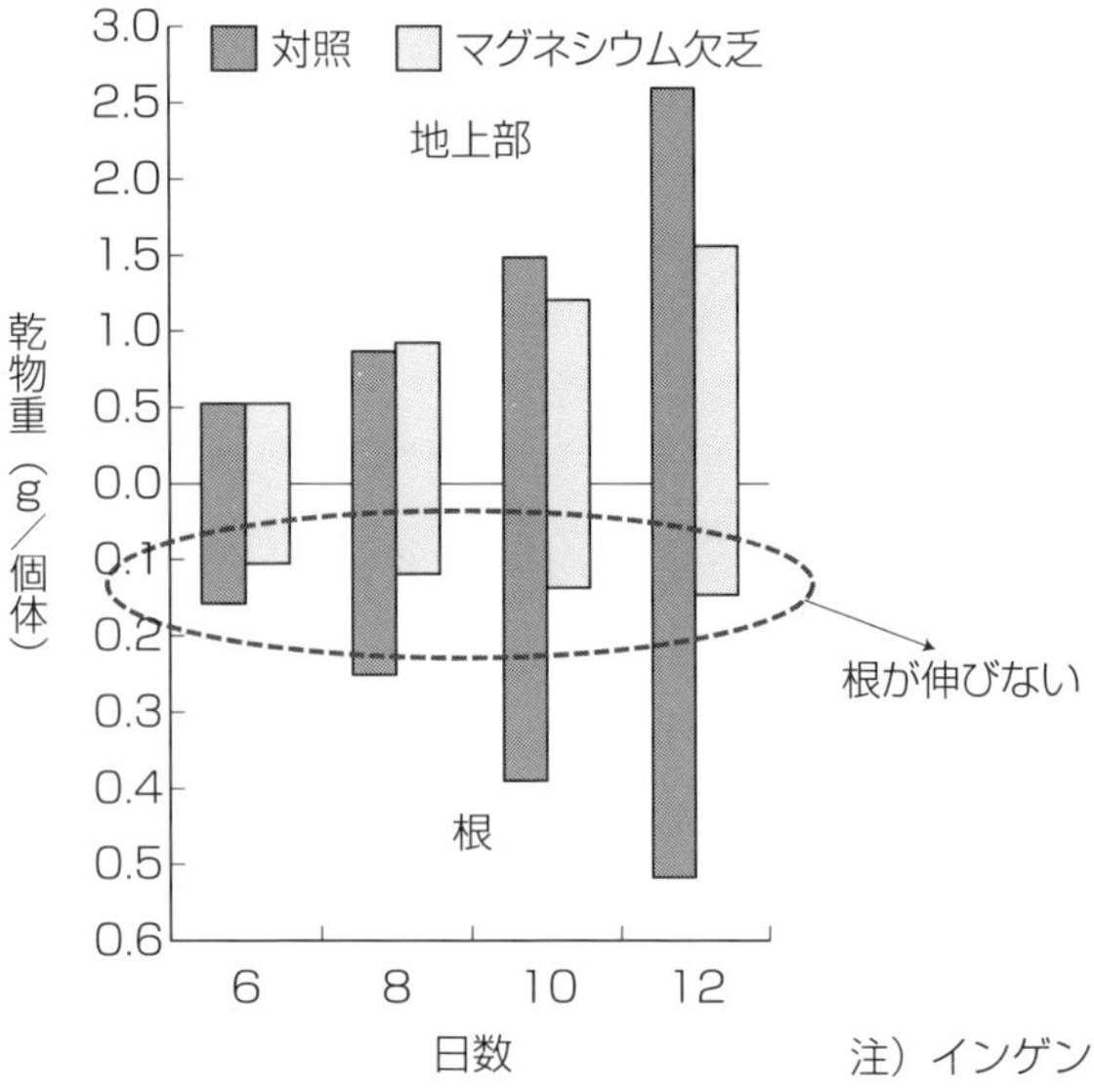

注）インゲンマメでの実験

補足説明 1　ショ糖の転流とマグネシウム、カリウムの働き

少しむずかしくなりますが、ポンプというのは、伴細胞内の水素イオン（H^+プロトン）を細胞外に押し出すプロトンポンプのことです。その働きによって、細胞内のプロトン濃度が低くなると、細胞内外に濃度勾配が生じ、ショ糖はその勾配を利用して、プロトンとともに伴細胞内に入ることができます。伴細胞内はショ糖でいっぱいなのに、さらにショ糖が入ることができます。すると今度は、伴細胞に近い篩管細胞中のショ糖の濃度も高まって、篩管のなかでのショ糖の濃度勾配ができ、根や果実などのシンクに向かってショ糖が転流します。

このプロトンポンプの働きにマグネシウムが欠かせない理由は、ポンプを動かすエネルギー源であるATPは、マグネシウムが結合していないと能力が発揮できないからです。

そして、先に述べたカリウムも、このようなポンプの力に、二分の一程度関係しています。カリウムの輸送システムのひとつである「Kトランスポータ」に不具合があると、ショ糖の転流量は半減してしまいます。これはこの部分のKトランスポータの機能を欠いた変異遺伝子植物の実験で明らかになっています。このことによりカリウムも糖転流に関与していることが証明されました。

まってしまって、根のほうに行かない、あるいは果実のほうにも行かなくなるわけです（図２―８）。ここも非常に大切なポイントです。

昔から、チッ素は葉を大きくしたり、葉緑素を増やしたりするのに効くので「葉肥え」、リン酸は種子を形成するのに効くので「実肥え」、カリウムは根を発達させるのに効くので「根肥え」といわれてきました。そのカリウムと同じように、マグネシウムも「根肥え」というぐらいに根を伸ばします。カリウムとマグネシウムのどちらか一方が不足すると根量が非常に少なくなってしまいます。

図２−８　各要素欠乏による葉中ショ糖濃度と篩管への転流量

（カクマックら：*Physiol. Plant.*, **133**, 692, 2008）

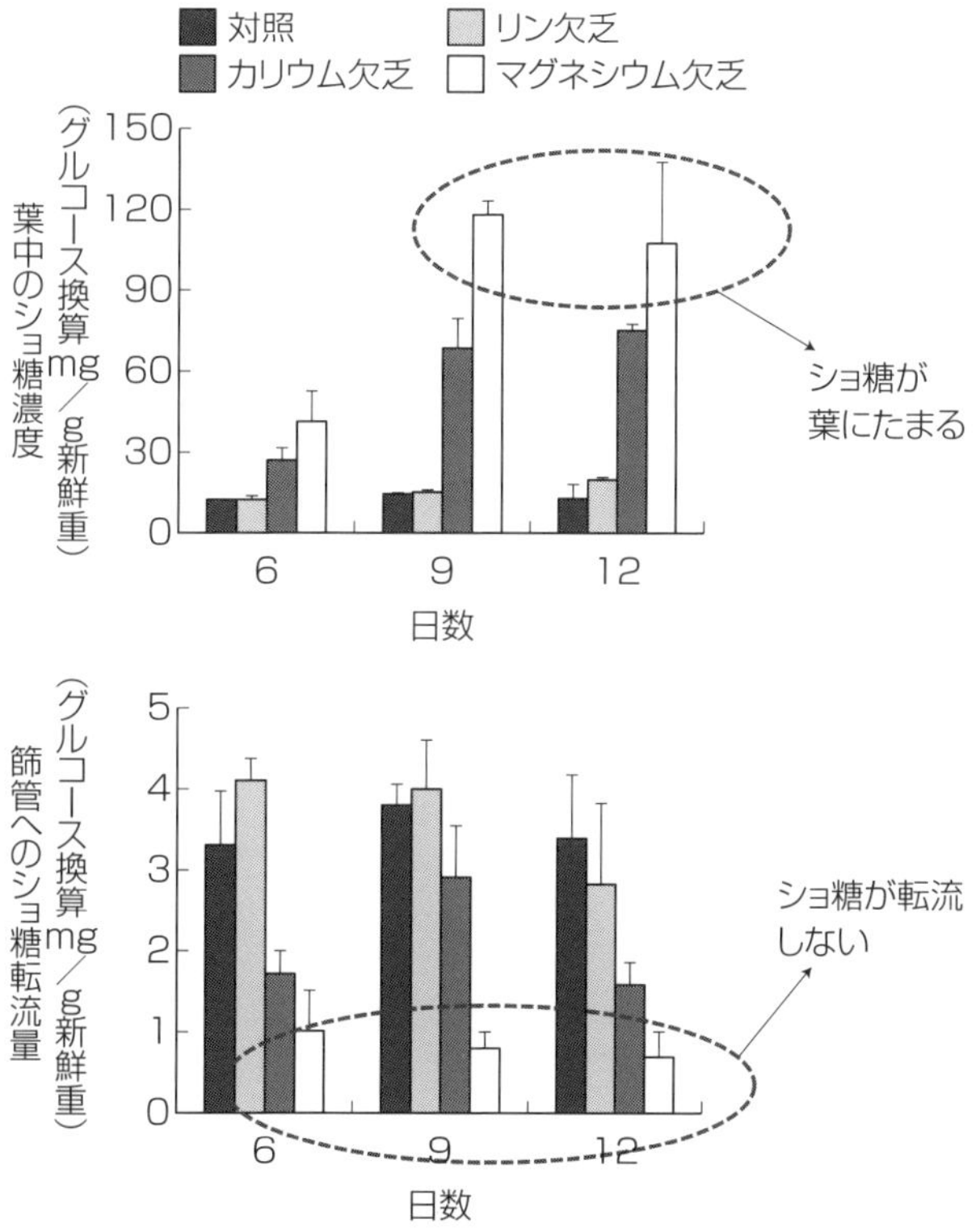

注）インゲンマメでの実験

◆イチゴもお米もマグネシウムあってこそおいしい

果実のほうはどうでしょうか？果実も根と同じく従属栄養器官なので、マグネシウム欠乏だと、エネルギー源のショ糖不足となります。

カリウムもショ糖転流にはマグネシウムと同じような作用がありますから、例えばトマトにカリウムを与えると、果実へのショ糖の転流が促進されて甘くなります。カリウムが有効なことは、生産者はご存知です。ところがイチゴでは、カリウムをやると酸っぱくなってしまいます。これは酸が増えるからですが、転流したショ糖が有機酸に変わって（代謝されて）いるのです。イチゴでは、マグネシウムをやると甘くなります。

なぜカリウムとマグネシウムではこのように結果が変わるかは、ショ糖の転流だけでは説明できません。カリウムとマグネシウムは、ショ糖の転流には協力してよく似た作用をしますが、代謝活性部位はおのおのちがうためです。

お米でも同じです。お米の場合は甘くなるというより、イネがマグネシウムをよく吸収すると、穂への光合成産物の転流が多くなり、千粒重が大きい（粒が大きく充実した）よいお米ができます。ショ糖がそのまま残っていると甘いのですが、お米に蓄積されるときはデンプンに変わるので、マグネシウムが充分あると、品質のよいデンプンができます。

米の食味評価のさい、マグネシウム／カリ比が使われます。品種の影響も大きいですが、カリウムよりマグネシウムが多いとおいしいお米であることがわかっています。

●ここまでにわかったこと

1 マグネシウム欠乏では、光合成能力も劣るが、デンプン（ショ糖）が転流しない。

2 したがって、マグネシウム欠乏では根や果実が成長しない。

3 葉ではデンプンが蓄積し、活性酸素が発生して葉が黄化する。

4 ショ糖転流は濃度勾配も必要。伴細胞にショ糖を押し込むのにエネルギーが必須。

5 エネルギーの元はＡＴＰだが、ＡＴＰが正常に働くためにはマグネシウムが必須。

５　さらに深刻なのは活性酸素の発生

◆葉にデンプンがたまると活性酸素が発生

マグネシウムやカリウムが欠乏して、デンプンの転流が進まず、葉の中にたまることは、つぎのような深刻な問題をひき起こします。

デンプンがたまると、図２―９のように、葉の気孔からの二酸化炭素の流入が少なくなり、葉は光合成活動（二酸化炭素の固定）ができなくなります。すると、光のエネルギーの行き場がなくなって、活性酸素が出てきて、葉は黄化し、やがて細胞が破壊されてクロロシスとなって壊死します。

図２―10は、気孔が閉じて、光合成が停止したときの葉の黄化のようすです。ただし、この写真は活性酸素の実験ではなく、じつは、植物ホルモンの実験で失敗した例です。微量のアブシジン酸がカリウムの効果を促進するという優れた作用を期待して、元気のないトマトに施用したのですが、所定の施用濃度よりも相当に高濃度で処理してしまいました。その結果、アブシジン酸の気孔を閉じる作用が働き、そこに、光が当たることで、葉全体が黄色くなってしまいました。植物ホルモンを有効に使うのには、決められた使用濃度を守ることが非常に大事です。

◆最強の活性酸素＝ヒドロキシラジカル生成の仕組み

光合成が止まると、どうして活性酸素が発生し、クロロシス・壊死に至るのかについて、マーシュナーが一九九五年に詳しく説明しています。

図２―11に示すように、活性酸素が出てくると、植物ではスーパーオキシドディスムターゼ（ＳＯＤ）によって分解されて、過酸化水素（H_2O_2）になり、アスコルビン酸ペルオキシダーゼ（ＡＰＸ）によって水（H_2O）に分解されて無毒になります。

ところが、この過程が上手くいかないと、酸化力の非常に強い活性酸素であるヒドロキシラジカル（水酸化ラジカル$HO\cdot$）を生じ、これが悪さをします。植物の細胞膜をつくっている脂質を過酸化し、分解して細胞膜を破壊し、葉を壊死させるのです。非常に理解しやすい説明です。

図2－9　マグネシウム欠乏で活性酸素が発生する仕組み

（カクマックら：*Physiol. Plant.*, **133**, 692, 2008）

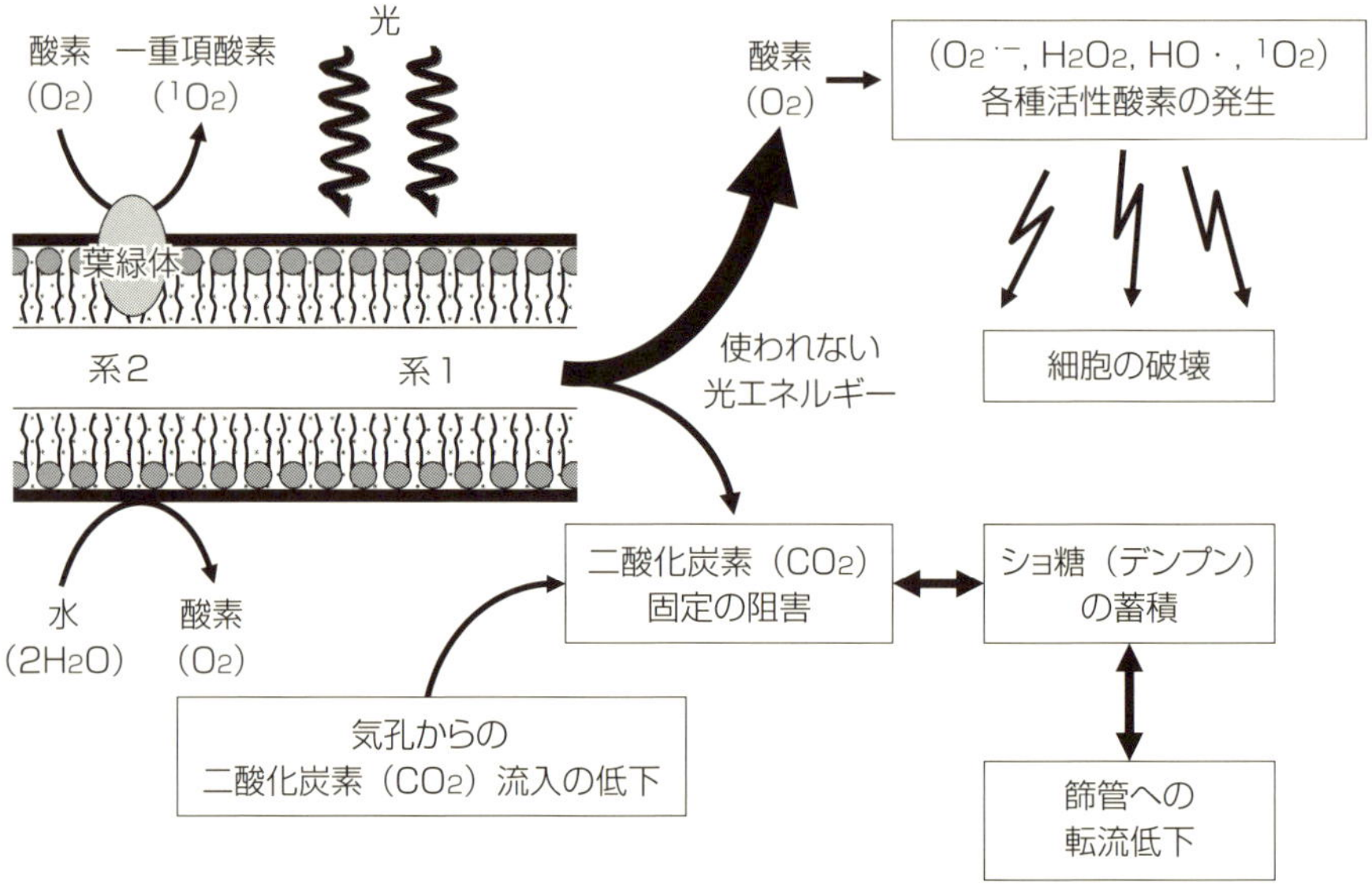

注）活性酸素の種類と化学式については88ページ表2－5参照。
　系1，系2は光合成の2つの主要な光化学系。

図2－10　気孔閉鎖による活性酸素障害（トマト）の葉の黄化

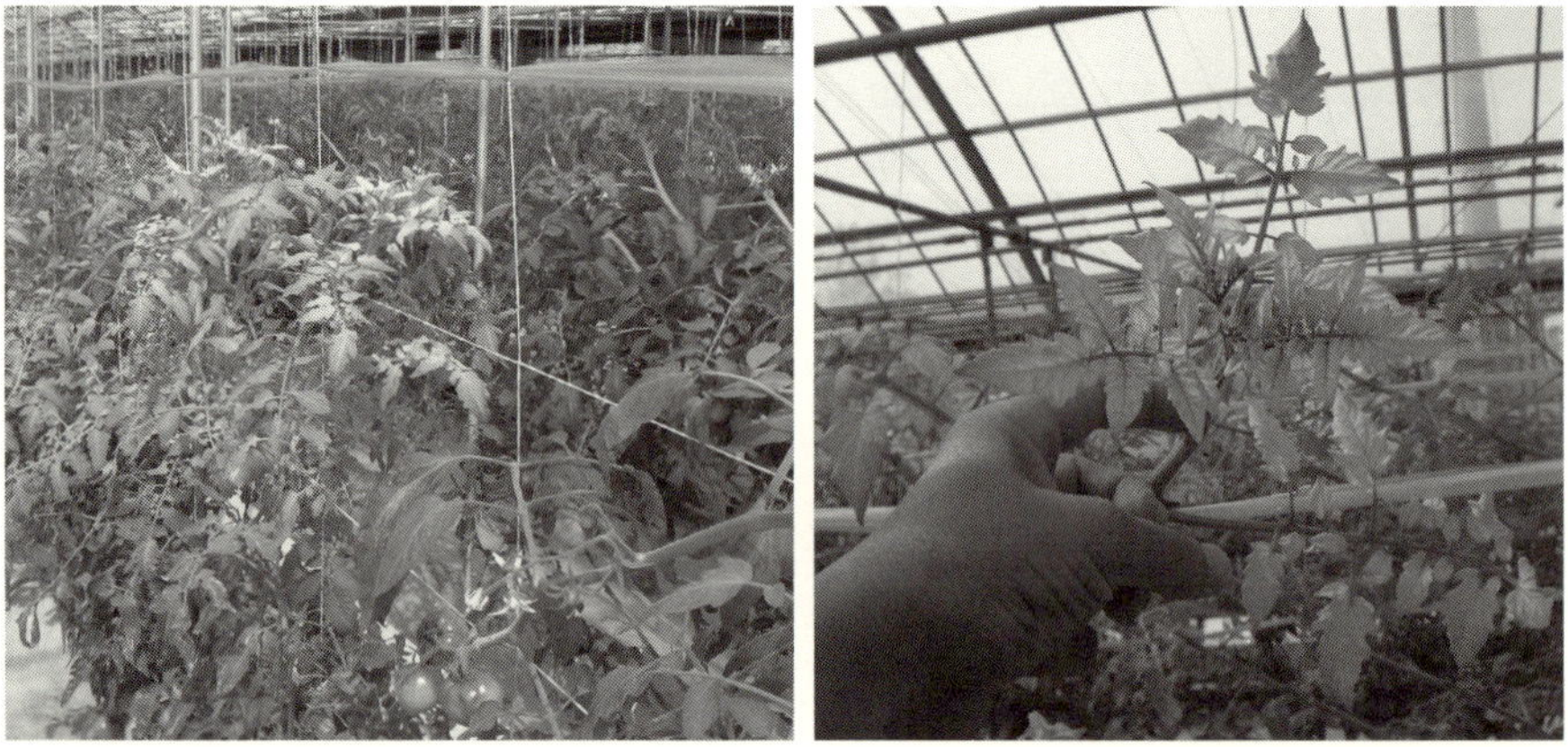

図2−11　活性酸素の生成とクロロシス発生の経過

（マーシュナー：『Mineral Nutrition of Higher Plants』，1995）

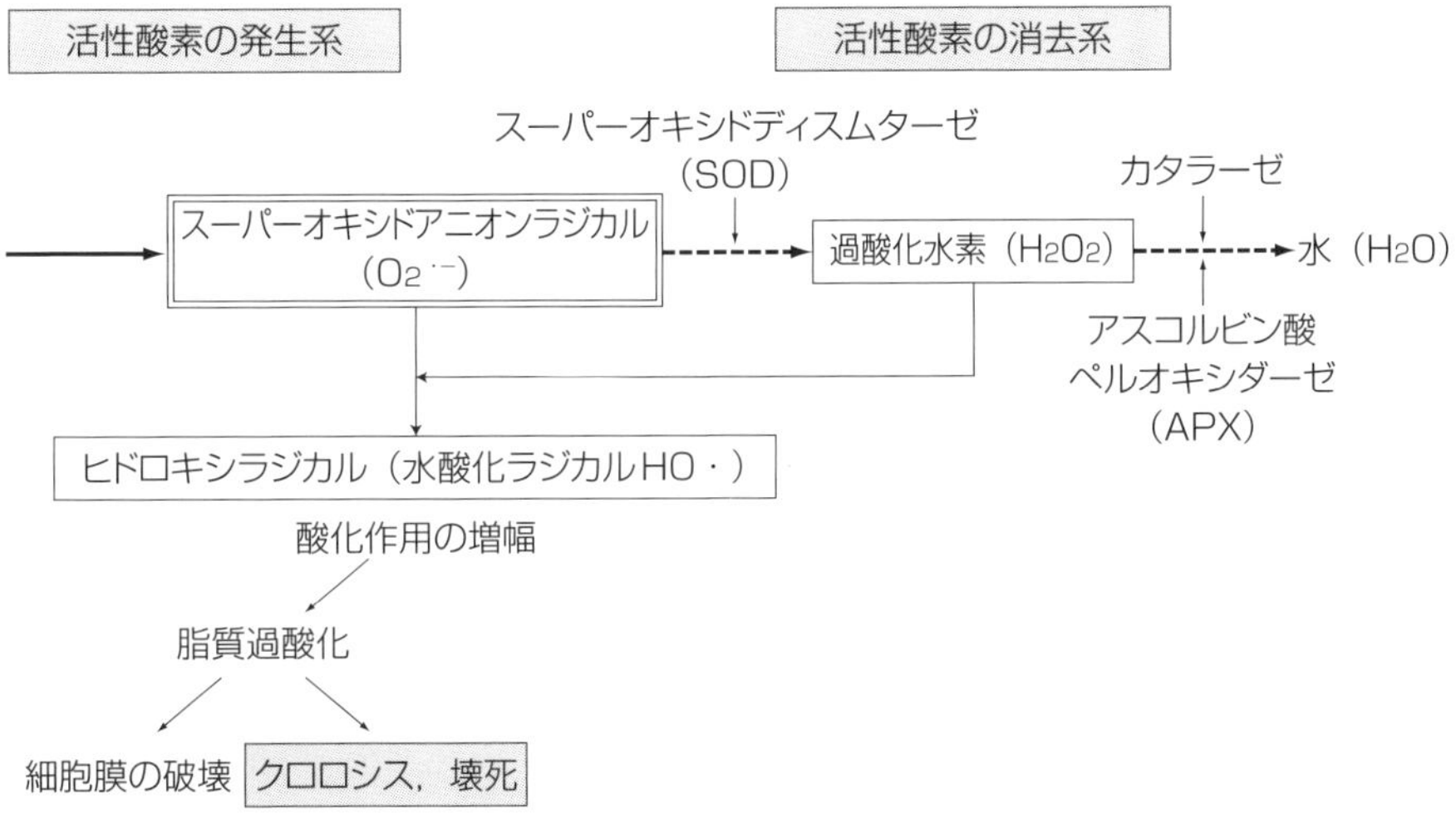

ただ、水酸化ラジカルの生成は試験管内では再現できるのですが、植物体内で実際に発生しているとの証明は二〇〇九年現在ありません。

活性酸素には、表2―5に示す四種類がありますが、なかでもいちばんの問題なのが、ヒドロキシラジカル（水酸化ラジカル）です。これができる三つの反応も表2―5に示しましたが、その過程に、鉄（あるいは銅など）が関係しているのです。

ということは、人間の体のなかにも鉄がたくさんありますから、同じようなことが起こる可能性があるわけです。人間の体のなかで、酸素の運び役である血液ヘモグロビンの六〇～七〇％が鉄分です。また鉄を貯蔵するタンパク質であるフェリチンには、二〇～三〇％の鉄分が含まれています（図2―12）。フェリチンは、鉄が過酸化水素と反応してヒドロキシラジカルができるのを防ぐために、鉄を閉じ込めておく役割をしているもので、植物体にもあります。

◆ヒドロキシラジカルを抑え込むマグネシウム

ヒドロキシラジカル（水酸化ラジカル）を筆頭にした活性酸素のこわいところは、細胞膜の脂質過酸化で

表2−5　4種の活性酸素とヒドロキシラジカルの説明

・スーパーオキシドアニオンラジカル：$O_2^{\cdot -}$
・過酸化水素：H_2O_2
・一重項酸素：$^1O_2$
・ヒドロキシラジカル(水酸化ラジカル)：HO・

最も害作用の大きいヒドロキシラジカル(水酸化ラジカル)：HO・
・いわゆる活性酸素と呼ばれるなかでは最も反応性が高く，酸化力が強い。糖質やタンパク質や脂質などあらゆる物質と反応する。
・過酸化水素への紫外線の照射や，酸性条件での過酸化水素と２価鉄化合物の触媒的な反応(フェントン反応)によって生成される。
・ヒドロキシラジカルはつぎの3つの反応のくり返しでできる。
　$Fe^{3+} + O_2^{-}$ → $Fe^{2+} + O_2$（ハーバー・ワイス反応）
　$2O_2^{-1} + 2H^{+}$ → $H_2O_2 + O_2$（SODによる反応）
　$Fe^{2+} + H_2O_2$ → $Fe^{3+} + OH^{-} + HO\cdot$（フェントン反応）

図2−12　人体内での鉄の存在の仕方とフェリチンの構造

〈人体内での鉄の存在の仕方〉
・ヘモグロビン：60～70%
・フェリチン：20～30%(フェリチンは鉄の貯蔵タンパク質，主に肝臓，骨髄，脾臓に存在)
・血清中：0.1%

〈フェリチンの構造〉

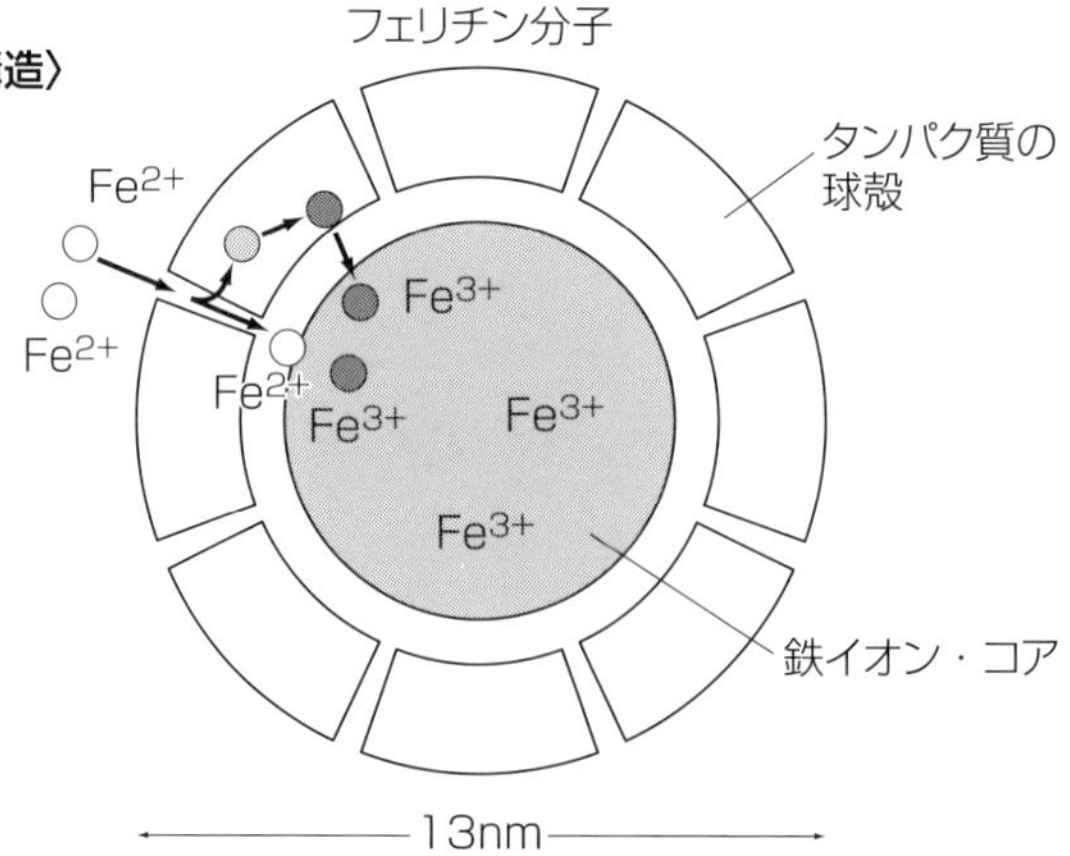

（原図：猪子洋二）

フェリチンは2価鉄(Fe^{2+})を酸化して不活性な3価鉄(Fe^{3+})として最大約4500個を分子内に取り込み，鉄の貯蔵とヒドロキシラジカルの生成を防いでいる。

す。細胞膜はリン脂質でできていますが、いったんヒドロキシラジカルの攻撃を受けると、どんどん連鎖的に過酸化脂質の生成が進んでしまいます。そのため急速に細胞膜の破壊、壊死を招きます。

ところが、そこにマグネシウムがあれば反応が低下します。ハンガリーのキッスらによる研究（表２―６）によると、トウモロコシの幼植物へ硫酸マグネシウムを与えることによって、ヒドロキシラジカル（水酸化ラジカル）や過酸化脂質の生成が低下していきます。

◆マグネシウムは動物や人間の活性酸素も抑える

マグネシウムによる活性酸素発生の抑制作用は、動物でも、私たち人間の体でも起こります。

図２―13は、アイオア大学のガルシアらがイヌで行なった実験です。活性酸素の最大の発生場面は、体の組織の血をいったん止めておき、再び新鮮な血液を流すとき、すなわち虚血後の再灌流時です。新しく大量の酸素が組織に入ってくる再酸化のときに、多く発生します。

そのとき、事前にマグネシウムを投与した場合の活性酸素発生量への影響を見るのですが、この実験では活性酸素そのものを測るのではなく、アスコルビン酸フリーラジカル（ＡＦＲ）という、生体内で活性酸素による酸化ストレスの指標となる物質の量を測っています。

一八匹の雑種犬を用い、そのうち九匹には犬を虚血状態にする五分前に、マグネシウム四ｇを静脈注射しておきます。血液の流れを再開すると、ＡＦＲは急速に増えます（図のコントロール区）。ところが、マグネシウム投与区は、ＡＦＲの上昇が少ない、すなわち活性酸素の生成が少なく、ダメージが小さくて済んだのです。この作用の仕組みはわかりません。しかし、マグネシウムには、なぜかメカニズムはわからないものの、活性酸素の発生を抑制する力があります。非常に興味深いことです。

表2−6　マグネシウムでヒドロキシラジカル，過酸化脂質が低下
トウモロコシ幼植物へのマグネシウムの影響
（キッスら：*Acta Biologica Szegediensis*, **47**, 127, 2003）

測定項目	無処理	1%硫酸マグネシウム
タンパク質，mg/g	23.25	24.79
過酸化脂質(LPO)，nM MDA/mg	**3.75**	**2.08**
ヒドロキシラジカル(OH・)，nM MDA/mg	**34.5**	**18.5**

注）MDAはマロンジアルデヒドの略，蛍光物質で過酸化脂質などの測定に用いられる。

図2−13　マグネシウムは動物でも活性酸素発生を抑制
虚血後再灌流時の活性酸素発生量
（ガルシアら：*J. Am. Coll. Cardiol.*, **32**, 536, 1998）

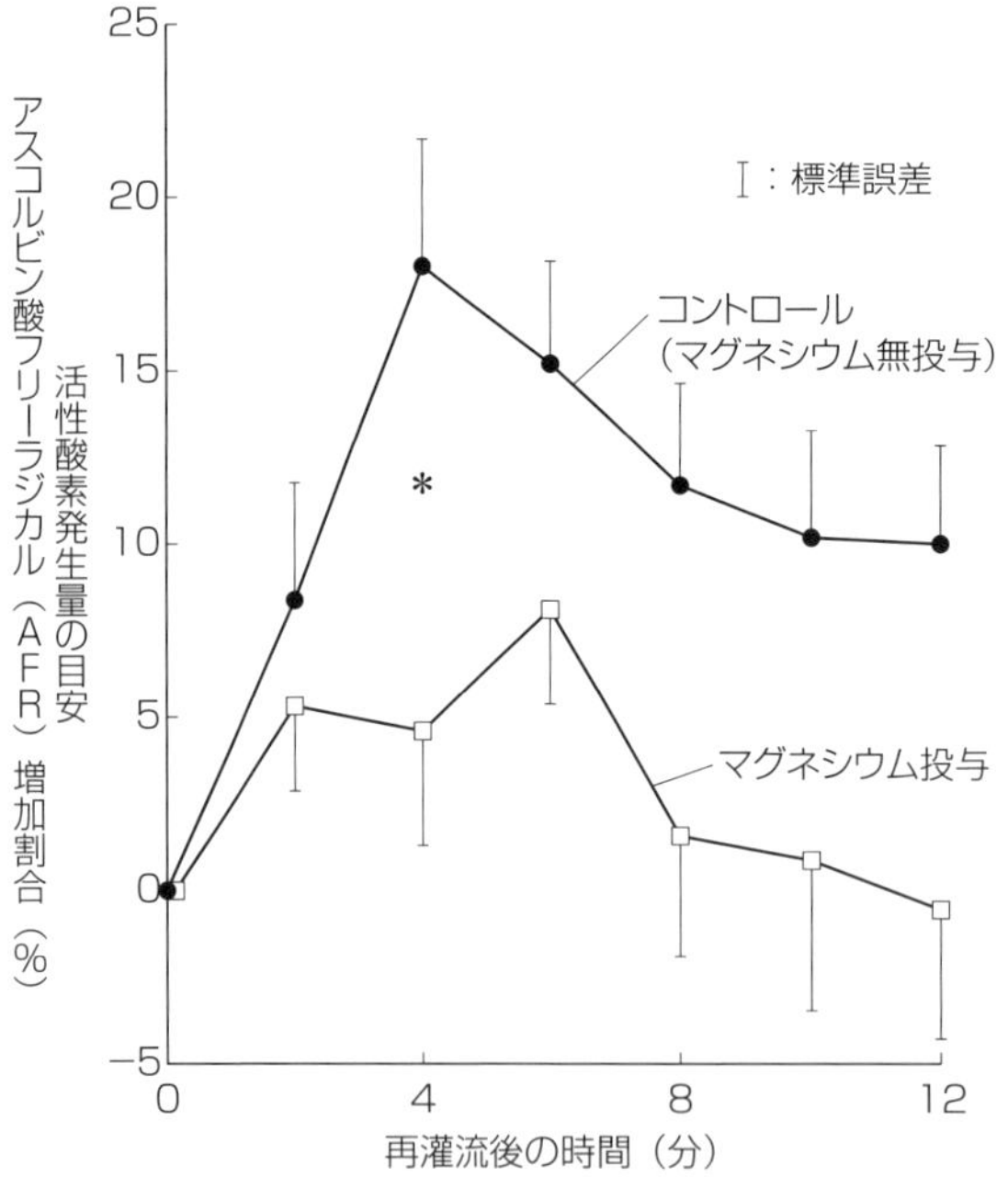

注1）23～27kgのイヌに虚血処理5分前に4gのマグネシウムを静脈注射，n＝18（半数は対照区）。生体そのままを使った世界で最初の実験。
注2）マグネシウムの作用はよくわかっていない。直接的な消去作用でなく，発生抑制作用と推測。
注3）＊：P＜0.05（P値は59ページ注4参照）

●ここまでにわかったこと

1　マグネシウム不足で葉が黄化するのは、活性酸素による障害。

2　葉に光が当たっているのに、光合成がうまく進まないと活性酸素が発生する。

3　活性酸素にはいくつかの種類があるが、とくにヒドロキシラジカル（水酸化ラジカル）が危険。

4　細胞膜の脂質とヒドロキシラジカルが反応すると過酸化し、細胞膜を破壊し、葉を壊死させる。

5　ヒドロキシラジカルは鉄があると発生しやすく、人間の血液中には多くの鉄が含まれているため危険である。通常、フェリチンタンパク質が鉄を閉じ込めている。

6　理由は不明だが、マグネシウムは、植物でも動物でも活性酸素の生成を抑制する。

6　こんなにある！人体へのマグネシウムの効果

◆日常生活で広く利用されているマグネシウム

では、もう少し具体的な日常生活場面で見ていきましょう。

そのためにまず、私たちのまわりにあるマグネシウム化合物あるいは製品には、どんなものがあり何に使われるかを整理したのが表2―7です。

すでに紹介したように苦土石灰は、カルシウムとマグネシウムを供給する肥料です。硫酸マグネシウムや酸化マグネシウムは肥料にも、医薬品などにも使われます。海水中のにがり（苦汁）の主要成分で、豆腐を固めるのに使われる塩化マグネシウムは食品加工用ですが、精製されたものは医薬品などにも用いられます。

というように、医薬、食品加工、肥料、工業分野など、マグネシウムにはさまざまな用途があります。

◆日焼け防止、偏頭痛や引きつけの治療に

マグネシウムの作用で、現在最も注目されている

表2−7　マグネシウム化合物のいろいろとその用途

医薬品分野

酸化マグネシウム
　海水から化学的に取り出したマグネシウムを，高熱で分解して得たもの。
　主に便秘の治療薬として使用されており，胃酸を中和する働きもある。長期服用しても便秘の解消効果が落ちないことが特徴。
水酸化マグネシウム
　胃酸の分泌や酸性度を抑制することによって，胃や十二指腸の粘膜障害を減少させる制酸剤として使用されている。
硫酸マグネシウム
　腸内に水分を貯める働きにより，便を軟らかくして排便をスムーズにする便秘の治療薬として使用されている。速効性の下剤として使用されることもある。

食品加工分野

塩化マグネシウム
　岩塩や海水中のミネラルとして産出される。にがりの主成分で，豆腐の凝固剤として用いられる。

肥料分野

苦土石灰（く溶性苦土　15％）
　ドロマイト（カルシウムとマグネシウムの炭酸塩からなる岩石）を原料とした石灰質肥料。
硫酸苦土（水溶性苦土　11％）
　硫酸マグネシウムが主要成分。にがりを−10℃に冷却すると結晶化するので，それを分離，乾燥したり，あるいは蛇紋岩，かんらん岩に硫酸を加えて製造する。天然に結晶化したキーゼライトも輸入されている。
水酸化苦土（く溶性苦土　50％）
　海水に直接石灰乳を加えてできた沈殿を分離して製造し，化成肥料の原料に使用される。水酸化苦土鉱石（水滑石）を粉砕したものもある。
腐植酸マグネシウム（く溶性苦土　3％，水溶性苦土　1％）
　石炭または亜炭を硝酸で分解し，できたニトロフミン酸に水酸化マグネシウム，焼成蛇紋岩などを混合，反応させたもの。
その他
　副酸塩基性苦土（く溶性苦土　10％），リグニン苦土（水溶性苦土　5％），加工苦土肥料（く溶性苦土　23％）など。

工業分野

マグネシウム合金
　マグネシウムにアルミニウムや亜鉛を添加した合金。さらに希土類やカルシウムなどを添加した合金もある。重量が，アルミニウムの2/3，チタンの1/3，鉄の1/4と軽いため，自動車部品，薄型ノートパソコンで使われている。

は、糖尿病などいろいろな生活習慣病の予防に効果があることです。この点は第4章で詳しく紹介します。

それ以外の効果では、例えば日焼け防止。野外の水泳では日に焼けて皮膚がポロポロになりますが、これには紫外線、活性酸素が関係しています。しかし、真水と海の水ではちょっとちがいます。海水では、含まれているマグネシウムによって、皮膚の損傷が少し抑えられます。紫外線防止用の目薬には、亜鉛とともにマグネシウムが入っているものがありますが、これも同様の効果が期待できます。

頭痛や便秘などにもよく効くことは、以前から知られています。偏頭痛でつらいという患者さんは、脳内のマグネシウムが減少した状態にあります。そこで、お医者さんは硫酸マグネシウムを一〇分間かけてゆっくり静脈注射してくれます。すると一時間以内に治まります。

小さい子どもの引きつけでは、小児科のお医者さんは酸化マグネシウムなどのマグネシウム製剤を処方するか、硫酸マグネシウムの注射などによって治療します。

◆便秘の改善——でも過剰に摂取すると害に

便秘は、酸化マグネシウムや硫酸マグネシウムによって改善されます。これは、マグネシウムの水を引きつける力によるものです。マグネシウムは腸の中に入ると、水分を吸収します。だから食べた物にマグネシウムが含まれていると、便の中の水分が大腸に吸収されずに便中に残るため軟らかくなり、出やすくなるのです。

この効果はつぎの実験によって確認できます。メスフラスコという目盛りのついたフラスコに、例えば五〇ccのにがりを入れて、そこに、ふつうの水を一cc入れます。すると、五一ccになるはずですが、五〇・三ccとか五〇・四ccにしかならないのです。これは、にがり、すなわち塩化マグネシウムが水を強く吸収するからです。にがりのかわりに硫酸マグネシウムの無水(水をなくした状態)のもので実験しても、同じ現象が見られます。

マグネシウムに便秘改善効果があるからと、「にがりでダイエット」などをしたら、とくに過剰摂取するとひどい下痢などの害が現われるので、やってはいけ

こんなにある！　マグネシウムの効果

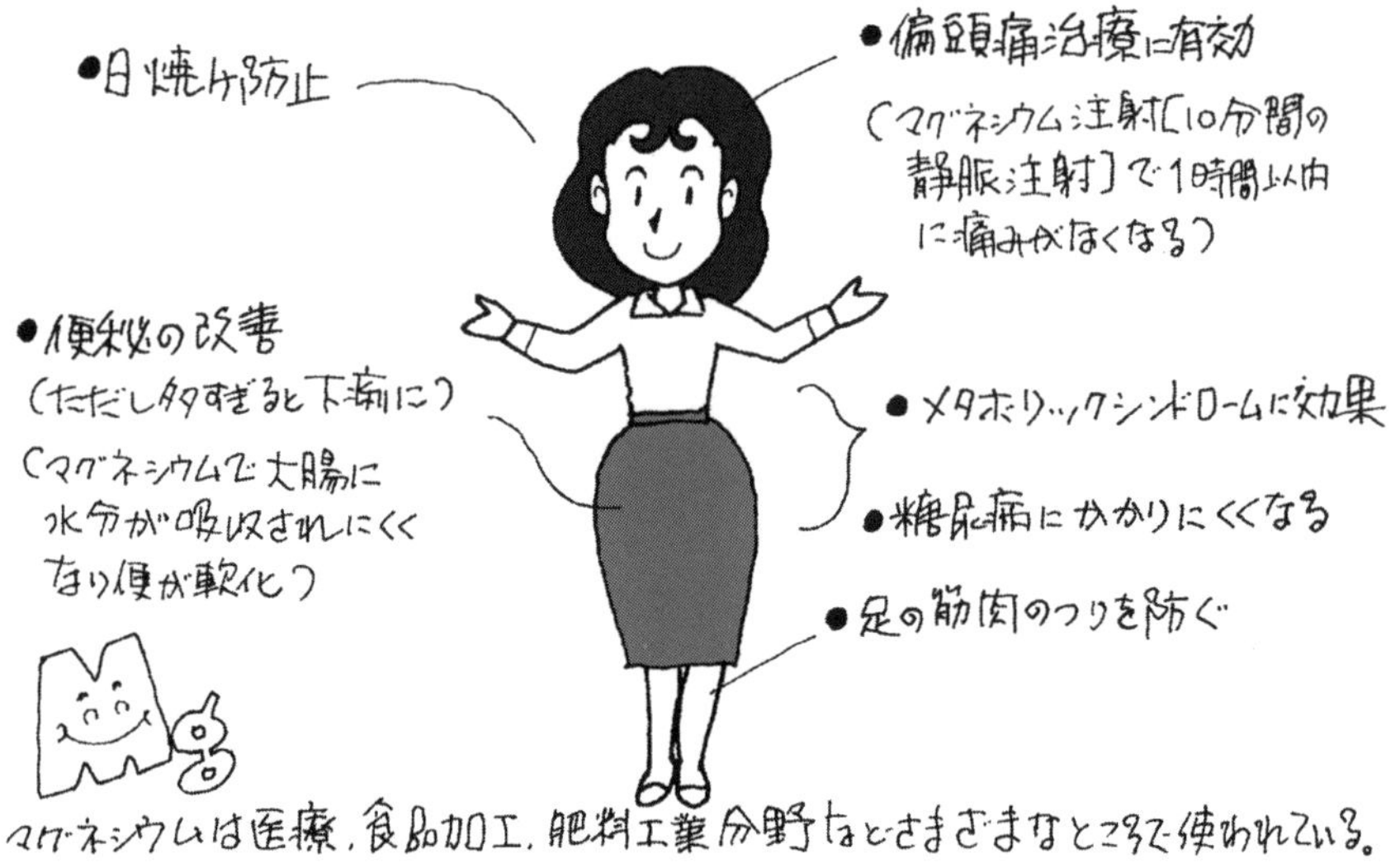
●日焼け防止
●偏頭痛治療に有効
(マグネシウム注射[10分間の静脈注射]で1時間以内に痛みがなくなる)
●便秘の改善
(ただし多すぎると下痢に)
(マグネシウムで大腸に水分が吸収されにくくなり便が軟化)
●メタボリックシンドロームに効果
●糖尿病にかかりにくくなる
●足の筋肉のつりを防ぐ
Mg
マグネシウムは医療,食品加工,肥料工業分野などさまざまなところで使われている。

ません。下痢による一時的な体重変化は、主に必要な水分の減少によるもので、見かけの変化です。さらに、下痢を起こすほどにがりやマグネシウムを過剰摂取すると、エネルギー源となる糖質や脂質だけでなくビタミンやミネラルなどの吸収も阻害されます。そのような状況は私たちの体にとって好ましいことではありません。

なお通常の食品以外からのマグネシウム摂取の耐容上限量は、一日当たり成人で三五〇mg、小児では体重一kg当たり五mgです。にがりの種類によってマグネシウム含有量がちがうので、市販のにがりを飲みたい人は注意深く計算しましょう。

◆足の筋肉がつるのも防ぐ

足の筋肉がつると非常に痛くて苦しみますが、これとマグネシウムが関係のあることが、細胞レベルの研究でわかってきました。細胞では、細胞膜を通じてさまざまな物質が出入りしています。カルシウムの細胞外濃度は細胞内より高く、養分は「チャネル」という輸送体を通して、受動輸送によって細胞内へ入ります（図2—14）。しかし、カルシウムが細胞内にたまった

図2－14　カルシウムの細胞内への出入りとエネルギー

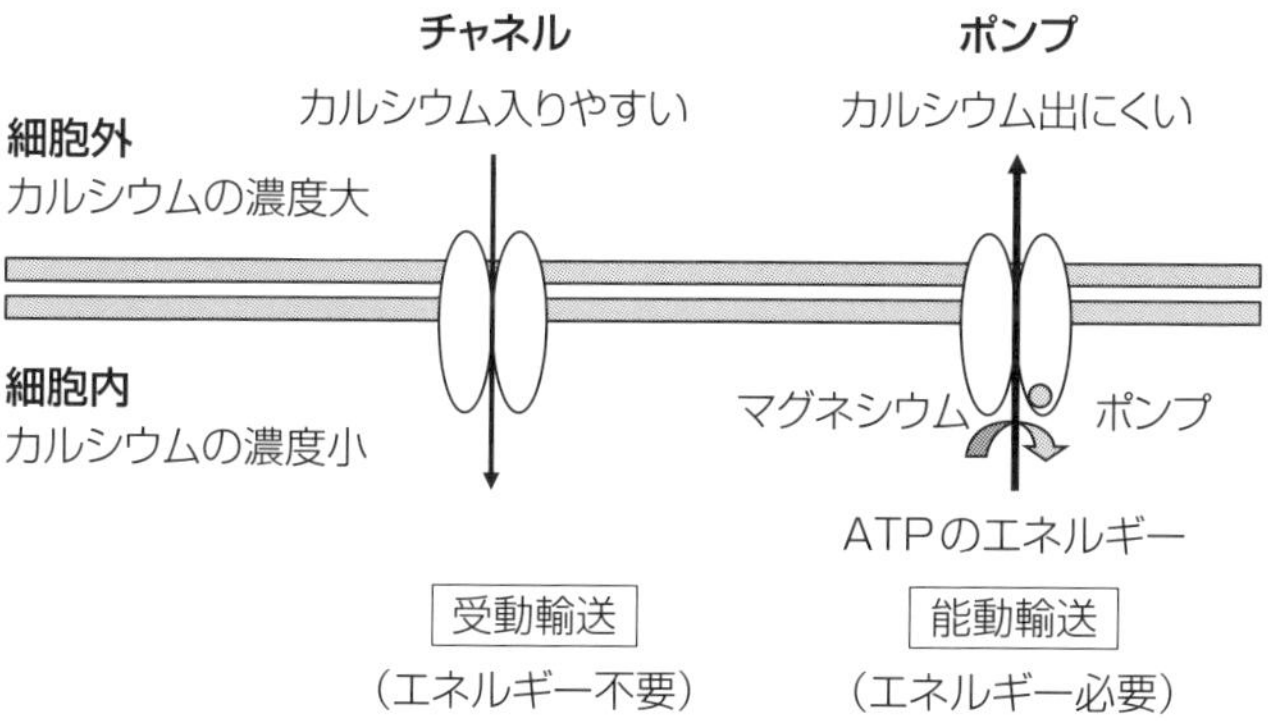

注１）通常カルシウム，ナトリウムは細胞外に多く，マグネシウム，カリウムは細胞内に多い。
注２）カルシウムは細胞内にはチャネルで受動輸送で入る。そしてポンプで細胞外に出すが，それにはATPのエネルギーが必要である。しかし，マグネシウムが不足するとATPは働かず，カルシウムが細胞内にたまる。
注３）チャネルもポンプもトランスポータの一種。

ままになると、筋肉がギュッと締まってしまいます。これが、足のつった状態です。

カルシウムを細胞外に出すには、濃度勾配にさからった輸送（能動輸送）になるためエネルギーが必要で、その輸送を行なうのが「トランスポータ」の仲間で「ポンプ」ともいわれる輸送体です。そのときに、ATPのエネルギーを使うのですが、これにはマグネシウムがなければなりません。つまり、マグネシウムが不足していると、カルシウムは細胞外へ出られず、足などの筋肉がつりやすいわけです。

もちろん足のつりが起こるのは、血液の流れが悪いことが第一原因です。冷えているとか、運動不足とかがその誘因になります。マグネシウムが細胞の物質輸送活動に重要な働きをしていることも、知っていただきたいと思います。

また、肩こりも細胞の中にカルシウムがたまるのが原因で、マグネシウム不足で起きやすくなります。

すでに、植物でのショ糖の転流における伴細胞でのマグネシウムの働きについて説明しました（76～84ページ、図2―6など）が、それとまったく同じことです。伴細胞ではショ糖を濃度勾配にさからって細胞内に押し込みました。今度は、カルシウムを濃度勾配にさからって細胞外に押し出すのにエネルギーが必要なのです。カルシウムは細胞外のほうが細胞内よりはるかに濃度が高いためです。

●ここまでにわかったこと

1　マグネシウムは日焼け防止効果がある。マグネシウム不足が偏頭痛や子どもの引きつけの原因になり、お医者さんはマグネシウム投与で治療する。

3　マグネシウムには水を引きつける作用があるため便が軟らかくなるので、便秘対策にも効果がある。

4　足のつりはカルシウムが筋肉細胞にたまったままになり、筋肉がギュッと締まること。マグネシウム不足だとカルシウムが細胞外に出られないので、起こりやすい。

5　肩のこりも細胞の中にカルシウムがたまって起きるので、マグネシウム不足で生じやすい。

6　カルシウムが細胞外に出るにはＡＴＰのエネルギーが必要。ＡＴＰが働くには必ずマグネシウムが必要である。

◆軟水地帯では脳卒中が多い

人間の健康に大事なマグネシウムに関する貴重な発見の糸口が、土壌肥料の大先輩である小林純先生によって行なわれました。もう半世紀以上前のこと、小林先生は全国各地の河川水の無機元素の組成を測定され、軟水すなわちマグネシウム、カルシウムが少ない水(注1)の地域では、脳卒中（脳梗塞とか脳出血）が多いという事実を見つけられたのです（図2—15）。

その論文を、アメリカのシュレーダーという研究者にわたしたところ、これはおもしろいということで、アメリカで再検討されました。その結果、マグネシウムの重要性がわかってきました。

（注1）正確には小林先生は水が酸性の東北、とくに秋田県、ついで岩手、青森、宮城、山形の順に脳卒中による死亡率が高く、アルカリ性の関西地域などは脳卒中の死亡率が低いことを報告。水のアルカリ度はマグネシウムとカルシウムの量に比例するので、アルカリ度の高い水は硬水。ここではわかりやすく硬水、軟水で説明した。飲料水の酸度も重要な指標である。

◆飲み水のマグネシウムが循環器疾患を防ぐ

図２―16は、そのシュレーダーの研究ですが、アメリカでも飲料水の硬度が、循環器疾患による死亡率と関係しており、硬水では低くなっています。循環器疾患というのは、血管に関する病気のことで、脳梗塞や脳出血などです。それらが、飲料水中の硬度が高い所では少ないという、小林先生の発見と一致するのです。

また、フィンランドのルオマらは、飲料水のマグネシウム含量が循環器疾患と関係があるという報告をしています（図２―17）。水の硬度は、カルシウムとマグネシウムが合体したもので、それを、マグネシウムと特定したのは大きな進歩です。

さらに、フラミンガム子孫研究（26ページ、補足説明２参照）のグループでハーバード大学のソングらは、二〇〇四年にマグネシウムをよく摂取する人ほど、空腹時のインスリンの濃度が低いという報告をしています（図２―18）。インスリンは血糖値を低下させるホルモンで、高血糖になると分泌が増えてきます。マグネシウム摂取によって、インスリン濃度が低くなるということは、糖尿病を防ぐ効果があるということです。

これは、六年間にわたる食事調査結果のある四五歳以上の女性、三万九三四五人の中から、三四九人の健康な人を選抜し、その方々の血液検査結果を統計処理したものです。

◆メタボとメタボが原因の病気も防ぐ

このように、世界で行なわれた研究から、メタボリックシンドロームの進み方と引き起こされる病気の関係が明らかになってきました（図２―19）。そして、マグネシウムは、メタボリックシンドローム全体の防止に効果があることがわかってきました。図２―20は二〇〇六年の研究データですが、メタボリックシンドロームの危険率は、男性か女性にかかわらず、マグネシウムを多くとる人ほど低くなっています。

メタボリックシンドロームへのマグネシウムの効果について、日本では横田邦信先生が臨床試験をされ、著書『マグネシウム健康読本』（現代書林、二〇〇六）にマグネシウムが効く場面がたくさん紹介されています。横田先生が使われるのは天然にがりです。例え

図2−15　日本の生活用水の硬度分布　（ライオン家庭科学研究所資料より）

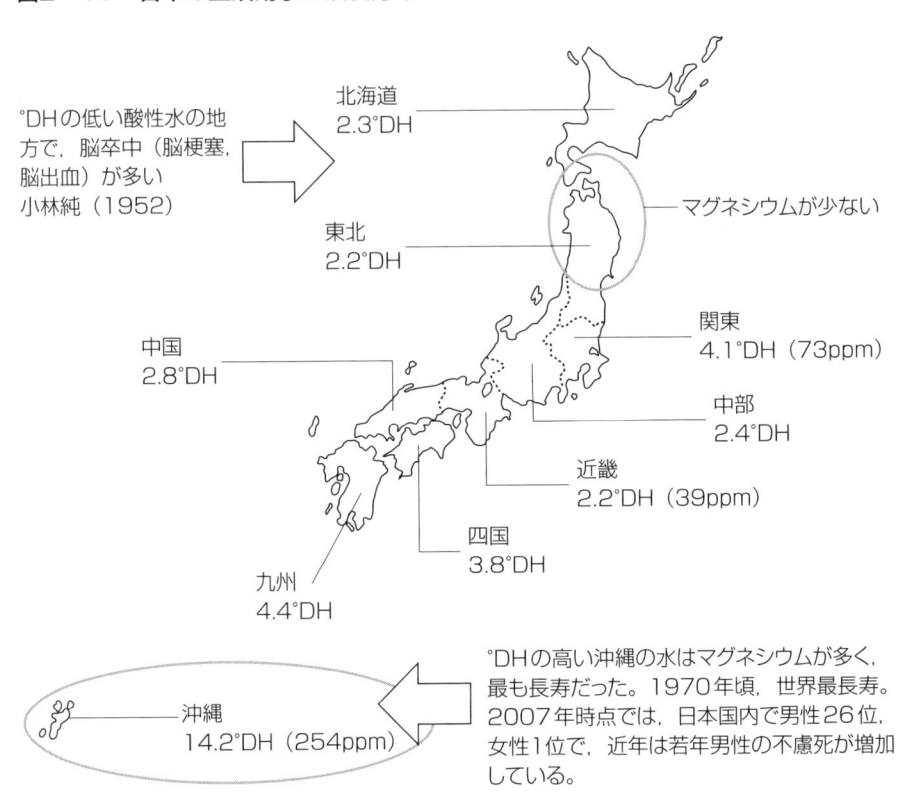

北海道
2.3°DH
°DHの低い酸性水の地方で，脳卒中（脳梗塞，脳出血）が多い
小林純（1952）
マグネシウムが少ない
東北
2.2°DH
関東
4.1°DH（73ppm）
中国
2.8°DH
中部
2.4°DH
近畿
2.2°DH（39ppm）
四国
3.8°DH
九州
4.4°DH
°DHの高い沖縄の水はマグネシウムが多く，最も長寿だった。1970年頃，世界最長寿。2007年時点では，日本国内で男性26位，女性1位で，近年は若年男性の不慮死が増加している。
沖縄
14.2°DH（254ppm）

注1）°DH（ドイツ硬度）は全硬度あるいは総硬度の単位。アメリカ単位ではppm（アメリカ硬度）で表す。1°DH＝17.848ppm。

注2）小林純の研究にシュレーダーらが注目し，アメリカ，カナダ，イギリスで追試。マグネシウムがポイントであった。

注3）沖縄の男性寿命の低下は，復帰後若者への本土の加工食品普及の影響との推察などがなされている。

図2−16　水の硬度と循環器疾患死亡率の関係

（シュレーダー：*J. Am. Med. Ass.*, **172**, 1902, 1960）

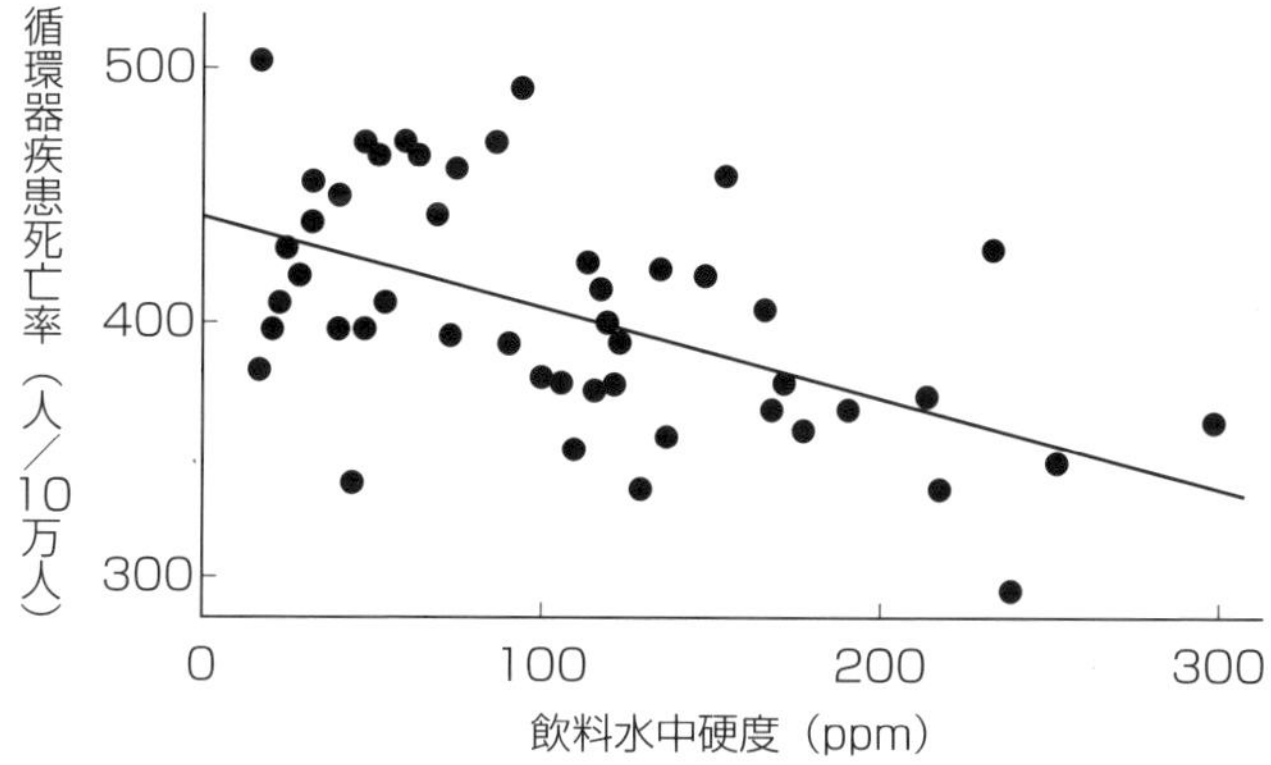

図2−17　飲料水中のマグネシウム濃度と循環器疾患有症率の関係（フィンランドにおける疫学成績）

（ルオマら：*J. Clin. Lab. Invest.*, **32**, 217, 1973）

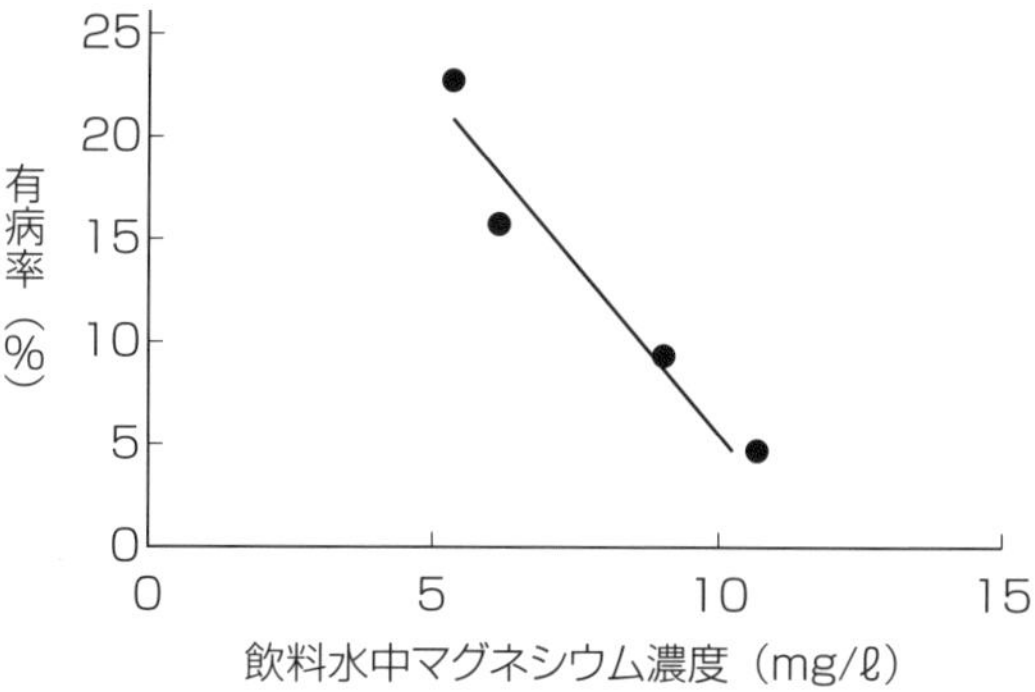

図2－18　マグネシウム摂取量と血中インスリン濃度

（ソングら：*Diabetes Care*, **27**, 59, 2004）

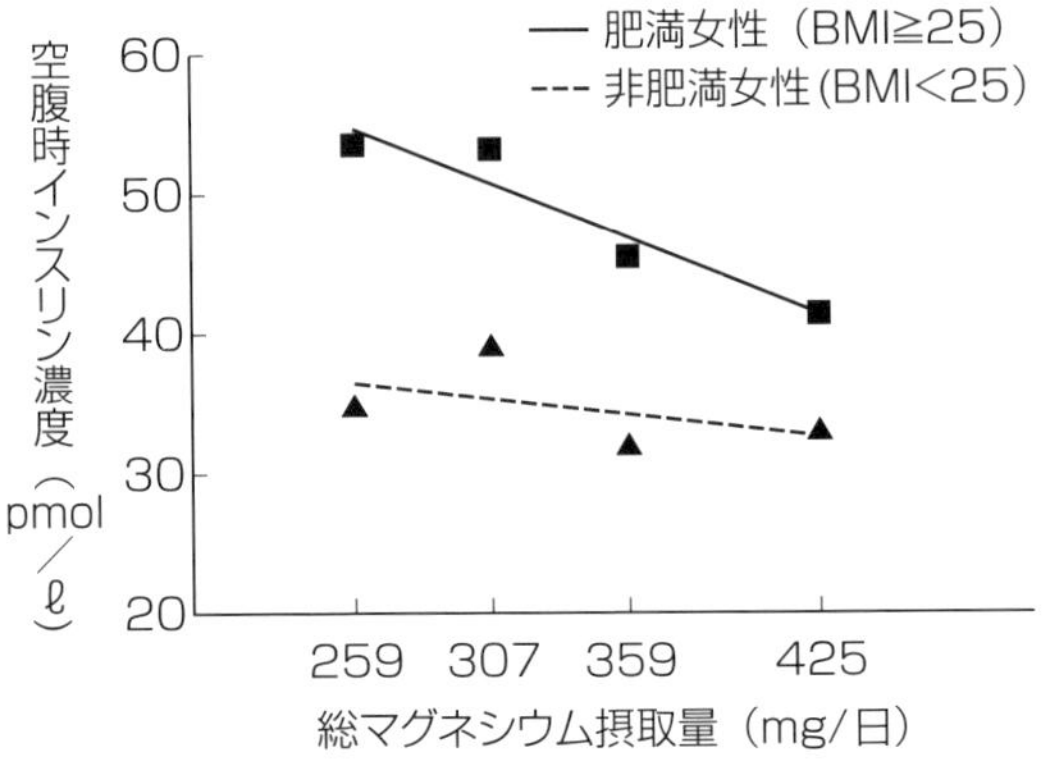

注1）45歳以上の女性39345人の1993年から6年間の食事摂取量の追跡調査。そのうち，349人の健康な人の血液検査からとりまとめる。

注2）BMI：Body Mass Index，肥満度判定のひとつで体重(kg)/身長(m)^2，22が標準，25以上が肥満。

注3）pmol（ピコモル）のp(ピコ)は10^{-12}を示す。

ば、オーストラリアの海由来の塩水湖（西デボラ湖）の天然濃縮にがり（MAG21）です。このにがりはマグネシウム濃度が七・一％（一〇〇mℓ当たり一〇四七八mg）と高濃度で、ナトリウム含有率は〇・八四％と非常に低くなっています。一〇〇倍に薄めた液を毎日三〇〇mℓ、一ヵ月間飲むことで、中性脂肪が七割に減ったというデータがあります（図2―21）。また、二型糖尿病患者でインスリン抵抗性を持ち、高血圧や高脂血症を合併している人が、マグネシウムを飲むことで、インスリン抵抗性と血中インスリン濃度が低下・改善されたというデータもあります。

　ミシガン州デトロイトにあるウェイン州立大学のディビスらは、高コレステロール血症の患者に、にがり成分の塩化マグネシウムを投与して、総コレステロール、および、中性脂肪を運ぶVLDLコレステロールを運ぶLDLコレステロール（悪玉コレステロール）値が大きく改善されたと報告しています（図2―22）。

　海水は、野菜養液栽培培養液の二八倍ものマグネシウムを含んでいます。また。第1章でその重要性をご

図2－19　メタボリックシンドロームが動脈硬化を引き起こす

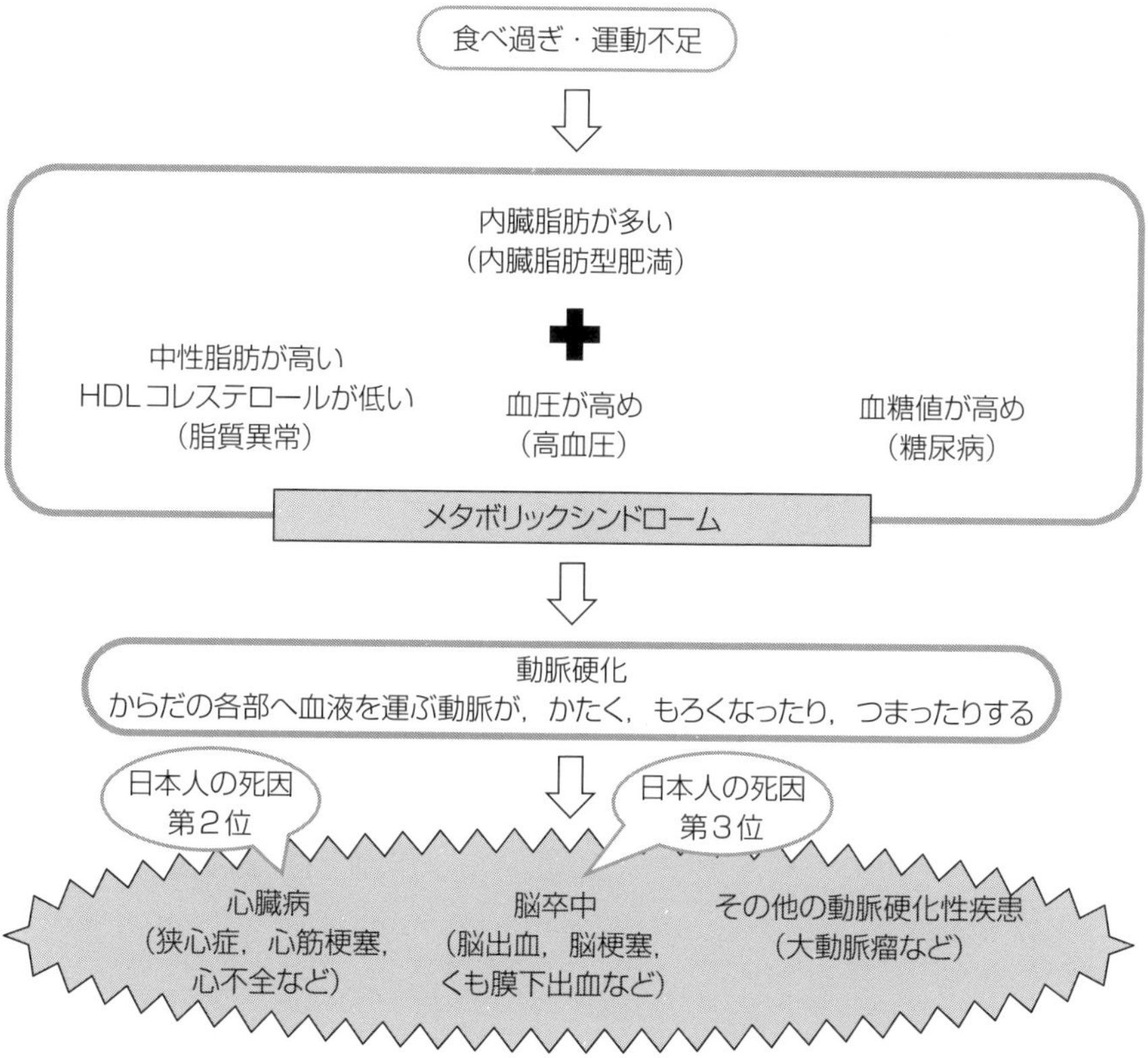

（福島県浪江町健康福祉課ホームページより）

紹介したホウ素も培養液の一〇倍近く含んでいます。「マグネシウムをとろう」といっても少しむずかしいのですが、海水から得たにがりが代わりになるということはありがたいことです。

ただし、どれぐらいの濃度のものを、どのくらいの量、頻度で飲んだらいいかという基準を守ることが大切で、自分で正しくマグネシウム量を計算できる人は飲んでもいいですが、計算の苦手な人はやめて下さい。また、にがりの説明を農作物への海水散布のように拡大解釈し、海水を飲むのはダメです。塩分のとりすぎになってしまいます。

図2－20　マグネシウム摂取量とメタボリックシンドロームの関係

（へ(He)ら：*Circulation*, **113**, 1675, 2006）

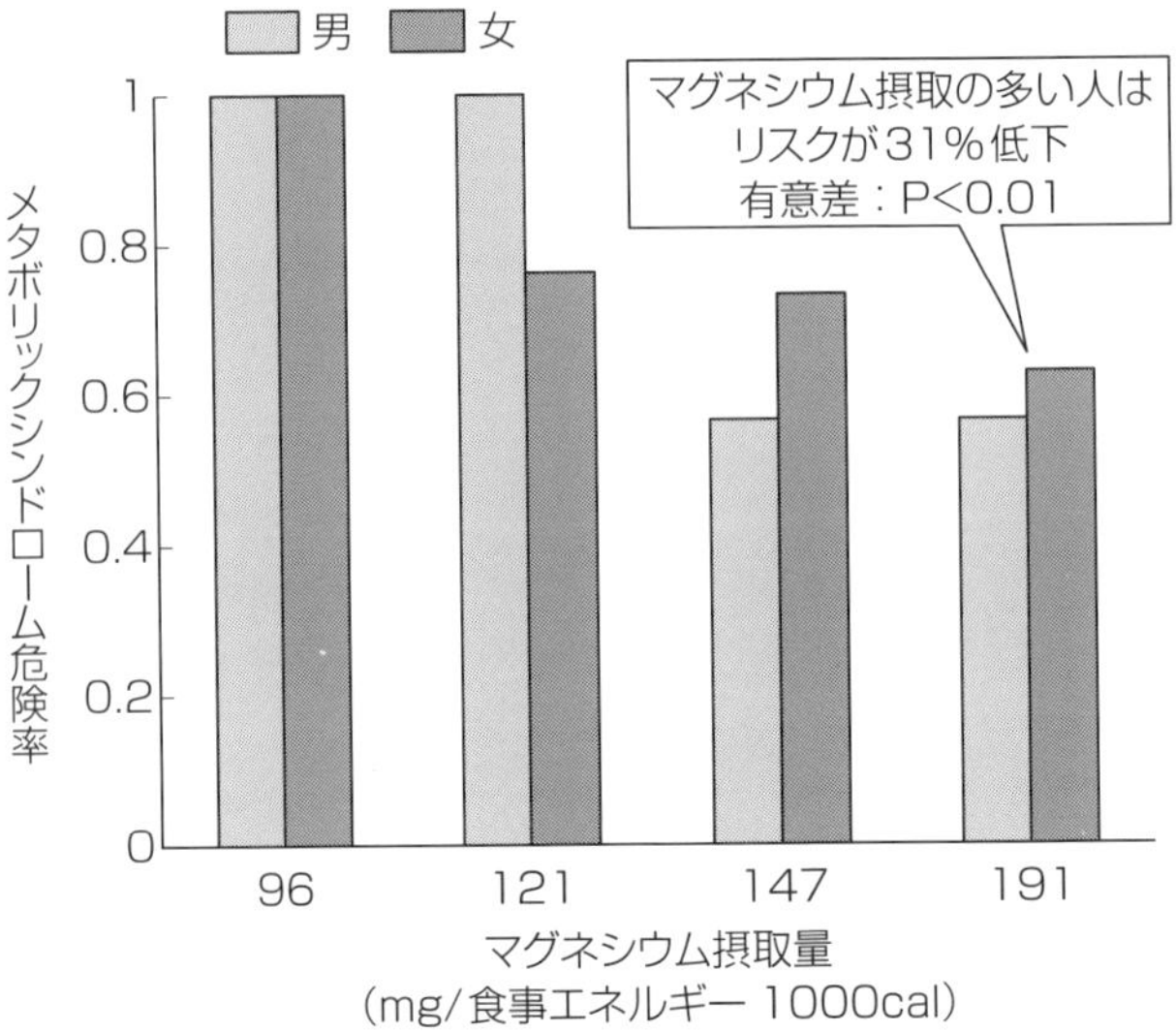

注1）アメリカ人4637人（調査開始時18～30歳）の15年間の追跡結果，608人がメタボリックシンドロームに。被験者の16％はマグネシウムサプリメントを利用しており，その有効性も判明。

注2）有意差のP値は59ページ注4参照。

図2－21　マグネシウムで中性脂肪値が低下

マグネシウムの中性脂肪への効果

（横田邦信：『マグネシウム健康読本』現代書林，2006より）

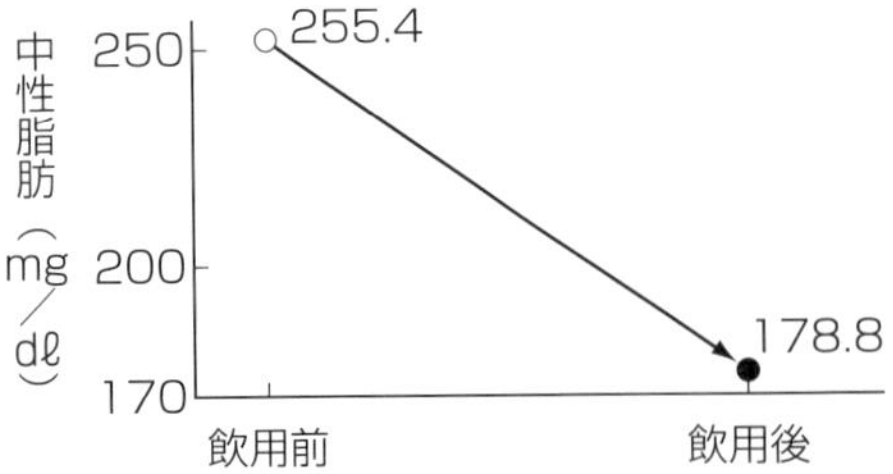

注）マグネシウム100mg/100mℓと薄めたオーストラリアの海水湖（西デボラ湖）の天然にがりを1日300mℓ，1ヵ月間，毎日時間を決めずに摂取。

図2−22 マグネシウムは高コレステロール血症にも有効

高コレステロール血症患者に塩化マグネシウムを投与したときのコレステロール値の変化
（デイビスら：*Carrent Therapeutic Research*, **36**, 341, 1984）

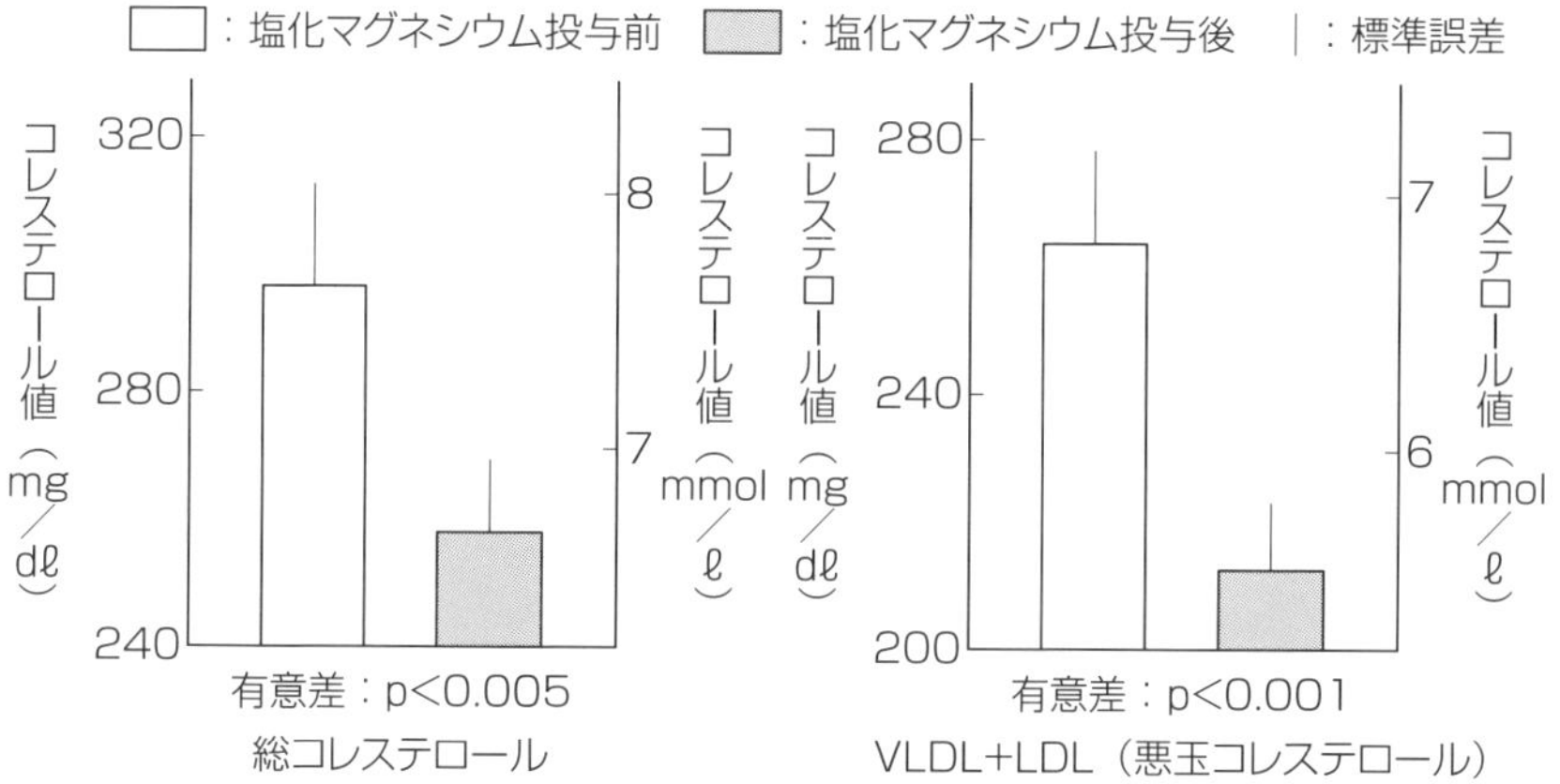

注1）この図では省いているが，善玉コレステロールのHDLコレステロールは塩化マグネシウムの投与で増えている。

注2）有意差のP値は59ページ注4参照。

●ここまでにわかったこと

1 飲料水のミネラル成分が、脳卒中など循環器疾患の発生と関係があると、一九五〇年代に小林純先生が最初に見つけた。

2 一九七三年に海外の研究者により、その主因はマグネシウムと判明。

3 二〇〇四年、フラミンガム子孫研究のグループが糖尿病にマグネシウム摂取効果を認め、二〇〇六年にはメタボリックシンドロームすべてに効果があると報告。

4 横田邦信先生は、天然にがりの飲用で中性脂肪や糖尿病改善効果を確認（二〇〇四年）。

5 まだ新しい発見です。マグネシウムに注目しましょう。

6 マグネシウムはにがりに多く含まれている。海水にも多いが、塩分のとりすぎになるので海水を飲むのはダメ。

7 マグネシウムを充分とるために

◆マグネシウムを多く含む食べ物

これまでの説明から、マグネシウムの役割、その不足のもたらす害について、おわかりいただいたと思います。では、どんなものを食べたらいいでしょうか？

サプリメントもありますが、基本は、日常の食生活できちんととりたい。そして日本の食材、食べ物には、もともとマグネシウムをたくさん含むものが、表2—8に示すように多いのです。それらを活かして、一日の平均必要量三二〇mgとか推奨量三七〇mg（表2—3「日本人の食事摂取基準」72〜73ページ）を、満たすようにしたいものです。

表2—1（71ページ）を見ると玄米に多いですが、表2—8のように胚芽米でもごはん一杯にはけっこう含まれています。それから、納豆や枝豆、油揚げなど、大豆とその加工食品にも多いです。アーモンド、カシューナッツにも多く含まれます。これらは、薄皮もそのまま食べますから、いいです。干しエビや煮干し、アサリ、ハマグリなど、海の魚貝類にも、たくさん含まれています。ホウレンソウなど、緑色の葉物野菜にもあります。

白米にも含まれていますから、ごはんを食べていれば、あまり心配しなくていいですが、精製しすぎた食品では減ってしまいます。

表2−8　マグネシウムを多く含む食品

食品	1食当たり	マグネシウムの量(mg)
ごはん(胚芽)	どんぶり1杯	81
ごはん(白米)	どんぶり1杯	37
納豆	50g	50
枝豆	50g	36
油揚げ	50g	65
がんもどき	50g	48
アーモンド	30g	81
カシューナッツ	30g	72
落花生	30g	60
干しエビ	20g	104
煮干し	20g	46
しらす干し	50g	40
カキ	5個	56
アサリ	50g	50
ハマグリ	50g	40
いくら	50g	48
すじこ	50g	40
ホウレンソウ	50g	41

出典：http://homepage3.nifty.com/o-key/karada/magnesium.html

図2－23　多量のバターと鶏卵を摂取させた前後のカルシウム利尿を伴うマグネシウム利尿(n=7)　（西牟田 守：『現代農業』1月号, 102, 1993）

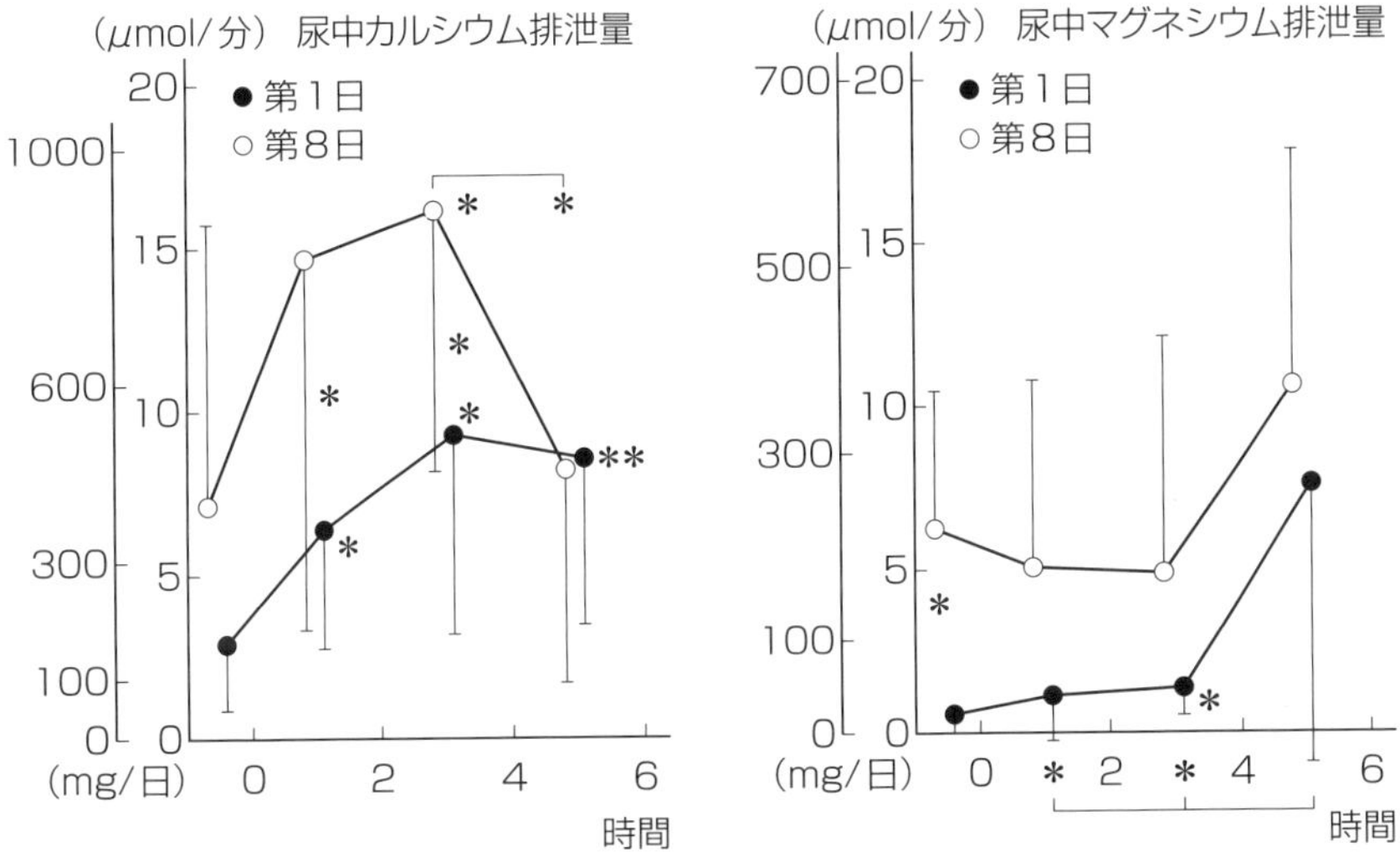

注1）バター56g，鶏卵5個（約300g）を他の食品とともに8日間摂取させた。そのうち，第1日と第8日の早朝空腹時に，パン1枚とともにこれらを30分かけて全量摂取させ，尿中排泄の経時変化を調べた。

注2）＊：P＜0.025，＊＊：P＜0.005，摂取前または第1日と第8日との比較。

◆サプリメントによるマグネシウム補給

アメリカやカナダなどでは、サプリメントによるミネラルの摂取が非常に普及しています。日本でもマグネシウムや亜鉛は、二〇〇四（平成十六）年四月一日から栄養機能食品として規格基準が施行されています。

したがって、サプリメントとしてマグネシウムを補充することもひとつの方法です。詳しくは第3章の亜鉛のところ（140ページ）で説明させていただきます。

◆マグネシウムを追い出すストレスと食べすぎに注意

ここで注意したい大事なことは、マグネシウムはストレスがかかると、尿から体外に出てしまうことです。西牟田守先生の研究ですが、第1章の図1―13（56ページ）でも紹介しましたが、寒さの中にいるとか、神経を使う作業といったストレスによって、マグネシウムの排泄が増えています。先生はさらに、食べ過ぎでも、マグネシウムが出ていくことを報告されています。図2—23に示すように、バターとか卵をたくさん摂取すると（エネルギーとカルシウムの過剰摂取によって）、尿中のマグネシウム排泄が増えるということです。

せっかくマグネシウムをとっても、失われてしまうわけです。食べすぎやストレスは、メタボリックシンドロームの誘因にもなります。そしてメタボを防ぐ大事なマグネシウムをも追い出すことになってしまいます。

ここで、締めくくりです。マグネシウムの敵は、現代人に多い「ストレス」。そのストレスから逃れる方法を、二〇一〇年末の流行語のひとつから考えましょう。「断捨離《だんしゃり》」です。仏教用語で、「断つ」「捨てる」「離れる」の意味です。時には人生のしがらみから離れましょう。身辺を少しは整理し、空の世界に入りましょう。静かに断捨離し、ストレスから逃れましょう。そして、大切なマグネシウムの体外への流亡を少しでも減らしましょう。

なにもない空の世界から、ゆっくり、ゆっくりですが、新しいエネルギーがわいてきます。

●ここまでにわかったこと

1　マグネシウムの多い食品は、玄米（胚芽米、白米にも含まれている）、豆類とその加工品、魚貝類。

2　サプリメント利用もひとつの方法。その場合の注意点は第3章の140ページ参照。

3　せっかくとったマグネシウムもストレスで尿から排出される。「断捨離《だんしゃり》」でストレスから逃れることが大切。

第3章

「元気で長生き」するために！

その1

「元気で長生き」する食生活とは?

1 若いときから日本型食生活を

本章の中心テーマは、ミネラルのひとつ「亜鉛によって高齢者が元気に！」ですが、ベースにあるのは、亜鉛やマグネシウムやカリウム、ホウ素といったミネラル摂取に望ましい日本型食生活の見直しです。講演会で、高齢者の方々にそういう話をすると、逆に若い人たちにこそ教えてほしいと、言われます。

◆ごはんに発酵食品、そして一切れの魚を食べよう

そこで、はじめに、若者にぜひ取り入れてほしい日本型食生活の長所です。もちろん、これから長い人生を、元気で長生きするためのものですので、高齢者の方にも当てはまります。

まずは、お米のごはんがよいということです。ごはんは、添加物が最も少ないのです。パンは、つくるときにはいろいろなものを加えます。あとで詳しく述べますが、バターを使っているパンならまだいいですが、マーガリンを使う場合も多く、このマーガリンの脂肪には問題があります。ごはんには、そういうものが入らないから、非常にありがたい主食なのです。

つぎに、日本食には、味噌、納豆、漬物など発酵食品がたくさんあります。麹菌、乳酸菌、酵母などの微

若い方に日本型食生活の長所を知らせたい

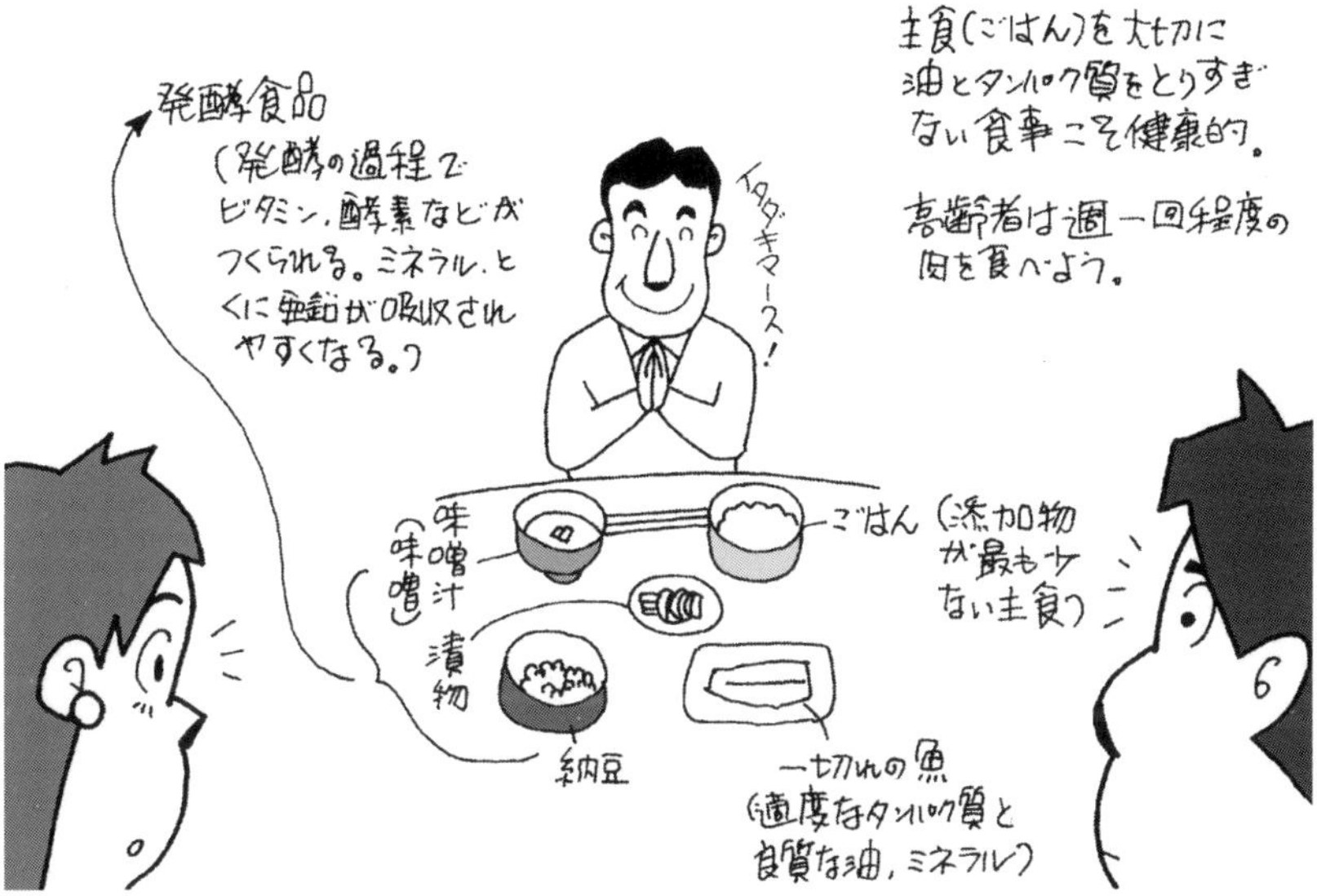
主食(ごはん)を大切に
油とタンパク質をとりすぎ
ない食事こそ健康的。
高齢者は週一回程度の
肉を食べよう。
発酵食品
(発酵の過程で
ビタミン、酵素などが
つくられる。ミネラル、と
くに亜鉛が吸収され
やすくなる。)
イタダキマース!
味噌汁
(味噌)
ごはん(添加物が最も少ない主食)
漬物
納豆
一切れの魚
(適度なタンパク質と
良質な油、ミネラル)

生物による発酵の過程では、ビタミン、酵素類など健康に役立つ物質がつくられます。また、大豆そのままではフィチンと結合していて腸から吸収されないミネラルの亜鉛も可溶化しています。

それから、日本型の食事には一切れの魚がつきます。これは、適度なタンパク質とともに、魚貝類に豊かに含むミネラルや後で述べる良質の油が摂取できます。

◆高齢者も週一回は肉をとろう

このように、主食を大事にしてごはんをよく食べ、脂肪とタンパク質をとりすぎず、ビタミン、ミネラルを充分にとる食生活によって、元気で長生きの体ができていくのです。もちろん、高齢者には、魚一切れだけでなく、肉を週に一回程度は食べていただくことが大事です。

以上がじつは、本章のテーマ、高齢者に食欲不振や、寝たきり、床ずれなどさまざまな困難をもたらしている亜鉛欠乏をなくす食生活でもあるのです。昔は毎日の味噌汁、各種味噌料理で亜鉛は補充されていたのですが、今は味噌料理が減っているのと、昔より平均寿命も長くなっているため、お肉による亜鉛補充も必要になっているのです。

主食をごはんでとると、便秘になりにくいという効果があります。第2章で、マグネシウムは水分をよく吸収するので便秘を防ぐということを述べました（93ページ）が、ごはんを食べるとマグネシウムがたくさんとれます。便秘予防には食物繊維が必要なのは皆さんご存知で、野菜やイモや豆を食べますけれど、同時にごはんを食べないといけません。

ごはんを食べる人は、便の色が黄色です。これが便通のよい色なのです。ごはんを食べないと、茶色からさらに黒くなっていき、便秘がちになります。

❷ まちがっていた脂肪摂取の常識
――リノール酸とα-リノレン酸との関係

◆くずれたリノール酸信仰

脂肪をとりすぎないようにといいましたが、油のことをお話ししておきましょう。ミネラルとともに大事なのは、やはり油です。油についてのまちがった常識を早くから指摘されたのは、奥山治美先生です（『現代農業』一九九三年四月号「油を上手にとらないとガン、アレルギー、成人病が増える。高リノール酸食事をやめよう」）。

ひと昔前は、植物油に多いリノール酸が、血中コレステロールの増加を抑え、脳梗塞や心臓病を予防するとされ、動物性脂肪よりも植物性脂肪を多くとることが勧められてきました。ところが、リノール酸はふつうの食生活で充分すぎるくらいとれています（左ページイラスト）。それをさらに増やして、過剰に摂取することが、アトピーやアレルギー疾患の発生、発ガンの促進、活性酸素生成による生活習慣病の誘発など、体全体に問題をもたらしていました。リノール酸は、今日ふつうに使われている、紅花油、コーン油、大豆油、ヒマワリ油などに多く含まれています。

いっぽう、同じ植物油でも、シソ油やエゴマ油に多いα-リノレン酸は、リノール酸の害作用を抑制し、生活習慣病の予防につながるものです。

◆リノール酸とα-リノレン酸のちがいは?

リノール酸とα-リノレン酸。むずかしい話ですが、大切ですからここで説明しておきます。図3―1に脂

油を上手にとらないとガン，アレルギー，成人病が増える

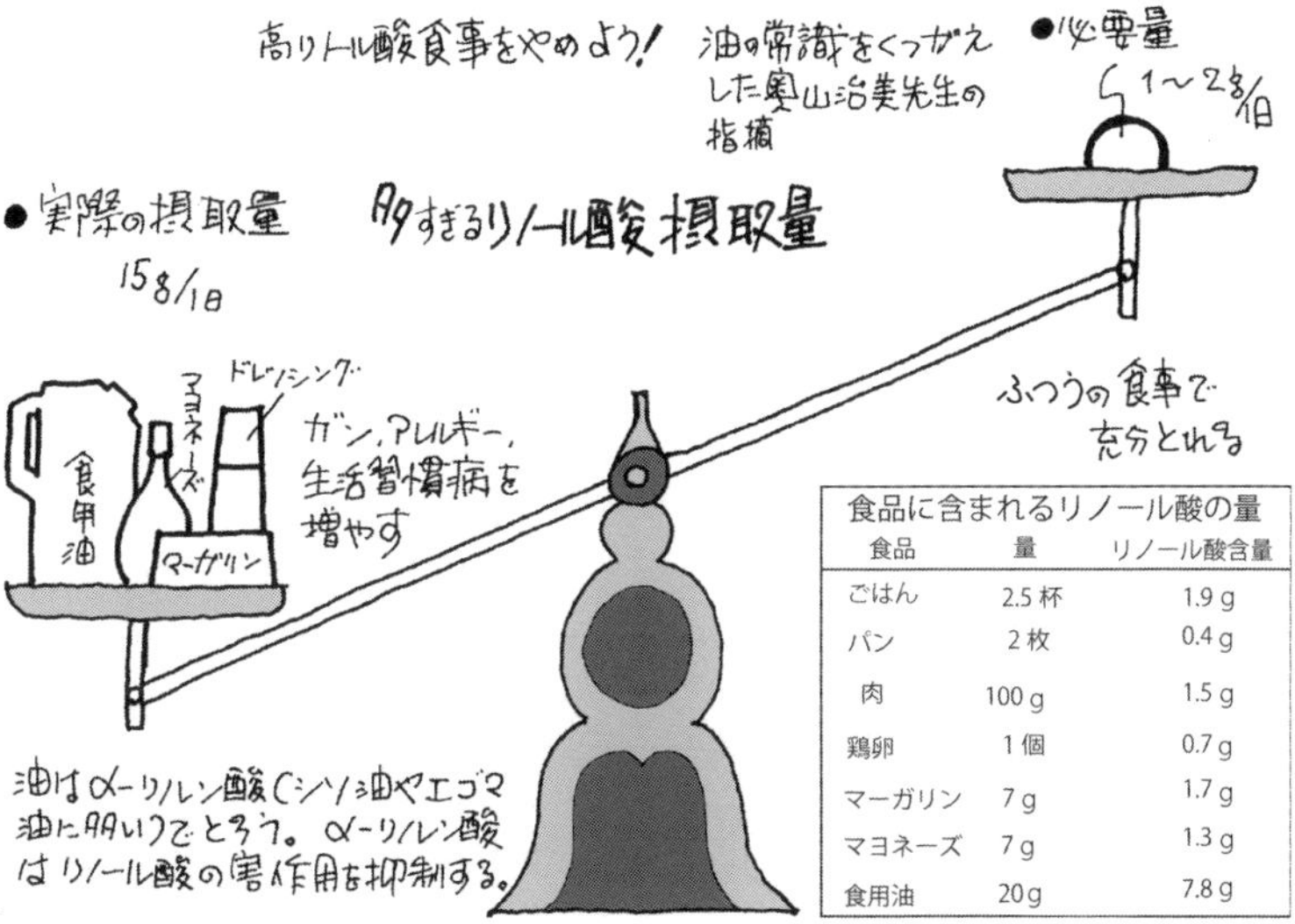
高リノール酸食事をやめよう！
油の常識をくつがえした奥山治美先生の指摘
●必要量
1〜2g/日
●実際の摂取量
15g/1日
多すぎるリノール酸摂取量
ドレッシング
マヨネーズ
食用油
マーガリン
ガン，アレルギー，生活習慣病を増やす
ふつうの食事で充分とれる
油はα-リノレン酸（シソ油やエゴマ油）に多いのでとろう。α-リノレン酸はリノール酸の害作用を抑制する。

食品に含まれるリノール酸の量

食品	量	リノール酸含量
ごはん	2.5 杯	1.9 g
パン	2 枚	0.4 g
肉	100 g	1.5 g
鶏卵	1 個	0.7 g
マーガリン	7 g	1.7 g
マヨネーズ	7 g	1.3 g
食用油	20 g	7.8 g

肪酸の種類を示しました。上段の二つ、パルミチン酸とステアリン酸は、動物性脂肪に多く、常温で固まる飽和脂肪酸です。そのほかのものは、常温で液体となる不飽和脂肪酸です。オレイン酸は一価（単価）不飽和脂肪酸で、オリーブ油に多く含まれます。リノール酸とα-リノレン酸は多価の不飽和脂肪酸です。

リノール酸とα-リノレン酸は、人体内では合成できないので、必ず食べ物からとる必要のある「必須脂肪酸」です。二つの必須脂肪酸のちがいは、リノール酸は二重結合が六番目の結合部位にあるため、n-6系（オメガ6系）脂肪酸といい、α-リノレン酸は三番目のところにあるので、n-3系（オメガ3系）脂肪酸といいます。

◆α-リノレン酸（n-3系脂肪酸）をもっととろう

このように、n-6系とn-3系とに区分して考えることは非常に大事で、フランスなどでは、健康的な食事内容を見るポイントになっているほどです。n-6系はいろいろな生活習慣病の原因になるのでとりすぎないようにし、n-3系をもっととるようにしよう、

図3－1　脂肪酸の分類

リノール酸とα-リノレン酸は，人体内で合成できない「必須脂肪酸」

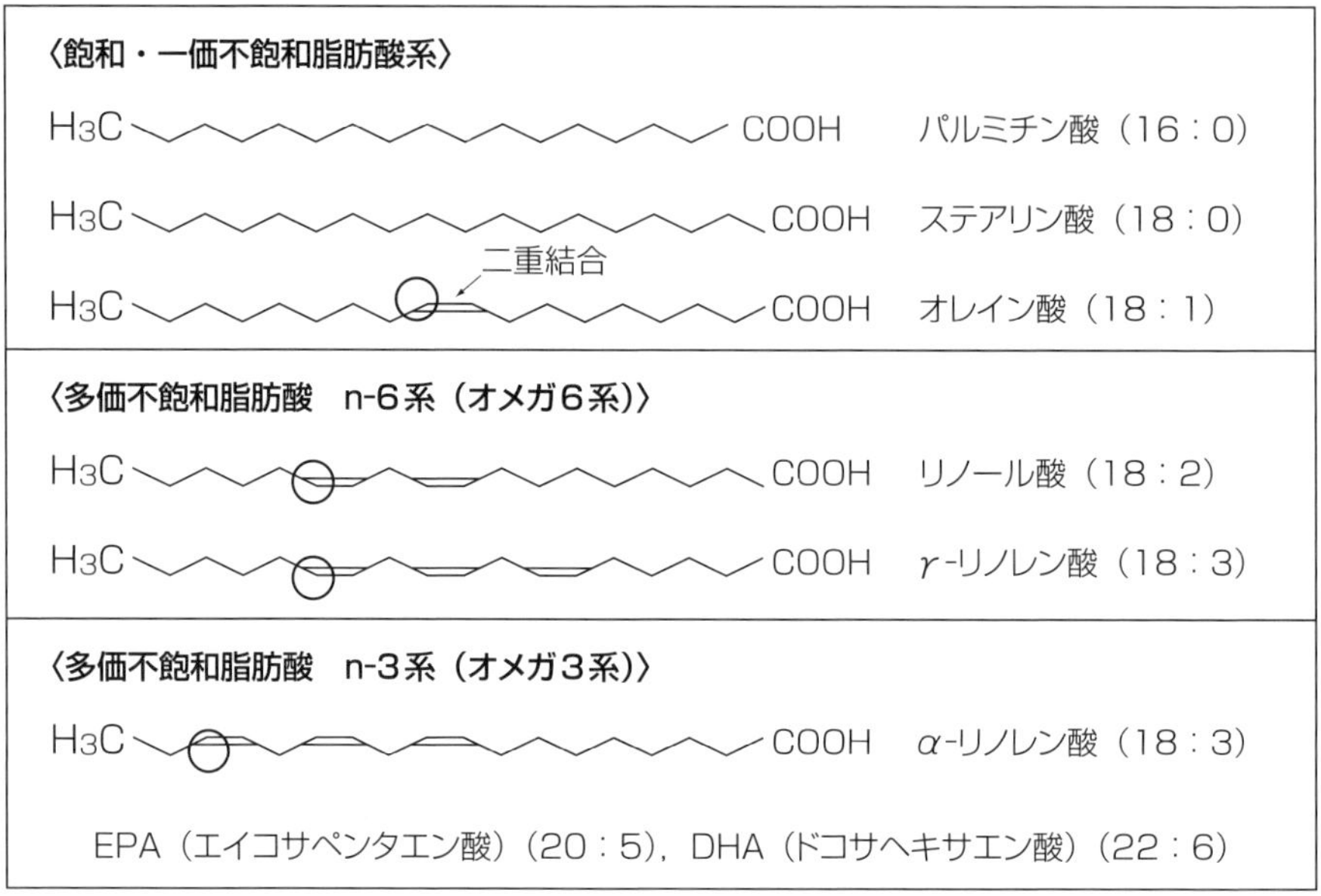

注）（　）内の数字の，前は脂肪酸の炭素数，後は二重結合の数。

と注意しているのです。

人体内でのn-6系とn-3系の関係を図3-2に示しました。両者はそれぞれ大切な役割があるのですが、互いに抑制しあう関係にあります。バランスがくずれてn-6系のリノール酸が過剰になると、図の左下へのコースをたどって悪玉のプロスタグランジン（PGE2）やトロンボキサン、ロイコトリエンが生じます。

いっぽう、n-3系のα-リノレン酸が多いと善玉のこれら物質が生じます。近年、EPA（エイコサペンタエン酸）とDHA（ドコサヘキサエン酸）が血液さらさら効果など健康にいい成分として話題です。図の右側に示したように、この二つの物質は、α-リノレン酸からも合成され、さらに善玉のPGE、トロンボキサン、ロイコトリエンなどを生成するので、すごく大事です。EPA、DHAはアジ、サバ、イワシ、サンマなど青身魚に多く含まれています。

図3−2　脂肪からの善玉コレステロール・悪玉コレステロールの生成
人体内での脂肪酸の代謝経路と作用

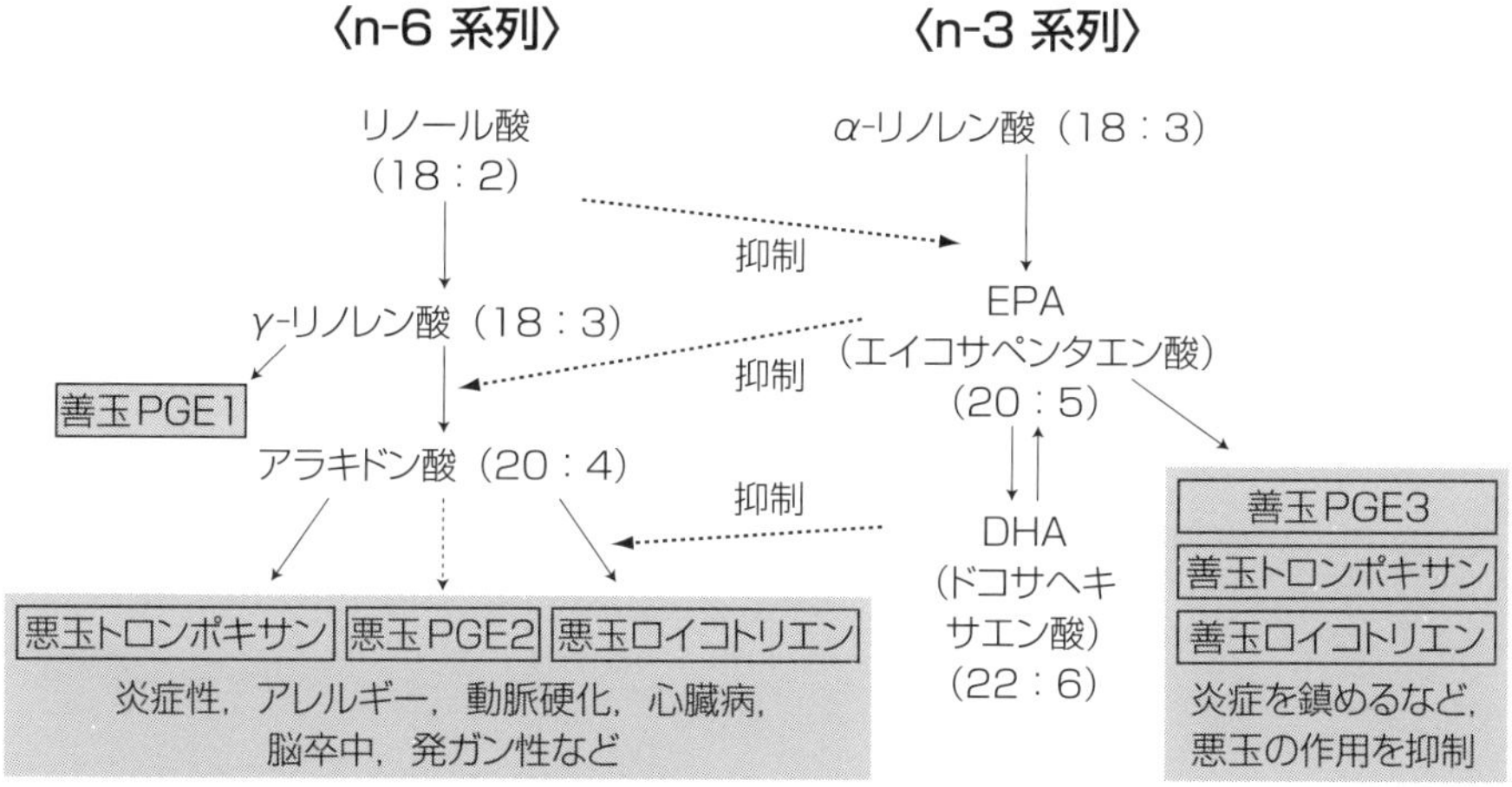

注1）PGは，ホルモン様物質（プロスタグランジン）の略。
注2）善玉PGE1，PGE3：コレステロール代謝促進，NK細胞活性化、ホルモン分泌正常化などに働く。
悪玉PGE2：細菌侵入による炎症時に生じる。一時的な産生ならよいが，慢性的に過剰に産生されると，自分自身の細胞も破壊してしまう。
注3）（　）内の数字，前は脂肪酸の炭素数，後は二重結合の数。

◆α-リノレン酸（n-3系脂肪酸）を多く含む食品

では、人間はα-リノレン酸を何からとったらいいでしょうか。これを多く含むのはエゴマ（荏胡麻）です。東北地方では「じゅうね」「じゅうねん」、信州などでは「あぶらえ」と呼び、各地の伝統食では大事な食材でした。小さな粒をすって、おはぎや焼き餅、すいとん、うどん、豆腐田楽などにつけたり、野菜の和え物に使ったりして食べますが、エゴマだけではなかなかα-リノレン酸はとりきれません。

表3−1は食品一〇〇g中の脂肪酸含量を示しています。シュンギクやホウレンソウなど葉物野菜にはn-3系＝α-リノレン酸が多いのです。また、前記のように魚はn-3系のEPA、DHAが多いので、大切に食べたいものです。前述したように、日本型食生活で、魚一切れ、魚一匹を食べる意味はここにあります。

補足説明 1

マンガンが作物のα-リノレン酸を増やす

リノール酸は植物の種子に多いのですが、α-リノレン酸は光合成をする葉っぱに多いのです。植物体内にミネラルのマンガン（Mn）が多くあれば、葉っぱに多くのα-リノレン酸ができます。マンガンは油脂用農作物の油分生産量に大きく影響します。土壌中に可給性マンガンが不足すると油分生産量が低下します。また、葉っぱではα-リノレン酸の含有率が低くなります。これによって、食べ物としての栄養価も低くなりますが、そればかりでなく、病害虫にも弱くなってしまいます。

低温期に生育した野菜は病害虫にも強く、これはα-リノレン酸が多いからです。マンガン不足によって、α-リノレン酸量が少なくなると、α-リノレン酸からできるジャスモン酸の生成量が低下します。ジャスモン酸は、植物ホルモンの一種で、病害虫の被害など環境ストレスを受けたとき、体内に伝達して応答態勢をとるさいの「シグナル物質」です。それが減少するために、植物の病害抵抗性反応が低下してしまいます。

第1章では、作物の健康と増収のために肥料として施すケイ素やホウ素が、食べ物に含まれて、人の健康にも大いに役立つということを明らかにしましたが、マンガンも微量要素肥料として施すものです。本書であつかうミネラル全体が、作物健康効果と人間健康効果をあわせもっているのです。

なお、マーガリンとバターを比較するとマーガリンはものすごくn-6系のリノール酸が多いのですが、バターはリノール酸は少なく一価不飽和脂肪酸のオレイン酸を多く含んでいます。健康には、バターのほうがよいです。

◆脂肪分は食用油でなく魚からとろう

日本人の脂肪酸摂取の目安は、一九九九年の「第六次改訂　日本人の栄養所要量」（食事摂取基準）に示されました。表3―2のように、n-6系とn-3の比率を四：一とし、それぞれの摂取量も具体的な数字をあげて、n-6系を減らし、n-3系を増やすようにとすすめています。

なお、n-6とn-3の摂取比率は、理想的には二：一とされています。表3―2に、n-6系の一日当たり摂取目安量は一一gで、必須量一～二gと記載されているのに注目して下さい。じつは、現在の日本人

表3－1 食品の脂肪酸組成（可食部100g当たり）

食品名	飽和脂肪酸（g）	一価不飽和脂肪酸（g）	n-6系多価不飽和脂肪酸〈リノール酸〉（g）	n-3系多価不飽和脂肪酸〈α-リノレン酸〉（g）
こめ/［水稲めし］/精白米	0.10	0.07	0.10	Tr
大豆/糸引き納豆	1.47	1.90	4.65	0.74
シュンギク/葉, ゆで	0.04	0.01	**0.05**	**0.12**
ホウレンソウ/葉, ゆで	0.05	0.02	**0.04**	**0.15**
マコンブ/素干し	0.31	0.27	0.18	0.10
サンマ/焼き	3.45	8.67	**0.41**	**2.96**
クロマグロ/脂身, 生	5.91	10.20	**0.60**	**5.81**
牛/サーロイン/赤肉, 生	3.73	4.27	**0.37**	**0.01**
鶏卵/生	2.84	3.69	**1.49**	**0.17**
普通牛乳	2.33	0.87	**0.10**	**0.02**
無塩バター	52.43	18.52	**1.72**	**0.33**
ソフトタイプマーガリン	21.86	31.19	**22.48**	**1.10**

『五訂増補　日本食品標準成分表　脂肪酸成分表編』より抜粋

表3－2 n-6系とn-3系の摂取割合の目安

（「第6次改訂 日本人の栄養所要量（1999）」一食事摂取基準）

1. 飽和脂肪酸，一価不飽和脂肪酸，多価不飽和脂肪酸の望ましい摂取割合はおおむね3：4：3を目安とする。
2. n-6系多価不飽和脂肪酸とn-3系多価不飽和脂肪酸の比は，健康人では4：1程度を目安とする。

30～49歳の男性：n-6系の摂取目安量11g/日，
目標量総エネルギーの10%未満，
n-3系の摂取目標量2.6g/日以上
わざわざ未満，以上と記載し，n-6系を減らし，n-3系の摂取を増やすよう勧めている。

n-6系，リノール酸の必須量は1～2g/日。ごはん（白米）2.5杯でリノール酸1.9gになる。

のn−6系の摂取量は毎日平均一五g前後と、非常に多く摂取しているのです。それをせめて一一g程度に減らしましょうというのが目安量の意味です。

リノール酸はおいしいのです。ごはんがピカッと光っているのはリノール酸です。ごはんを二・五杯食べたら、一日に必要なリノール酸がとれてしまいます。ですから、植物油などで、さらにとると過剰になってしまいます。野菜をとるためのサラダに、油の多いドレッシングをかけるなどは、要注意です。脂肪分は、食用油からでなく、魚からとるようにするのがより健康的なのです。

●ここまでにわかったこと

1 脂肪分はn−3系脂肪酸（α−リノレン酸）とn−6系脂肪酸（リノール酸）の摂取バランスが重要。理想は一：二。

2 現実はリノール酸のとりすぎ。これがアレルギーや動脈硬化、心臓病、脳卒中などを助長。これらを防ぐα−リノレン酸をもっと多くとろう。

3 リノール酸は種子に多いため、ナタネ油、大豆油など植物油に多く含まれている。

4 α−リノレン酸は葉に多いため、シソ油、エゴマ油などに多い。

5 青身魚に多いＥＰＡ、ＤＨＡもn−3系の脂肪酸なので、脂肪分を魚からとるのは健康的。

マーガリンとリノール酸の弊害

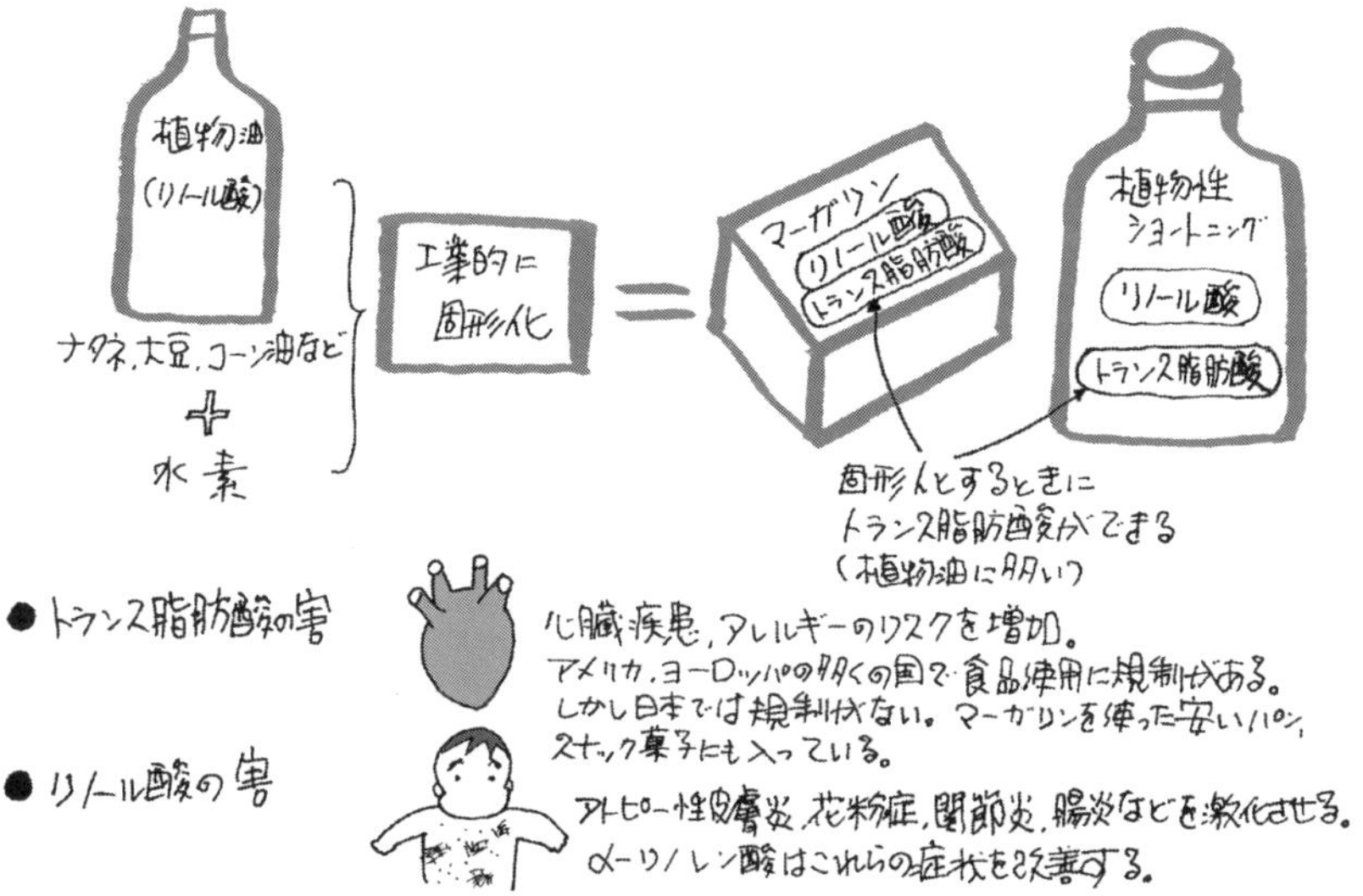
植物油
(リノール酸)
ナタネ,大豆,コーン油など
+
水素
工業的に
固形化
=
マーガリン
リノール酸
トランス脂肪酸
植物性
ショートニング
リノール酸
トランス脂肪酸
固形化とするときに
トランス脂肪酸ができる
(植物油に多い)
● トランス脂肪酸の害
心臓疾患,アレルギーのリスクを増加。
アメリカ,ヨーロッパの多くの国で食品使用に規制がある。
しかし日本では規制がない。マーガリンを使った安いパン,
スナック菓子にも入っている。
● リノール酸の害
アトピー性皮膚炎,花粉症,関節炎,腸炎などを激化させる。
α-リノレン酸はこれらの症状を改善する。

❸ 短命化、総アレルギー時代を克服するために

◆マーガリンに要注意

マーガリンは、植物からできているのでよいと、昔はいわれました。しかし、マーガリンが腐敗や品質劣化しにくかったり、不飽和脂肪酸なのに溶けたりしないのは、水素を添加して硬化させているからです。マーガリンは人工物なのです。イラストに、マーガリンとその脂肪酸であるリノール酸の弊害をまとめたので、ごらん下さい。

同様に、現代の食用油は、昔ながらの搾油だけでなく、化学物質（ヘキサンなど有機溶媒）を利用し、硬さを調節するために水素を添加するなど化学技術を駆使した製法でつくられています。ですからトランス脂肪酸（トランスファット）という反芻《はんすう》動物の肉や牛乳以外、植物界にはほとんどない脂肪酸ができています。

専門家による、世界保健機構（ＷＨＯ）と国連食

糧農業機関（FAO）の合同で行なわれた協議会の二〇〇三年レポートでは、トランス脂肪酸は心臓疾患のリスク増加との強い関連があることが報告され、また摂取量は全カロリーの一％未満にするようにと勧告されています。アメリカでは、すでに二〇〇六年から食品中のトランス脂肪酸が規制され、表示義務化されています。食品中に何％までと許容量が決められ、カリフォルニア州などでは、これを含んだらダメと禁止しています。

日本人が一日に摂取するトランス脂肪酸は全カロリー中〇・三％で、米国では二・六％です。日本はWHO勧告にある一％未満ですから問題は小さいです。しかし、消費者庁は二〇一一年二月二一日、トランス脂肪酸について、食品事業者が含有量の表示を行なうさいの指針（ガイドライン）をまとめています。そして、セブン-イレブンやデイリーヤマザキなど大手コンビニエンスストアは、トランス脂肪酸低減に力を入れています。

トランス脂肪酸は、マーガリンを使った安いパンにも、スナック菓子にも入っています。油というのは、n-6系かn-3系かという問題に加えて、トランス脂肪酸のような物質にも注意をはらう必要があります。

◆油の種類・成分が寿命まで左右する

水素添加にはトランス脂肪酸生成以外に、もっと悪さをする物質ができることが現在は判明しています。それは水素添加で、脂肪酸だけでなく、油に含まれるビタミンK（正確に表記するとビタミンK_1です）をおかしな形、ジヒドロ型ビタミンKに変化させてしまうことです。ビタミンKは第1章（40〜41ページ）でも説明した骨の非コラーゲン性タンパク質、オステオカルシン合成にも必要ですが、ジヒドロ型ビタミンKは本来のビタミンKの作用を阻害して、動脈硬化を促し、脳出血を促進します。骨代謝にももちろん悪影響を与えます。

もう一点は、水素添加には無関係ですが、多数のネズミでの摂取実験の結果、油に含まれる脂肪酸組成以外の未知の微量物質の混在が、各種病気を発生したり、寿命を縮めることが判明しています。よいといわれていたオリーブ油に強い発ガン作用が認められ、シソ（エゴマ）油群の四倍も発ガンを促進します。

別の研究で、高オレイン酸の紅花油には発ガン促進作用が認められていないことから、オレイン酸を多く含むオリーブ油には、まだ特定されていない何らかの有害な成分が入っていると思われています。

表3―3は、脳卒中を起こしやすいラットに各種油脂を与えて、寿命のちがいから安全性を評価したものです。人間での実験結果ではありませんが、奥山先生が執筆されているように「ネズミで悪い結果が出た食用油を人に勧めることはできません」。補足説明2「悪い油とお勧めの油」もあわせてごらん下さい。

◆アレルギー体質もリノール酸から

アトピー性皮膚炎、うつ病、高齢者の認知症、子どもの学習能力・記憶力にも油は関係し、高リノール酸植物油が害を与えているのです。結論はn―6系のリノール酸摂取を減らして、n―3系のα―リノレン酸、EPA、DHAを多く摂取することです。目からうろこの、これまで誰もが知らなかった新しい多くの事実が現在は明らかになっているのです。

ここでは詳細ははぶきますが、アレルギー過敏症の治療に使われる薬の作用を見ると、図3―2（113ペー

表3−3　脳卒中を起こしやすいラットの生存率への影響から見た油脂の安全性

（奥山治美ら：『油の正しい選び方・摂り方』農文協，2008）

寿命を長く保ち安全なもの	寿命を1割ほど短縮する	寿命を異常に短縮する
お勧め	とりすぎに注意	食用に不適
シソ(エゴマ)油 フラックス(亜麻仁)油 DHA魚油 ラード バター	大豆油 ゴマ油 紅花油	ナタネ油 カノーラ油 オリーブ油 高オレイン酸ヒマワリ油 ツキミソウ油 コーン油 硬化大豆油(水素添加) 硬化ナタネ油(水素添加)

注1）ほかの油脂は調べられていない。またすべての組み合わせを同時に試験したものではないので，3種の分類は大まかなものである。

補足説明 2 **悪い油とお勧めの油**

カノーラ（ナタネ）油やオリーブ油をはじめ、数種の植物油は、シソ（エゴマ）油、大豆油などにくらべ、脳卒中ラットの寿命を異常に短縮させます。

またナタネ油は大豆油にくらべ、肺ガンを増やします。さらにカノーラ（ナタネ）油、オリーブ油、パーム油は、脂肪酸組成では説明できない発ガン促進作用を示すので、悪い微量因子が存在すると考えられています。

このようなことから、今増えている多くのガン（肺ガン、大腸ガン、乳ガンなど）を抑えるためには、n-6／n-3比の低い、魚油、シソ（エゴマ）油、亜麻仁（フラックス）油などがお勧めです。高リノール酸油や微量の有害因子を含む植物油を避けることをお勧めします。

（奥山治美ら『油の正しい選び方・摂り方』二〇〇八年、農文協より抜粋引用）

ジ）の左のリノール酸から悪玉コレステロールへのコースに登場するアラキドン酸から化学伝達物質が生成するのを抑えるのです。つまり、アレルギー過敏症は、食用油やマヨネーズ、ドレッシング、菓子類に多いリノール酸のとりすぎだったのです。

これで、昔はほとんどいなかったのに、若い世代にアレルギー体質の人が多い理由がご理解していただけると思います。動物油のほうがまだよかったのです。過去のよい油の常識がひっくり返りました。

「過去四十年間につくりあげられた〝天ぷら〟日本食から脱皮して、素材を生かした食文化を発展させ、心身の健康増進をはかっていただくことを念願しています」。食用油の研究に永年従事された奥山治美先生が、ご著書のあとがきに書かれたまごころのこもったお言葉です。

食用油生産業者や油食品を販売されているお店の方は大変だと思います。植物油の消費が減るからです。関係農家もおられますので、私も心苦しいです。

しかし、これが、はじめに申しあげたように添加物のないごはんを大切に食べてほしい理由のひとつです。長い人生を健康であるために、若い人たちに強調したいことは、マーガリンや天ぷら油などの植物油の摂取を減らしましょう。スナック菓子も減らしましょう。これなのです。

●ここまでにわかったこと●

1　エゴマ油、シソ油以外の植物油は危険因子がいっぱい。

2　マーガリンをやめてバターにしよう。ラード、魚油はよい。

3　戦後多くなったアトピーの背景には、植物油のとりすぎがある。

4　アトピーでこまらないよう、子どもにはとくに、天ぷら、油料理は減らそう。

その2

寿命宣告された高齢者が亜鉛でお元気に！

——食欲不振、皮膚障害にも亜鉛が効果

1 食べ物が亜鉛不足になっている

ここから、お年寄りにとっての亜鉛（Zn）の大切さについて説明していきますが、まず、その亜鉛が、現代は、農作物にも、高齢者の体にも不足しています。これは、第2章で述べた、マグネシウムの場合と同じで、農作物にも人間にも不足していて両者とも不健康になっているのです。

◆作物の亜鉛が減った——その原因は？

これは、農業技術者にも責任があることです。そのひとつが、家畜糞堆肥の施用で、表3—4に示すように、牛糞堆肥や豚糞堆肥をたくさん入れると、土壌中の亜鉛は増えますが、作物（タマネギ）の亜鉛は、化学肥料にくらべて、かなり少ないのです。これは、（独）農研機構近畿中国四国農業研究センターの堀兼明さんらの永年の研究成果です。

土には亜鉛が充分あるのに、作物が多くを吸収できない。このことを知らない農業技術者は多くいます。じつは、亜鉛はリンと結合しやすく、毎年の有機物施用やリン酸肥料の多投によって、土壌中のリンが増えると、亜鉛とリンがくっついて、亜鉛が溶け出しにくくなるのです（図3—3）。ということは作物の根が亜鉛を吸収しにくくなるということです。

農産物にも高齢者にも亜鉛不足が起こっている

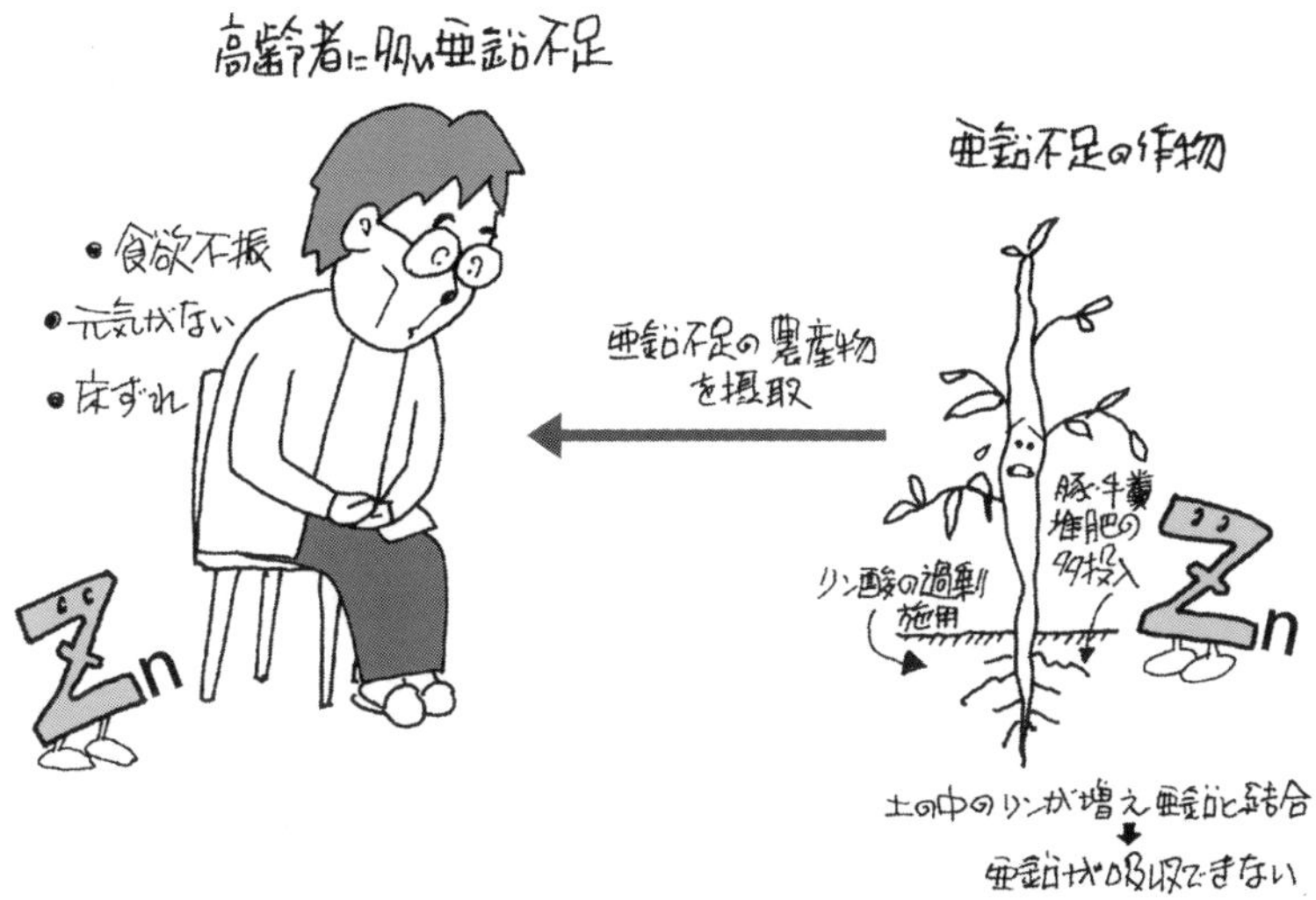

表3－4　家畜糞堆肥を19作連用した畑のタマネギの亜鉛含量は化成肥料施用より低い
（堀兼明ら；近中四農研, **4**, 109, 2005）

処理区 ／ 亜鉛ppm	化成肥料	稲わら牛糞堆肥			おがくず豚糞堆肥		
	1	0.5	1	3	0.5	1	3
タマネギの亜鉛	**41**	11	13	21	17	17	34
土壌の全亜鉛	78	78	82	97	87	100	135
土壌の0.1M塩酸可溶亜鉛	7	9	13	26	15	30	81

注1）17作まではダイコンと，以降はエダマメとタマネギの交互作。シルバーポリマルチ栽培。

注2）堆肥毎作施用。化成肥料はチッ素＝18kg/10a。堆肥区は，堆肥中トータルチッ素で，0.5区：9kg，1区：18kg，3区：54kg施用。

注3）亜鉛の単位はppm。

植物に亜鉛が不足していても、外見的症状は出にくく障害も見えません。しかし、第２章の表２―１（70～71ページ）のように、一九八二年にくらべて二〇〇〇年には、コマツナとトマトでは明らかに亜鉛の含量が減っています。また、多くの食べ物で、銅、マンガン、マグネシウムといったミネラルが、減っているのです。これは農業者としても、注意しなければならないポイントです。

図3－3　亜鉛はリンと結合しやすい

施設土壌の作土中の全リン酸と全亜鉛との相関

（後藤逸男ら，2003）

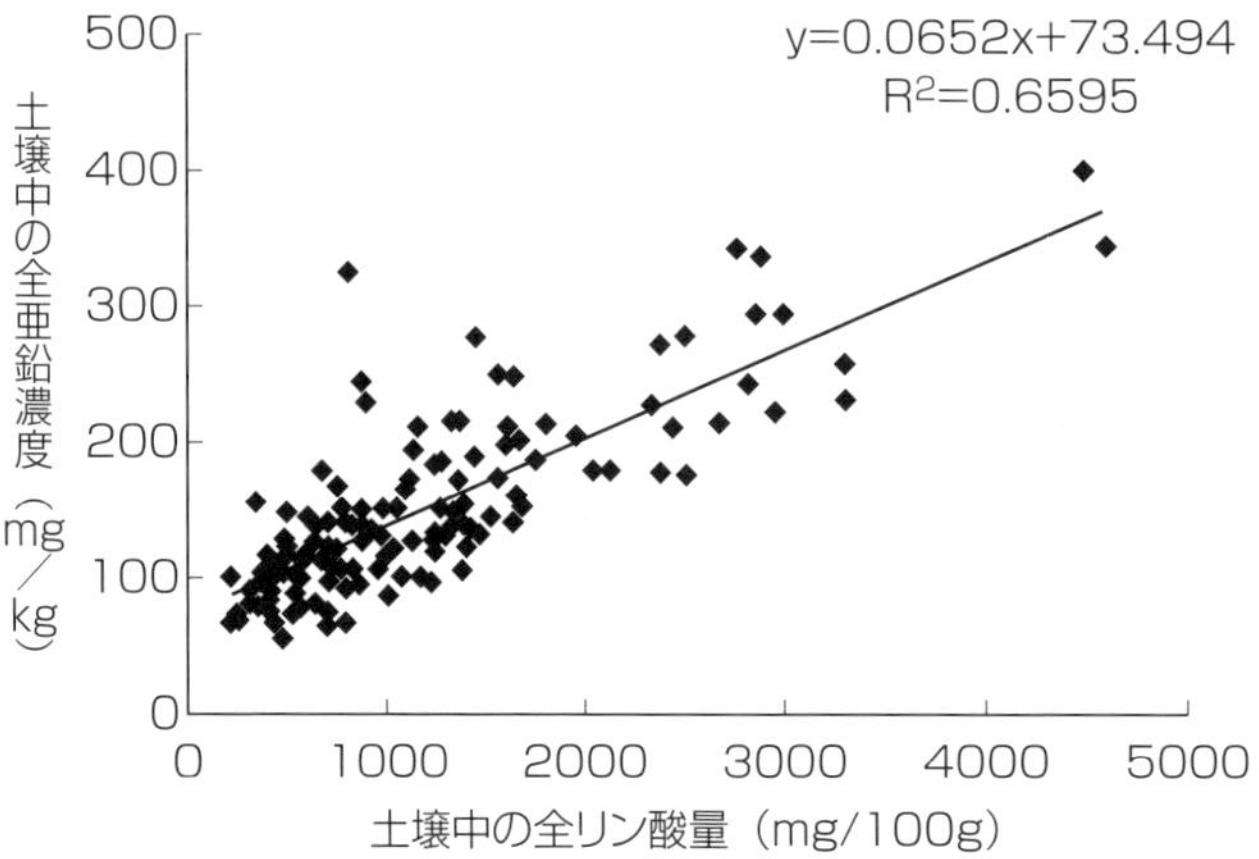

注）亜鉛とリンが共存すると結合しやすく，結合したリンと亜鉛双方が作物に吸収されないため，このように亜鉛とリン酸が同じような比率で土壌中に残っている。

栽培技術で作物の亜鉛吸収をよくする方法は、もちろんあります。一つは土壌をアルカリ性にしないこと。二つめは土壌にリンを過剰に施用しないこと。三つめは亜鉛をリンの多い土壌に施用しても無駄なので、苗のときに充分な量を吸収させるか、亜鉛を葉面散布することです。植物は葉からもミネラルを吸収する能力があるためです。

◆土にたまっている亜鉛は多いが……

図３―４は、（独）農研機構中央農業研究センターの木村武さんらによるものです。家畜糞堆肥施用によって土壌への銅と亜鉛の積算投入量が増えていくのに対して、作物の含量はどうなるかを、化学肥料のみの施用を一〇〇として比較したグラフです。

まず銅を見て下さい。家畜糞堆肥施用で土壌中の銅が増えているにもかかわらず、作物の銅含量はむしろ低下しています。このことが大変に重要なのです。大量に投与された家畜糞堆肥の有機物が銅と強く結合し

図3−4　家畜糞堆肥施用による銅, 亜鉛の積算投入量の増加と作物の含有量

（木村武ら；プロジェクト研究成果, 454, 118, 2007）

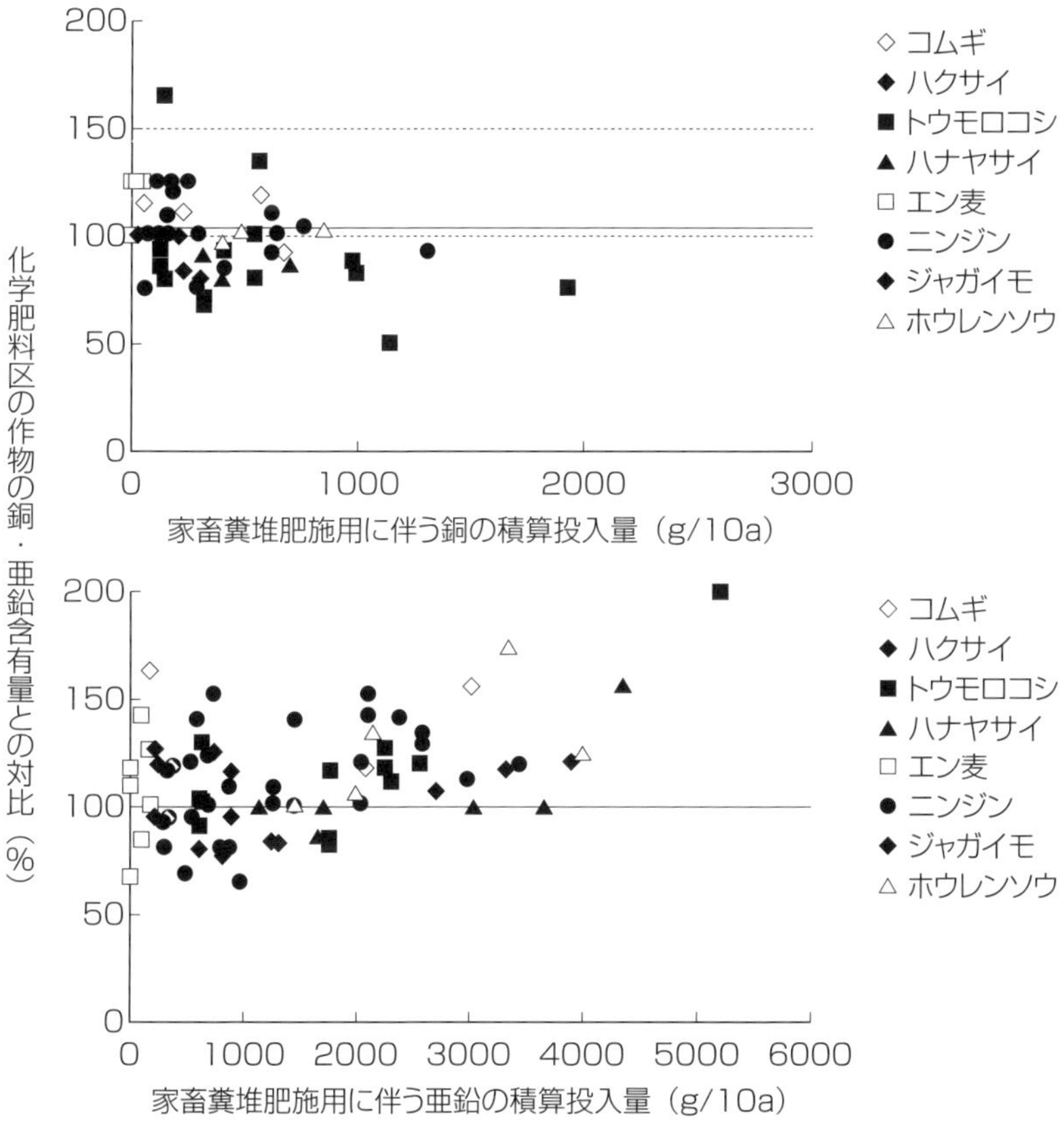

て、作物に吸収されにくくなっているのです。

亜鉛も、家畜糞堆肥施用で土壌中の亜鉛は、一〇a当たり一kg、三kg、六kgというようにものすごい量になっていきますが、作物の亜鉛含量は少ししか増えていません。化学肥料のみよりも低くなっている品目もあります。これが、前述の堀さんたちが指摘されているリン酸過剰で生じる亜鉛不足です。

ですから、農産物を少し食べる程度では、充分な亜鉛の摂取量にならないということも起こってきます。ここでは、堆肥を施用していても、農産物にはミネラルが不足することが現実にあるということを、知っておいていただきたいと思います。

図3－5　寿命宣言された高齢者が亜鉛でお元気に

長野県東御市（旧北御牧村）の診療所倉澤隆平医師の大発見

（倉澤隆平ら：*Biomed. Res. Trace Elements*, **16**, 60, 2005）

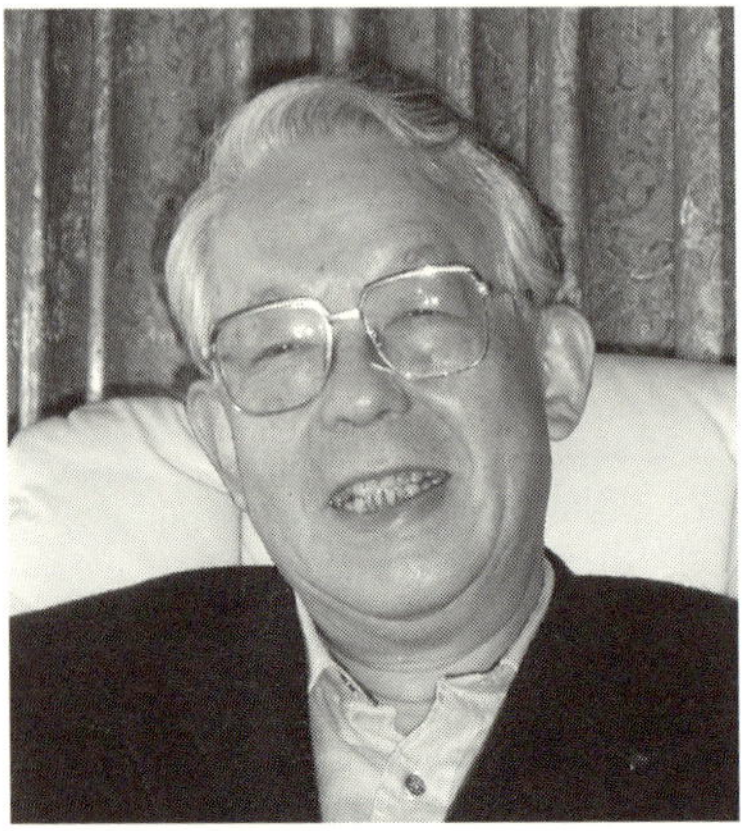

倉澤隆平医師

亜鉛欠乏症と考えられる症例は多くの医師が考えているよりもはるかに多く存在し，その症状は味覚障害，舌痛，口内炎様症状，食欲不振，褥瘡（じょくそう，床ずれのこと）の発症、増悪や難治性皮膚症状，さらには元気のなさなどの精神的状況にもおよぶ多彩なものである。

❷ 高齢者の亜鉛欠乏のこわさ
——亜鉛のすごい働き

◆村の診療所医師、倉澤先生の発見

ここから、高齢者と亜鉛の話になります。現代の日本人の亜鉛欠乏について、実際の治療活動を通じて発見されたのは、長野県東御市（旧北御牧村）の診療所医師、倉澤隆平先生です（図3—5）。先生は、東大の医学部を出られ、大きな市民病院に長年勤めて院長もされていました。非常に正義感、使命感の強い方で、市の幹部と医療行政について意見があわないからと、定年前に市民病院を辞めてしまわれました。

再就職先は、当時の北御牧村温泉診療所（現東御市立みまき温泉診療所）です。ここで、一人の医者として活動され、すばらしい発見をされました。倉澤先生は、「人生何が、どこでどんなよいことがあるかわからない」と言っておられます。世の中のためになる大きなことを見つけられたのです。

どんな発見かというと、亜鉛欠乏は多くの医師が考

えている症例よりはるかに多く、食欲不振、床ずれ（褥瘡《じょくそう》）、皮膚炎、元気喪失、味覚障害、舌痛、口内炎様症状などを引き起こしているのです（130ページ図3—8参照）。

この診療所周辺の土壌が、とくに亜鉛が少ないというわけではなく、ふつうの所です。ここで、二〇〇六年までに、地区人口五五〇〇人くらいのうちの三五〇人以上の症例を検討して、二五〇人以上が亜鉛欠乏だったのです。

図3－6　亜鉛の補給で元気になった91歳のおばあちゃん

（写真提供：倉澤隆平）

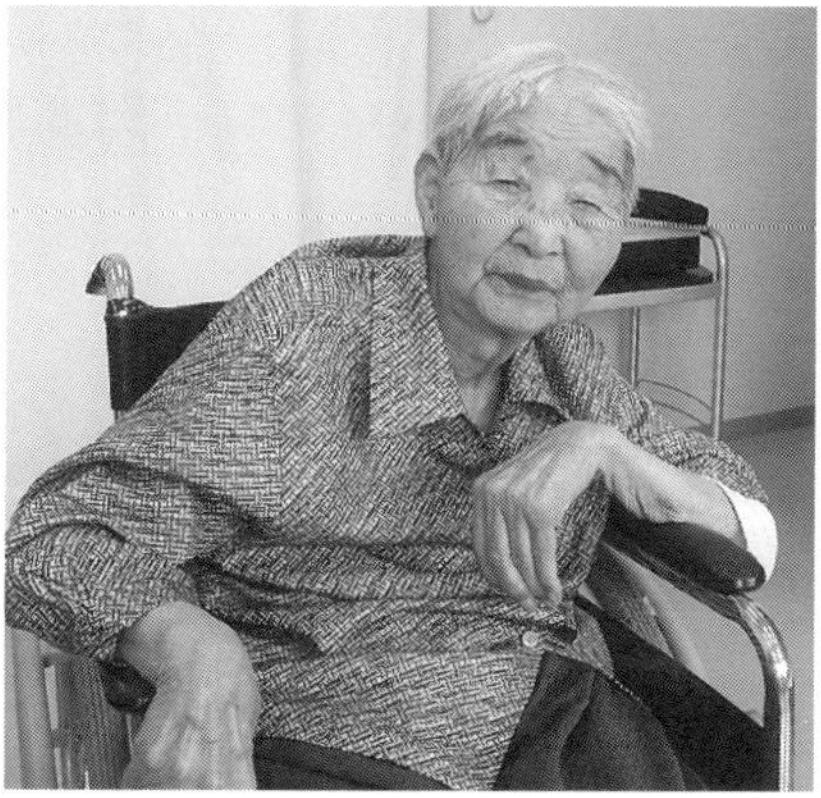

倉澤先生の亜鉛治療開始から約2年後（2004年8月30日）

◆食欲不振、床ずれで、もう寿命とされた高齢者

亜鉛欠乏がどのように高齢者を苦しめ、亜鉛の補給によって治ったのか、ひとりのおばあさんの例で紹介しましょう。図3—6の写真は、元気を回復された九一歳のときのものですが、その二年前、八九歳のときに、倉澤先生が往診したのが始まりでした。

歳をとると、ごはんが食べにくくなります。食べてもおいしくない。それで味覚障害もあると思われますが、食欲不振なのです。それも高じると拒食症になります。それでさらに、寝たきりだったりすると、床ずれができてひどくなります。床ずれは、褥瘡といいます。

このおばあさんも、倉澤先生が行かれたとき、そういう状態でした。先生が話をしてもあまり返事もできないし、八九歳という高齢なので、ふつうなら「もう、寿命だ」とも考えられるところでした。

しかし、先生はその前に、拒食の原因を亜鉛欠乏による味覚障害と考えて、検査を始めておられました。血液検査の結果も亜鉛が少なかったのです。そこで、プロマックという亜鉛を含んだ胃薬を処方して帰られたそうです。

◆亜鉛入り胃薬ですごく元気に！

しかし、先生ご自身も、とくにそれでよくなるとは期待されていなかったのですが、三週間ほどして往診に行かれたらものすごくお元気になられていて、「先生のおかげです。ごはんも食べられます」。これには、先生ご自身がビックリされました。

床ずれを診ると、少しよくなっている感じがしました。プロマックという薬で元気になったのです。その後、数ヵ月で褥瘡も完全に治っておられます。これは実話ですから、人の噂になり、「いまにも亡くなりそうだったおばあさんが亜鉛で元気になった」という話が、村中に広がりました。

それを、村の指導層が、議会で取り上げて、村民の血清中亜鉛調査につながっていったのです。村の議会の方々も偉いと思います。

◆味覚障害と食欲不振

多くの人が食欲不振を味覚障害と考えていますし、倉澤先生もはじめは、拒食の原因を亜鉛欠乏による味覚障害と考えて、検査を始めました。しかし、食欲不振は必ずしも味覚障害によらない独立した亜鉛欠乏症の症状であることに現在は気づかれています。

食欲不振→味覚障害？→亜鉛欠乏の疑い→低亜鉛→やっぱり味覚障害と思って亜鉛補充療法をするなかで、患者さんをよく観察をしていると褥瘡は治る、食欲はすぐにでる、元気にはなると多彩な症状に芋づる式に気がついていかれた。そんな過程の一例です。

◆村ぐるみの取組みで判明、高齢者の亜鉛不足

私は、倉澤先生らが日本微量元素学会誌に発表された図3―7のデータを見てビックリしました。住民一四三一人もの血清中の亜鉛を調べられたものです。そこで先生に連絡をとり、多くの資料をいただきました。この図から、いろいろなことがわかってきます。

とくに大事なのは、血液を午前中に採るか午後に採るかによって亜鉛の量がちがいます。だから、時間を決めて採血しなければならないということです。

また、年齢が高くなるにつれて下がっています。高齢になるほど、亜鉛不足が起こるということです。人の血液中の亜鉛の最低基準値は当時は六五μg／dℓでしたが、倉澤先生の発見などから、二〇一一年に八〇

図3−7 年齢と血清中の亜鉛量（午前と午後の測定値）
（倉澤隆平ら：*Biomed Res Trace Elements*, **16**, 60, 2005）

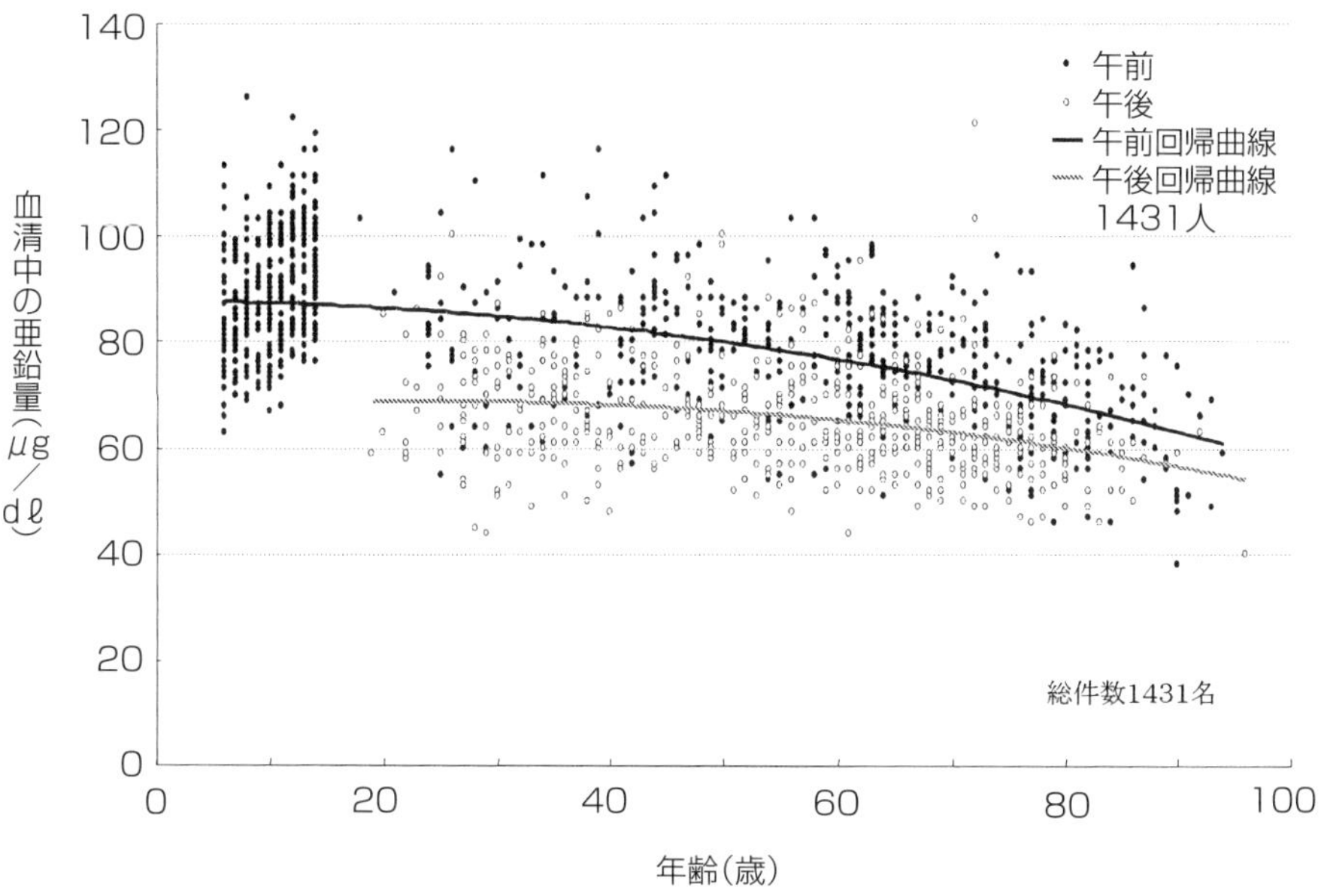

μg／dℓに変更されています。図3—7を見ていただけると明らかですが、高齢者になるほど、血清中の亜鉛量の少ない人が増えています。

なお、基準値については、専門家の読者にとって重要なことがありますので、倉澤先生が書かれた「血清亜鉛値八〇μg／dℓの意味するもの」（日本微量元素学会誌、二二巻三四、二〇一一年）を参考にして下さい。

◆こんないろいろな症状に効果があった

では、どんな症状が出るかというと、倉澤先生が亜鉛欠乏を疑って、亜鉛の補充療法により改善された人の割合を示したのが、図3—8です。高齢者に多い食欲不振、味覚障害、それから床ずれ（褥瘡）、口の中の諸症状、元気がない、慢性の下痢などがあります。元気がなく、食欲もないという方は亜鉛欠乏の可能性が多分にあるわけです。

図3—8は、二〇〇五年三月当時の先生の診療所で疑った症状の割合で、現在は〝いわゆる

図3−8　亜鉛欠乏症を疑った症状で亜鉛補充療法による効果がみられた割合
（2005年3月）　（原図：倉澤隆平）

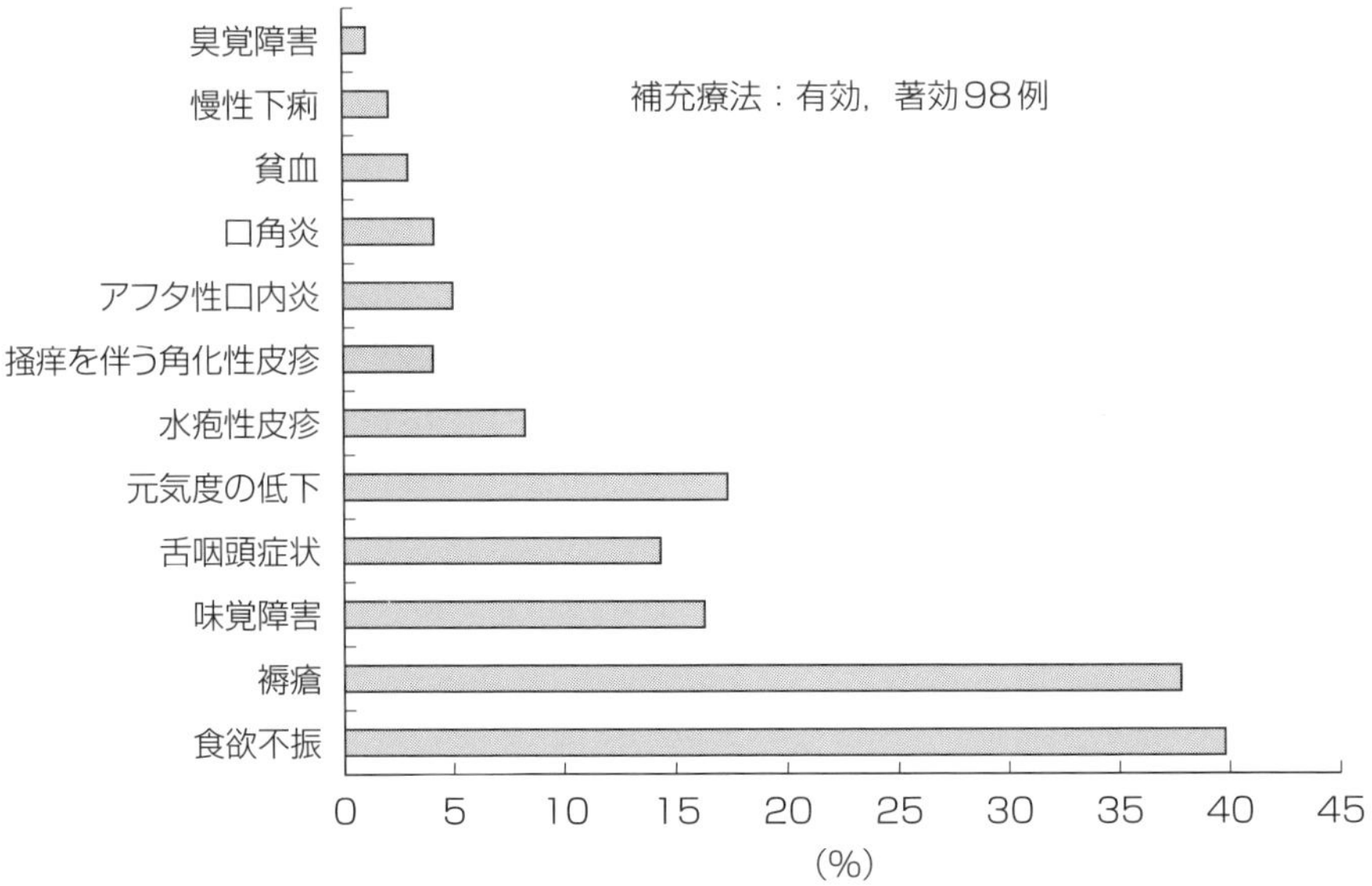

舌痛症〃その他の皮膚疾患、精神状態の変化などもっと多彩です。例えば、身体的発育遅延、異常、性的発育遅延、精子の減少、無月経、反復する感染症等の免疫の低下、夜盲症（暗順応障害）ほか、まだまだ未知の多くの疾患や症状の原因である可能性も考えられます。とくに、皮膚疾患については、アレルギーや自己免疫等などで説明され、また発症の原因が不明とされている多くの難治性皮膚疾患やこれまで老化と考えられていた状態にも、亜鉛がその主要な要因と考えられる数々の証拠が続々と出てきているそうです。

　私の祖母も寝たきりで床ずれになりましたが、本当にひどく骨まで見えるほどでした。図3—9の写真は、倉澤先生の患者さんの例です。それほどひどい床ずれではないのですが、回復していく経過がわかります。プロマックなどの投与によって亜鉛を一日約三四mg補給することで、血中の亜鉛値が二〇〇四年六月二一日に五九μg／dℓだったのが二〇〇五年五月九日には七八μg／dℓに高まっています。

また、図3—10は、手足などの皮膚症状ですが、これも四ヵ月ほどの亜鉛補充療法できれいに治っています。

◆高齢化と亜鉛、亜鉛とタンパク質の関係

亜鉛と年齢の関係は、長野県全域で調査した結果でも、高齢になるほど血清中の亜鉛値が低くなっています。それがなぜかは、まだよくわかっていません。

一九七一年のアメリカのスワンソンらの研究によると、眼球の水晶体の亜鉛が高齢になると減っていきます。鉄や銅もその傾向にありますが、亜鉛が顕著で

図3－9　床ずれの亜鉛補充療法による治癒経過

亜鉛補充：1日当たりプロマック1.0gr+イソジンシュガー

（写真提供：倉澤隆平）

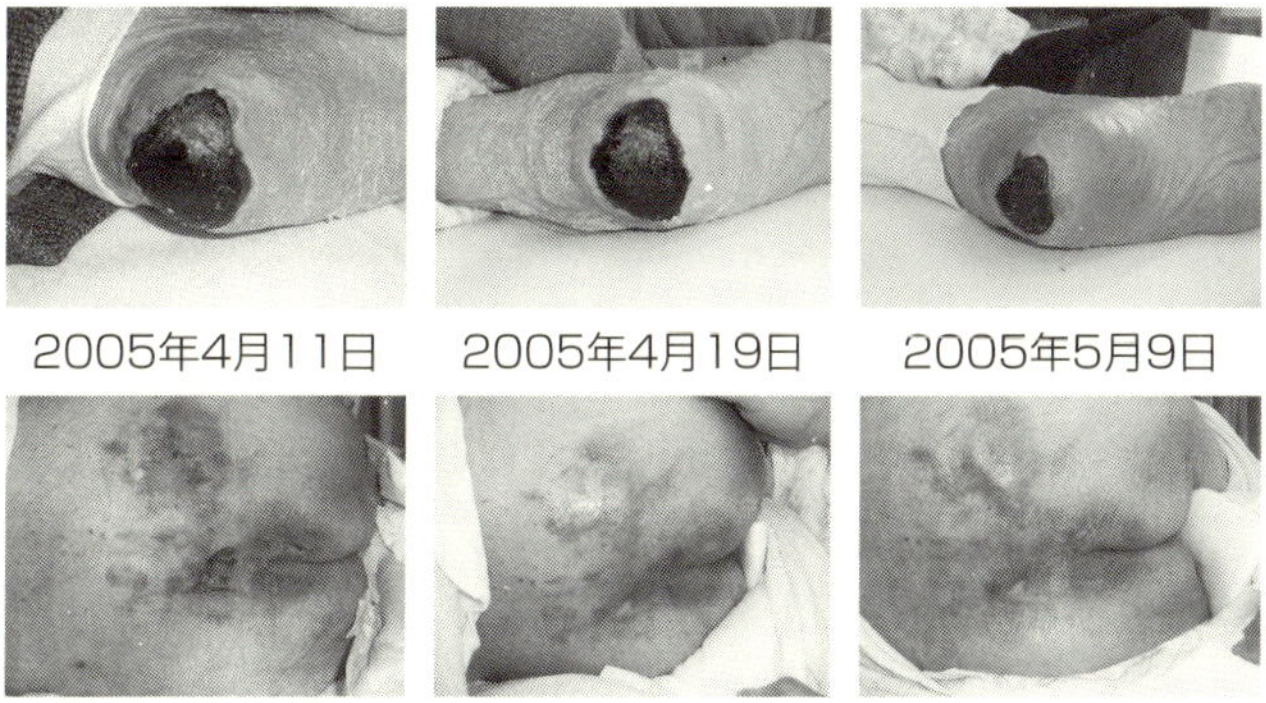

2005年4月11日　2005年4月19日　2005年5月9日

2005年4月11日　2005年4月19日　2005年5月9日

2004年6月21日　Zn59　　Zn78

2005年2月9日　Zn77

注）Zn値は血清亜鉛値（μg/dℓ）

図3－10　亜鉛補充療法による手足の皮膚症状の治癒

（写真提供：倉澤隆平）

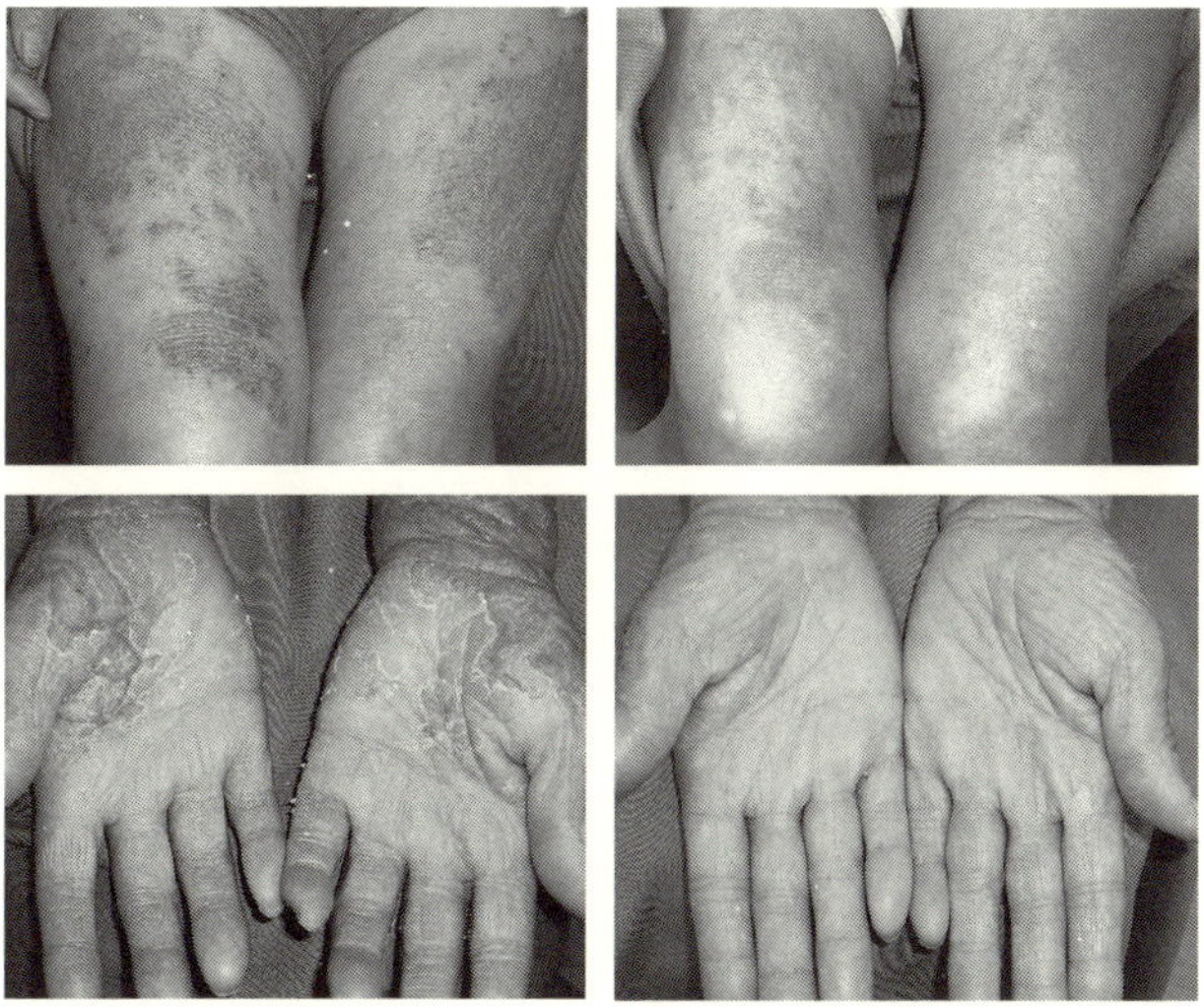

2006年1月24日　2006年5月30日

す。だから、高齢になったら意識的に亜鉛をとらなければいけません。

図3—11は岡山県立大学栄養学科の沖田美佐子先生によるものですが、亜鉛は体の中に約二gあり、血液中にはほんの少しだけで、ほとんどは筋肉、そして骨にあります。骨は、カルシウムやマグネシウム、リンだけでなく、亜鉛も必要です。

体全体で二gというのは微量です。そんな微量なものが重要なのかといわれる人がおられますが、例えば、総理大臣は日本で一人です。でもやはり重要です。亜鉛は生体内の三〇〇以上の酵素の活性化に役立っている元素ですし、決して微量ではありません。もっと少なくても非常に重要なミネラルがあります、例えばクロムは体重七〇kgの人間に含まれる量は二mgで亜鉛の一〇〇〇分の一の量です。しかしクロムが欠乏すると、インスリンには無関係な糖尿病が発症します。一九七〇年代に高カロリー輸液の患者さんで発見されたのですが、インスリン製剤の投与では効果がない糖尿病は、少量のクロムで著しい改善がみられています。また、第1章で紹介した認知症防止に必要なホウ素は一〇mgです。それでも生体に必要な元素なのです。

図3−11　亜鉛の人体内での分布

（原図：沖田美佐子）

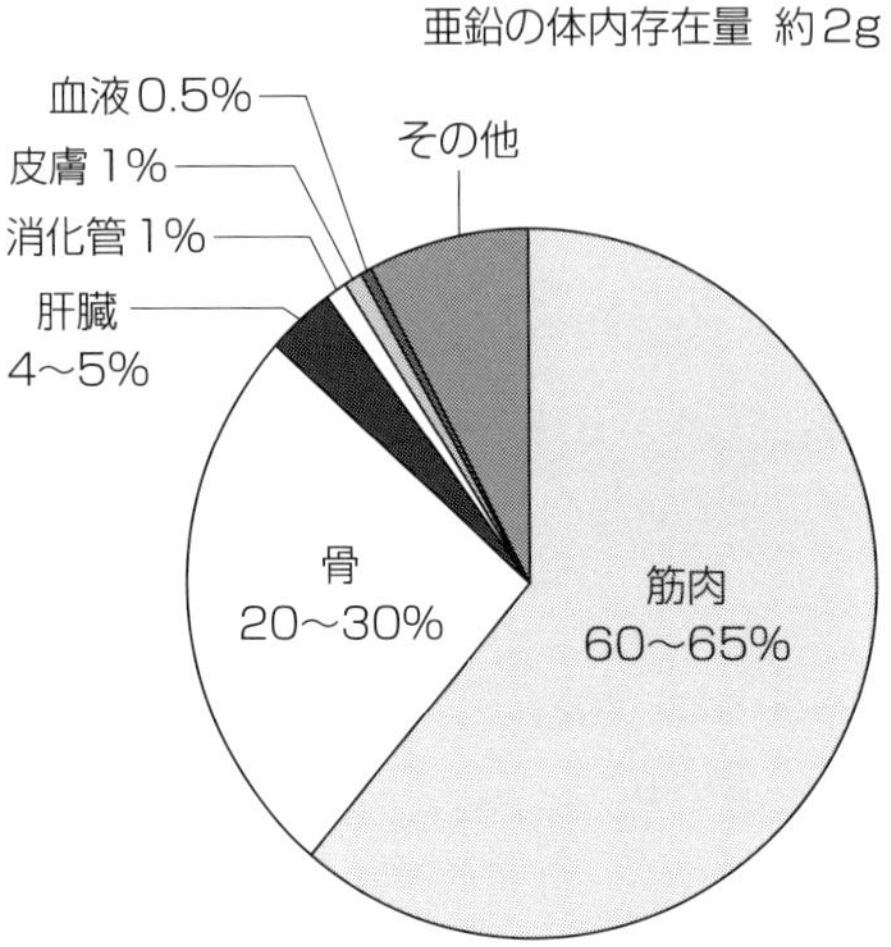

そして、亜鉛はもちろん赤ちゃんにも子どもにも必要です。初乳にはとくに多くの亜鉛が含まれています。沖田先生は、亜鉛を充分とると身長の伸びがよくなるとか、タンパク質を多く摂取すると亜鉛の摂取量も多くなるという報告をされています。筋肉に多い亜鉛は、筋肉をつくるタンパク質と関係があります。

亜鉛摂取には肉が向いていることは、このあと詳しく述べます。

◆亜鉛治療で忘れてはならないこと四つ

一点めは床ずれのことですが、プロマックの一定期間の摂取で治ります。しかし、重要なことは、完治したと亜鉛の投与を中断すると、再発することです。亜鉛の生体内の保持能力は非常に低いのです。

二点めは、味覚障害について、味覚障害の場合は、亜鉛投与を始めても味蕾細胞が再生するのに数ヵ月を必要とします。ですから、亜鉛の効果の発現には時間がかかります。なお、日本大学名誉教授・冨田寛先生によると味覚障害のうち、食事の亜鉛不足が原因のものは全症例の二〇％程度。ついで多いのが心因性が一五％、服用薬剤（降圧剤、精神安定剤、糖尿病治療薬などで亜鉛キレート能のある薬剤）の副作用が約一〇％です。

三点めは、食欲不振への亜鉛投与の効果発現は著しく早いことです。場合によっては一～二日で効果が認められることもあるそうです。

四点めは、エンシュアリキッド（経腸栄養剤）についてです。図3―6のおばあちゃんは倉澤先生の往診の前（前所長の時代から）原因不明の食欲不振に時々なっており、そのたびにエンシュアリキッド（注：通常、術後の栄養保持や、長期にわたり食事を経口摂取することが困難な場合の栄養補給に用いられる薬。一般名はタンパク質を主体とした半消化態栄養剤という医薬品）を処方され回復していた方です。たまたま、食欲不振が亜鉛欠乏によるとわかって、倉澤先生がカルテをふり返って検討してみたら、エンシュアリキッドに亜鉛補充療法の治療量に匹敵する亜鉛量が入っていたことに気が付かれた。そこで、製薬会社に問い合わせましたが、その当時はなぜ亜鉛をそれだけの量入れた処方がされたのかわかっていなかったそうです。

アメリカでは一九八〇年代後半に国民の亜鉛不足が話題になり、各種のサプリメントが製品化されたようですが、その影響かもしれません。しかし、エンシュアリキッドにたまたま大量の亜鉛が含まれていただけのようで、医療における経腸栄養剤がバランスのあるものでは必ずしもなく、亜鉛についてはたまたま入っていただけで、その他の経腸栄養剤には当時はほとんど亜鉛に注目されていなかったので、経管栄養者には亜鉛欠乏が多発していたそうです。今でも、製品認可の都合上、よく売れるメーカー品でもまったく亜鉛がなく、経管栄養患者の褥瘡発症の原因になっている経腸栄養剤はたくさんあるそうです。

輸液も、経管栄養剤も皆な食物の代用品なので、人の頭で科学的にと考えて組み立てたものは、不完全なものであるとの基本的なものの考え方が必要と倉澤先生は考えておられます。

医療とは生物のホメオスターシス（生体恒常性）に支えられて、そのほんのちょっとした狂いを調整するだけである。しかし、そのほんの小さな狂いを的確に調整すればかなりの効果を期待できるものだそうです。

なお、「はじめに」にも書きましたが、その後、倉澤先生は平成二十三年八月に第一三回日本褥瘡学会のセミナーで講演をされ、学会参加者が亜鉛への関心がないのに驚かれています。そして常識を覆すことは大変なことと実感されています。褥瘡だけでなく、亜鉛の多彩な生体作用のため、皮膚科学会、歯科口腔外科学会、消化器学会、あちらの学会、こちらの学会と対応すべきなのでしょうが、と嘆いておられます。

いろんな人たちが力をあわせて、亜鉛生物学の知見を深めていかなければなりません。今後ともよろしくお願いしますと、倉澤先生から丁重な長文のお手紙もいただいています。

◆亜鉛は「不老と長寿の必須微量元素」

ここで「健康寿命」ということを考えてみましょう。ふつうは「平均寿命」が問題にされ、二〇〇五年の時点では、男性が七八・六歳、女性が八五・六歳でした。それに対して、自立した生活のできる歳月が健康寿命です。その差が、要介護とか寝たきりの期間で、平均して男性で六年あまり。女性で八年近くあるのです（表3―5）。

健康寿命をなんとか伸ばしたい、寝たきりにならないようにしたいというのが誰もの願いです。また、各年齢層に平均余命という見方があります。例えば八〇歳の人は、あと男性で八年、女性で一一年あまり生きられます。その余命を元気に、体の傷みもなく、食べることの楽しみもあるように、過ごしたいというのが、みんなの希望です。

表3−5　平均寿命，平均余命と健康寿命　（厚生労働省，2005）

○平均寿命と健康寿命

	平均寿命	健康寿命	差
男性	78.6	72.3	6.3
女性	85.6	77.7	7.9

女性は7.9年，男性は6.3年は，寝たきりや病気の状態

○平均余命

	60歳	70歳	80歳	90歳
男性	22.17	14.51	8.39	4.36
女性	27.74	18.98	11.23	5.69

注１）平均余命：厚生労働省の統計で，各年齢ごとにあと何年生きられるかを推計する。
注２）平均寿命：０歳での平均余命のことをとくに平均寿命という（男78.64歳　女85.59歳）。
注３）健康寿命：日常的に介護を必要としないで，自立した生活ができる生存期間。WHOが2000年にこの言葉を公表。平均寿命から介護（自立した生活ができない）を引いた数が健康寿命。

京都大学老年医学教室で永年亜鉛の研究をされていた宮田學先生（現在近畿健康管理センター）もご自身の著書『亜鉛欠乏の臨床』（金芳堂、二〇〇九）で「亜鉛を十分補給することが元気で長生きするための必須条件」、そして「亜鉛は不老と長寿の必須微量元素と言っても過言ではない」と書かれています。亜鉛は不老長寿に必須のミネラルなのです。

❸ 亜鉛がよくとれる食事とは

◆多く含むのは、カキ、牛肉、海産小動物

「日本人の食事摂取基準」二〇一〇年版では、亜鉛の一日当たり推定平均必要量は一〇mg、推奨量は一二mgとされています。実際の三〇歳代の人の摂取量は九・四mgで、推奨量の七八％と少なくなっています（72〜73ページ表2—3参照）。

では、亜鉛をなにからとったらいいか。亜鉛を多く含む食品（水分が四〇％以上の食品）は、表3—6のように、カキや牛肉、豚レバーなどです。牛肉が圧倒的に多いのですが、部位によって差があります。ま

表3－6　亜鉛を多く含む食品ベスト32（水分が40%以上の食品で）

亜鉛は，カキ，牛肉に多く含まれる（可食部100g当たり）

（「簡単！栄養andカロリー計算」より抜粋）

食品名	mg	食品名	mg	食品名	mg	食品名	mg
カキ（生）	13.2	牛ひき肉	4.3	ローストビーフ	4.1	牛肉（リブロース）	3.6
豚肉（レバー）	6.9	牛肉（ひれ）	4.2	牛肉（もも）	4	マトン（もも）	3.4
ホヤ	5.3	たまご（卵黄）	4.2	イカナゴ	3.9	シャコ	3.3
牛肉（肩）	4.9	ハマグリの佃煮	4.2	毛ガニ	3.8	鶏肉（レバー）	3.3
カニ缶	4.7	牛肉（ミノ）	4.2	たらこ（焼）	3.8	プロセスチーズ	3.2
牛肉（肩ロース）	4.6	牛肉（もも）	4.2	牛肉（ランプ）	3.8	牛肉（サーロイン）	3.1
牛肉（尾/テール）	4.3	タラバガニ	4.2	牛肉（レバー）	3.8	ズワイガニ	3.1
タイラガイ	4.3	コンビーフ缶	4.1	子牛ばら肉	3.6	たらこ（生）	3.1

た、卵の黄身にも含まれます。さらに、ホヤ、貝類、カニ、イカナゴ、シャコなど海産小動物がベスト32にあがってきます。

乾物や飲料、嗜好品、加工食品などすべてあわせて、亜鉛を多く含む食品を表3—7にあげます。肉類に多く、豆類にも含まれます。こういう食べ物を意識して食べていただきたいのです。

ただし、ご注意いただきたいのは、本章のはじめに、高齢者は肉を週に一回ぐらいは食べようと述べたことです。それは、玄米や大豆だけだと、つぎに述べるような理由もあって、単純に亜鉛含有率の高さをもって消化・吸収量も多いとは判断できないのです。

◆発芽玄米、発酵食品は亜鉛を吸収しやすくする

亜鉛などのミネラルの摂取に関連するフィチンという物質について、ご紹介しておきます。フィチンは、リンの貯蔵形態の一種で、植物の種子などに多く存在します。フィチンのリンはカルシウムやマグネシウムだけでなく、亜鉛や鉄などの金属イオンと強く結合してしまうのです（キレート作用）。

とくに亜鉛との結合力が強く、いったんくっついた

表3－7 可食部100g当たり亜鉛を2mg以上含む食品

（「簡単！栄養andカロリー計算」より抜粋）

	食品名	mg
穀類	アマランサス	5.8
	焼き麩《ふ》	2.2
	オートミール	2.1
野菜	切干大根(乾)	2.1
きのこ類	干ししいたけ(乾)	2.3
飲み物	抹茶(粉)	6.3
	ミルクココア(粉)	2.1
調味料	ドライイースト	3.4
	カレー粉	2.9
	酒粕	2.3
お菓子	あられ	2.4
	ポップコーン	2.4
豆類	凍り豆腐(乾)	5.2
	エンドウマメ(塩豆)	3.6
	きな粉	3.5
	大豆(乾)	3.2
	ひよこ豆フライ	2.7
	フライビーンズ	2.6
	油揚げ	2.4
	小豆(乾)	2.3
	ゆば(生)	2.2
	大豆(ゆで)	2
木の実	マツの実	6
	ゴマ	5.9
	カシューナッツ	5.4
	アーモンド	4.4
	バターピーナッツ	3.1
	落花生	3
	クルミ	2.6
	ピスタチオ	2.5
ジャム	ピーナッツバター	2.7
魚類	煮干し	7.2
	タタミイワシ	6.6
	イカナゴ	3.9
	ふかひれ	3.1
	かつおぶし	2.8
	ウナギ(かば焼)	2.7

	食品名	mg
魚類	ウナギ(きも)	2.7
	イワシ(みりん干)	2.3
	アンコウのきも	2.2
	イワシ(油漬)	2.1
	シシャモ	2
	ワカサギ	2
海藻類	味付けのり	3.7
	焼きのり	3.6
	カットわかめ(乾)	2.8
	あおのり(乾)	2.6
魚貝類	カキ	13.2
	スルメ	5.4
	ホヤ	5.3
	カニ缶	4.7
	ワカサギの佃煮	4.4
	タイラガイ	4.3
	カニ(タラバガニ・殻付)	4.2
	ハマグリの佃煮	4.2
	干しエビ	3.9
	カニ(毛ガニ・殻付)	3.8
	たらこ	3.8
	イカナゴの佃煮	3.6
	シャコ	3.3
	カニ(ズワイガニ・殻付)	3.1
	エビの佃煮	3.1
	アサリの佃煮	2.8
	めんたいこ	2.7
	ホタテ(ひも付)	2.7
	サザエ	2.2
	すじこ	2.2
	いくら	2.1
	シジミ	2.1
	ウニ	2
乳製品	パルメザンチーズ	7.3
	脱脂粉乳(粉)	3.9
	プロセスチーズ	3.2
	カマンベールチーズ	2.8

	食品名	mg
肉類	ビーフジャーキー	8.8
	豚レバー（肝臓）	6.9
	牛肩ロース(輸入)	5.8
	牛肩肉(輸入)	5
	牛肩肉(和牛)	4.9
	牛肩ロース(和牛)	4.6
	牛リブロース(輸入)	4.4
	牛ひき肉	4.3
	牛ひれ肉(和牛)	4.2
	たまご(卵黄)	4.2
	牛もも肉(輸入)	4.1
	コンビーフ缶	4.1
	ローストビーフ	4.1
	牛もも肉(和牛)	4
	サラミ	4
	牛ランプ(和牛)	3.8
	牛レバー（肝臓）	3.8
	牛リブロース(和牛)	3.6
	子牛ばら肉	3.6
	牛ランプ(輸入)	3.4
	マトン	3.4
	鶏レバー（肝臓）	3.3
	牛サーロイン(輸入)	3.1
	牛ばら肉(和牛)	3
	牛ばら肉(輸入)	3
	レバーペースト	2.9
	牛サーロイン(和牛)	2.8
	牛ひれ肉(輸入)	2.8
	牛たん(舌)	2.8
	鶏砂ぎも	2.8
	豚肩ロース	2.7
	牛ミノ(胃)	2.6
	豚ひき肉	2.5
	鶏はつ(心臓)	2.3
	生ハム	2.2
	牛はつ(心臓)	2.1
	豚ひれ肉	2.1
	豚もも肉	2
	豚たん(舌)	2
	鶏もも肉(皮なし)	2

図3－12　発芽が始まるとフィチンが減って，亜鉛が腸から吸収されやすくなる

コムギ発芽時のフィチン酸の消長

（渡辺和彦，1967）

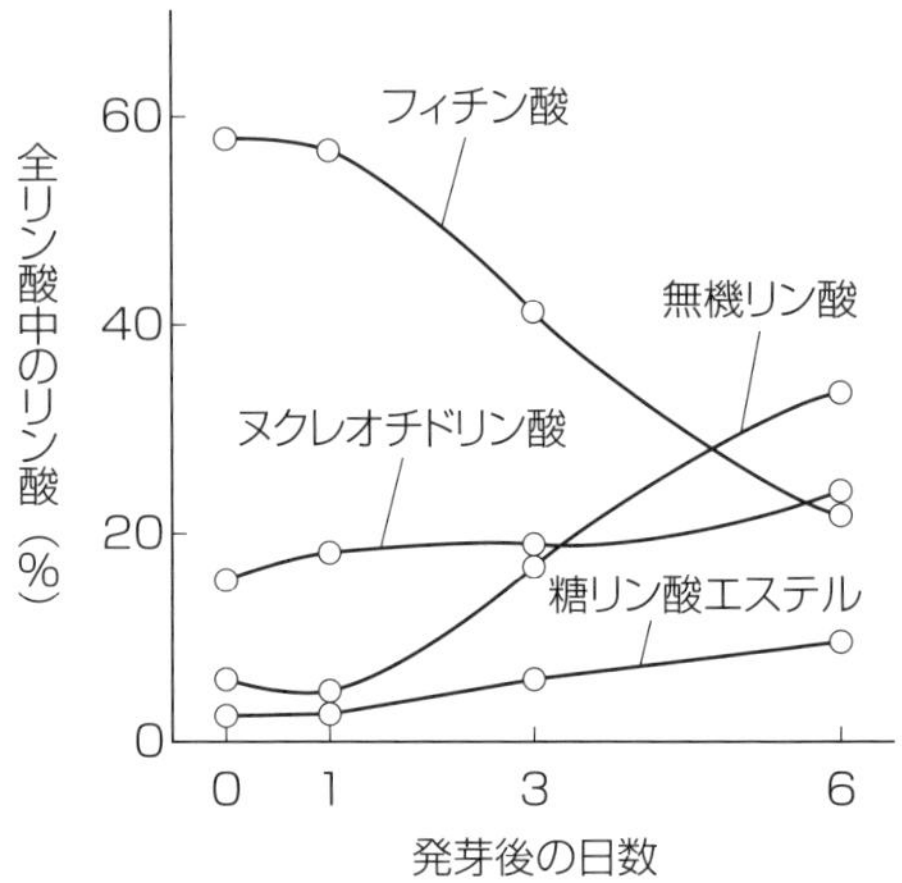

ら亜鉛は溶けにくくなります。だから、種子に含まれる亜鉛は、食べてもほとんど吸収されません。ところが、図3―12は私が大学院生時代に小麦で行なった実験ですが、発芽の過程では、フィチンが減っていきます。一週間するとだいぶ少なくなり、このとき、亜鉛が外れて、その亜鉛は腸から吸収されやすくなります。

　発芽玄米が健康によいと注目されていますが、このような作用によって、亜鉛を吸収しやすくする効果があります。ほかの発酵食品も同じです。味噌とか納豆などでは、種子に含まれているフィチンと結合した亜鉛が外れているから、その亜鉛を人間は吸収することができます。本章の冒頭で、日本型食生活の長所として、発酵食品をあげたのはそういう意味です。

　ただし、フィチンはなにも悪いことばかりするわけではなく、よい働きもしています。とくに、鉄などを吸着するので、活性酸素を生成するフェントン反応（88ページ参照）を抑える作用もします。フィチンを多くとっていると大腸ガンが少ないといった研究もあります。

◆亜鉛があっても穀物食ばかりでは欠乏する

　しかし、開発途上国などで見られるように、穀物ばかりの食事でフィチンを多く摂取し、ミネラルが少ないと、腸から亜鉛を吸収できず、子どもの体が小さくなってしまいます。

　ここで、世界で最初に人間での亜鉛欠乏症発見時のことを少し紹介しましょう。

　一九五八年イランのパーレビ大学付属病院に赴任し

た若きプラサド博士は、著しく成長の遅れた二一歳の男子の診察を依頼されました。一〇歳くらいにしか見えない小人症で二次性徴はなく、高度の貧血と肝臓と脾臓が腫れていました。

亜鉛欠乏を疑い、亜鉛を投与したところ、諸症状が改善し、それまで風土病と考えられていた中近東の小人症が亜鉛欠乏と判明したのです。食事中のフィチンが原因の亜鉛欠乏症であることも、一九六三年にプラサド博士が発見しています。フィチンの弊害はプラサド博士が見つけていたことなのです。

●ここまでにわかったこと

1　高齢者の元気のなさ、食欲不振、皮膚障害、床ずれは、亜鉛欠乏から。

2　亜鉛は玄米、大豆にも含まれているが、共存するフィチンが亜鉛と強く結合し、腸から吸収されない。

3　発芽玄米、納豆、味噌などは発芽、発酵過程でフィチンが分解し、亜鉛が吸収されやすくなる。

4　肉は亜鉛を多く含み、肉の亜鉛は人間の腸からも吸収されやすい。

5　高齢になっても週に一度はお肉を食べましょう。

サプリメントの活かし方

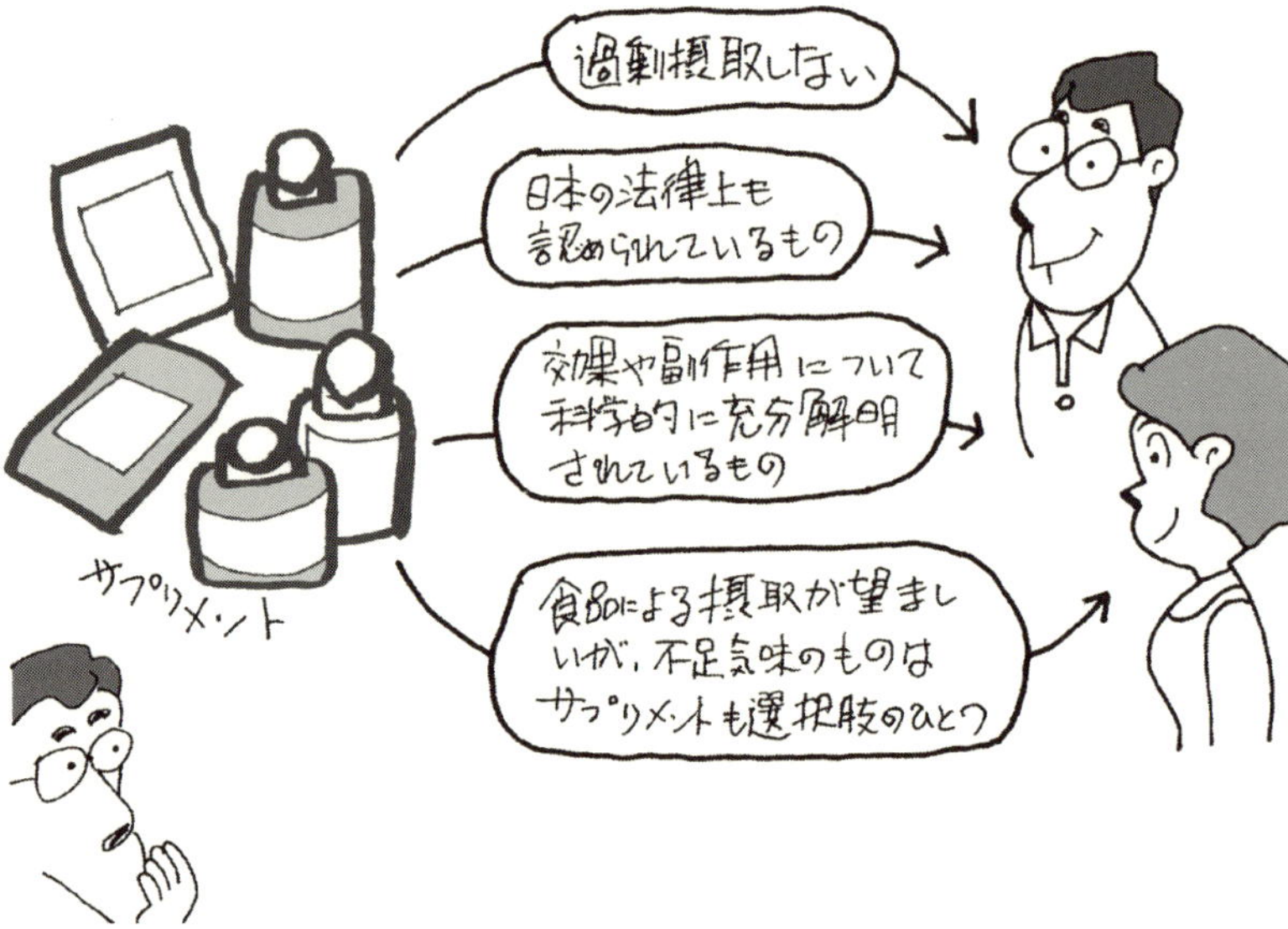

◆サプリメントからのミネラル摂取について

亜鉛などミネラルをとるのに、「サプリメントについてどう考えるか」という質問をよくいただきます。もちろん、食品からの摂取が望ましいのですが、基本を守りながら、不足ぎみのものはサプリメントでとるのも選択肢のひとつと思います。

私の考え方をイラストに整理しました。サプリメントは絶対に過剰にとってはいけない、ということです。一錠だったら一錠、二錠だったら二錠と決められた量を守って下さい。そして、日本で医薬品として許可され、その効果はもちろん、副作用についても科学的に充分解明されているものは安心です。日本の法律で認められているものを、それぞれの内容をよく理解して、使うことが大切です。

図3―13に、ミネラルのサプリメントについて示しました。「栄養機能食品（規格基準型）」として認められているのは、亜鉛、カルシウム、鉄、銅、マグネシウムの五種類で、それぞれ一日当たりの上限・下限値が決められています（注：ビタミンは一二種認められている）。

図3－13 ミネラルのサプリメントの基準など

栄養機能食品の摂取上限値・下限値と商品への表示基準

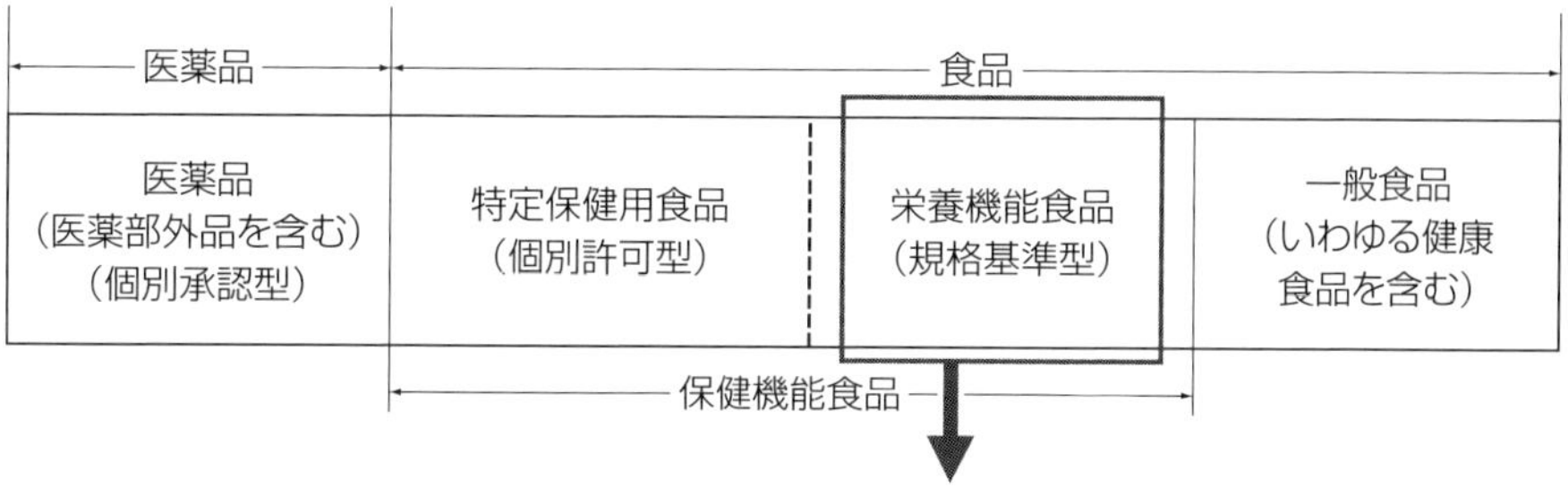

〈1日当たり摂取上限,下限値〉(mg)

	亜鉛	カルシウム	鉄	銅	マグネシウム
下限値	2.1	210	2.25	0.18	75
上限値	15	600	10	6	300

(一部改正　平成21年12月　消費者庁告示第9号)

〈表示基準〉(マグネシウムと亜鉛の場合)

マグネシウム	栄養機能表示	マグネシウムは，骨の形成や歯の形成に必要な栄養素です。マグネシウムは，多くの体内酵素の正常な働きとエネルギー産生を助けるとともに，血液循環を正常に保つのに必要な栄養素です。
	注意喚起表示	本品は，多量摂取により疾病が治癒したり，より健康が増進するものではありません。多量に摂取すると軟便(下痢)になることがあります。1日の摂取目安量を守って下さい。乳幼児・小児は本品の摂取を避けて下さい。
亜鉛	栄養機能表示	亜鉛は，味覚を正常に保つのに必要な栄養素です。亜鉛は，皮膚や粘膜の健康維持を助ける栄養素です。亜鉛は，タンパク質，核酸の代謝に関与して，健康の維持に役立つ栄養素です。
	注意喚起表示	本品は，多量摂取により疾病が治癒したり，より健康が増進するものではありません。亜鉛のとりすぎは，銅の吸収を阻害するおそれがありますので，過剰摂取にならないよう注意して下さい。1日の摂取目安量を守って下さい。乳幼児，小児は本品の摂取を避けて下さい。

また、図の下にマグネシウムと亜鉛の「表示基準」をあげましたが、栄養機能食品（サプリメント商品）に記載する「栄養機能表示」と「注意喚起表示」の基準が、要素ごとに定められています。どんな効果があるかについては、基準に沿って記述し、またとりすぎないことなど守るべき注意を示しています。

◆葉面散布でミネラルたっぷりの野菜をつくろう

化学肥料を使うのは悪いと思われる方が多いですが、なにも害はありません。化学肥料すなわちミネラルの入った水耕栽培で、作物が正常に生育することを考えればわかっていただけると思います。

本書の主題ではありませんが、ここに、一枚の写真（図3—14）を掲載させていただきます。夏の夜店で買った体長三cmくらいの金魚が、野菜の水耕栽培用培養液のなかで、数ヵ月後には体長七～八cmと大きく成長しています。このように金魚も健康に成長する肥

図3－14　培養液のなかでよく成長する金魚

（写真提供：大塚アグリテクノ（株），2011）

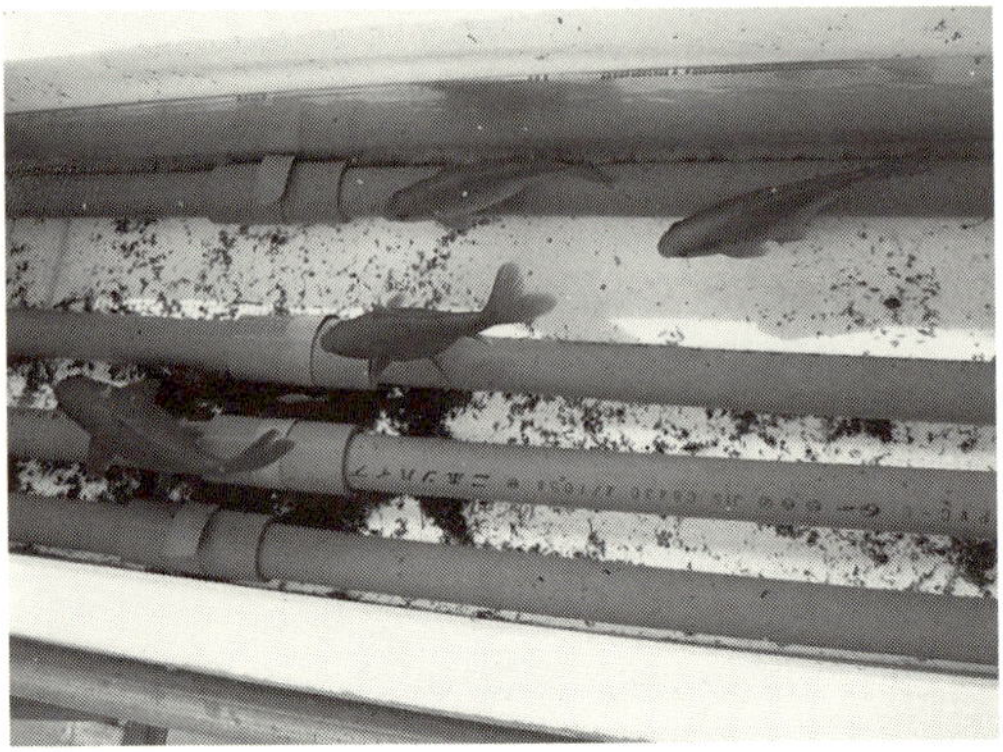

注）大塚アグリテクノ（株）栽培技術センターの岡准慈らが，3年前から実施，夜店で購入した金魚約3cmが数ヵ月後には8cm以上に成長。培養液は，大塚A処方EC0.5dS/m。

図3－15　亜鉛欠乏状態からの葉面散布による回復

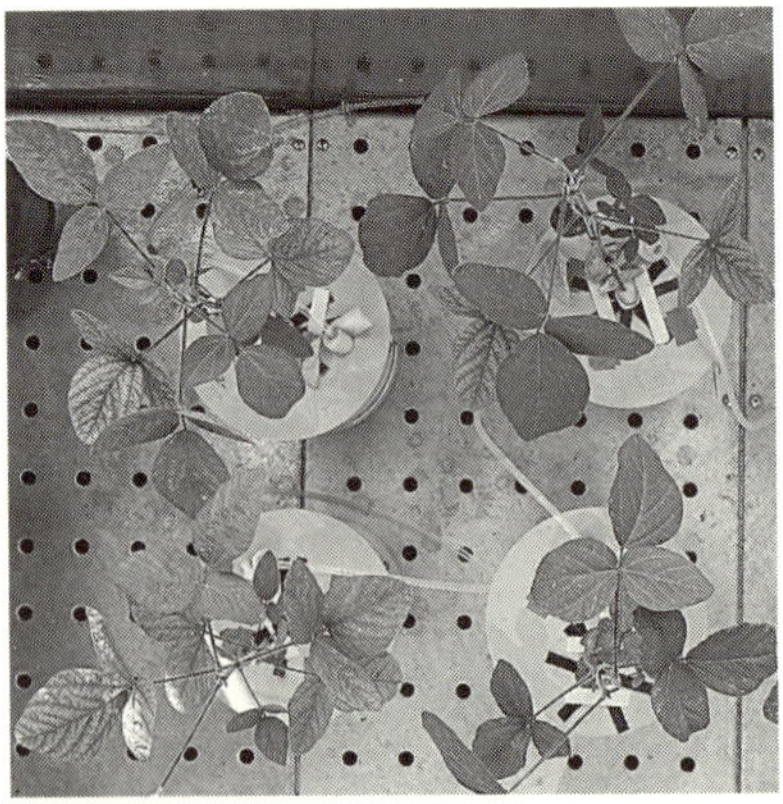

亜鉛欠如培地に播種後32日目に右側の1 ～ 4葉に葉面散布，写真は散布後23日目。
葉面散布で亜鉛欠乏による白化（クロロシス）の発生が防がれている。
（東京大学米山忠克教授と味の素（株）の共同研究）

料成分を葉面散布し、二〜三週間くらいたったところで収穫して、ミネラルたっぷりの野菜などをつくったら、歓迎されると思います。

サプリメントとしてミネラルを直接飲むよりも、植物を介してとろうというアイディアです。異常なものなら植物が枯れて反応してくれます。摂取しすぎの心配もありません。通常栽培では人間の健康に不足するミネラルを葉面散布して、おいしい食事として食べるということです。そんなことができるようになることが、私の夢です。

亜鉛の場合、先に述べたように、土に多量にあってもリンと固く結合して、植物が吸収できにくくなります。そこで、近年の亜鉛不足の野菜には、葉面から補給してやるのがよいのです。

東京大学の米山忠克先生と味の素による実験では、亜鉛欠乏の葉に葉面散布すると、亜鉛欠乏によるクロロシス症状が予防できることが実証されています（図3—15）。大量施用でなくても、葉からだと充分に吸収されるので、亜鉛とかマグネシウムの含量を葉面散布によって増やすのは、むずかしいことではありません。

4　上手に塩を減らして高血圧を防ごう

◆減塩の重荷を減らす三つのアドバイス

日本人の食事の摂取基準について、よく質問があるのは塩、そうナトリウムです。基準の目標値は、一日当たりナトリウム三六〇〇mg、食塩にすると一日九gです。しかし、九gにしましょうといわれるけれど、これを実行するのはつらいという人が多いのです。高血圧の人は塩をとってはいけないので六gにといわれるけど、なおきついといわれます。

そこで、三つの考え方、アドバイスをお伝えします。一つは、塩の推定平均必要量というのは一日一・五gです（72〜73ページ表2—3参照）。いまの日本人は平均一一・三gと、たくさんとっているのですが、これを減らして、一・五gになっても大丈夫、死なないわけです。

ただし、運動をする人は汗で流れ出ますから、もっととらないといけないのですが、最低はこれぐらいま

減塩に取り組む人への3つのアドバイス

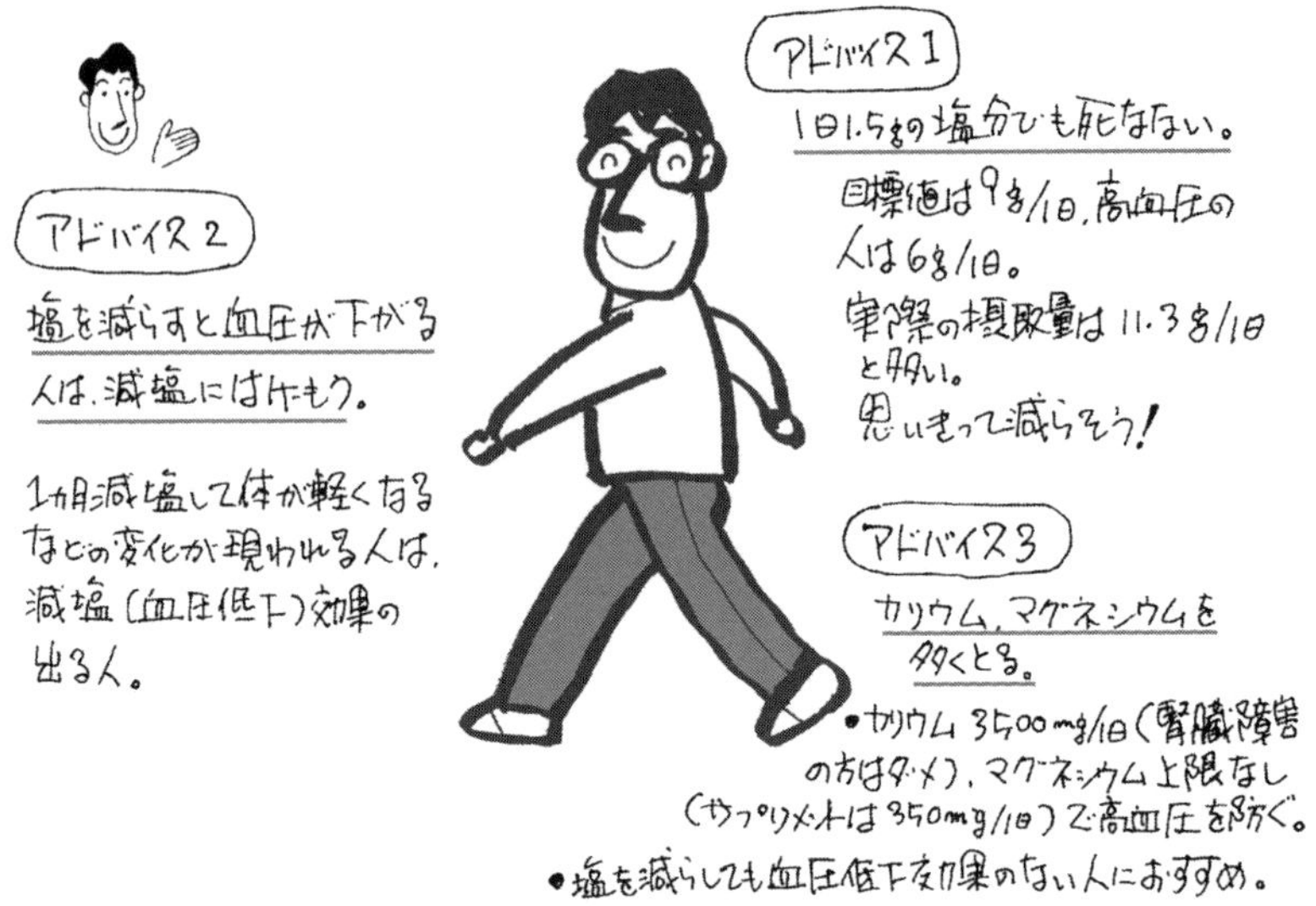
アドバイス1
1日1.5gの塩分でも死なない。

目標値は9g/1日、高血圧の人は6g/1日。

実際の摂取量は11.3g/1日と多い。

思いきって減らそう!

アドバイス2
塩を減らすと血圧が下がる人は、減塩にはげもう。

1カ月減塩して体が軽くなるなどの変化が現われる人は、減塩(血圧低下)効果の出る人。

アドバイス3
カリウム、マグネシウムを多くとる。

•カリウム3500mg/1日(腎臓障害の方はダメ)、マグネシウム上限なし(サプリメントは350mg/1日)で高血圧を防ぐ。

•塩を減らしても血圧低下効果のない人におすすめ。


で減らせるということを知っておくことは大事です。高血圧で塩の制限を受けられている方は、その気持ちになって、塩を少しでも減らす努力をされることです。

二つめは、人によっては塩を減らしても効果がないということです。すでに、一九五四年にダールらによるネズミの実験でわかっていたことですが、人それぞれ塩分に対する感受性がちがいます。

どうしたら自分の感受性がわかるのか。例えば、一カ月間減塩の食事を続けて血圧降下の効果が出る人と、出ない人がいます。効果の出る人は、はじめは体が軽くなるなどの変化が現われるので、ご自身で判断ができます。

ですから、塩を減らすと血圧が下がる方は、減塩にはげんで下さい。塩を減らしても血圧の下がらない方は、つぎに述べるカリウムやマグネシウムをとって下さい。

◆高血圧はカリウムとマグネシウムで改善

三つめは、高血圧は、カリウムとカルシウムとマグネシウムを多くとると改善することです。日本人の食事摂取基準二〇一〇年版（72〜73ページ表2—3参照）には、カリウムについて、目標量が一日当たり二九〇〇（三五〇〇）mgと示されています。（ ）内の三五〇〇mgは高血圧予防のための望ましい摂取量です。カリウム三五〇〇mgをとり続けたら、高血圧予防となって、血圧が下がるということです。

食事摂取基準には、必要量や推奨量などとともに、これ以上とらないようにという耐容上限量が示された要素もあります。マグネシウムについては、「通常の食事からはよいが、サプリメントからの摂取上限量は、成人の場合三五〇mg／日」と記されています。マグネシウムの場合、食べ物からだと、とりすぎ（上限）はないのです。

腎臓の機能障害の人は、カリウムはダメとお医者さんから言われていると思います。その方の高血圧予防には、やはり減塩とマグネシウムの摂取、それに第4章の後半に書きましたストレス解消です。ストレスで血圧が上がるからです。

●ここまでにわかったこと

1 人間の塩の最低必要量は一日一・五gである。このことを知っていると、一日九gへの減塩は気分的にらく。

2 塩と高血圧の関係は人により個人差がある。感受性の高い人は減塩効果が現われるが、必ずしもすべての人に当てはまらない。

3 カリウムやマグネシウムの摂取も高血圧予防に効果がある。

4 ストレスで血圧が上がるから、ストレス解消も重要な対策。

5 クロムやセレンなど微量元素も大切

◆微量でも健康には欠かせない

日本人の食事摂取基準（72〜73ページ表2—3）では、ヨウ素、クロム、モリブデン、セレンにも必要量、推奨量が示されています（セレン、モリブデン、ヨウ素には耐容上限量も示されています）。

なぜこれらが必要かとわかったのは、前に述べた経腸栄養剤や中心静脈栄養剤（心臓に近い大静脈にカテーテルを挿入して、高カロリー輸液を行なう栄養剤）を長期にわたって使用されている患者さんに現われた症状の研究から、微量要素欠乏の出方や、必要量が解明されてきました。亜鉛欠乏は高カロリー輸液を始めて一ヵ月ほどで、クロムの場合は四年ほど経過して初めてその必要性が発見されました。

また、表3—8に示すように、ガンや心筋梗塞、認知症、高血圧などにかからないために、セレンやクロム、亜鉛や銅などが非常に大事です。行動異常というのは精神医療の領域ですが、リチウムなどの欠乏が関係しています。リチウムは食品ではヒジキに多く含まれています。

◆セレンは人間の必須元素

セレンは、動物の体内で活性酸素の抑制に作用します。図3—16のように、活性酸素のスーパーオキシドアニオンラジカル（$\cdot O_2^-$）を無害化する過程で、過酸化水素（H_2O_2）を水に分解するのに、セレンが必要だからです。植物と動物では活性酸素の消去の仕組みがちがい、植物での活性酸素の消去（87ページ図2—11）にはセレンは必要ありませんが、動物には必要であり、セレンは動物や人間の必須元素です。

ちなみに、日本の農地にはセレンが少ないのです。しかし、セレンは魚や肉に多く含まれていますので、不足を心配しなくてもいいです。魚が含むセレンといえば、魚カス肥料を牧草にやって、元気なよい競馬馬を育てている方がいます。

表3－8　ガン，心筋梗塞，認知症，高血圧，免疫不全などの予防にセレン，クロム，銅などが効果ある

（柳澤浩之・山内博：*Biomed. Res. Trace Elements.*, **20**,1, 2009）

生活習慣病関連疾患	微量元素の欠乏
ガン	セレン，亜鉛
動脈硬化	クロム，銅，マグネシウム
心筋梗塞	セレン，マグネシウム
糖尿病	クロム，マグネシウム
認知症	セレン，クロム，亜鉛
高血圧	セレン，銅，亜鉛，マグネシウム
免疫不全	亜鉛，銅，セレン，鉄
味覚低下	亜鉛
行動異常	亜鉛，銅，リチウム
う歯（むし歯）	フッ素

マグネシウムは渡辺が追加。

図3－16　人体での活性酸素の発生と消去

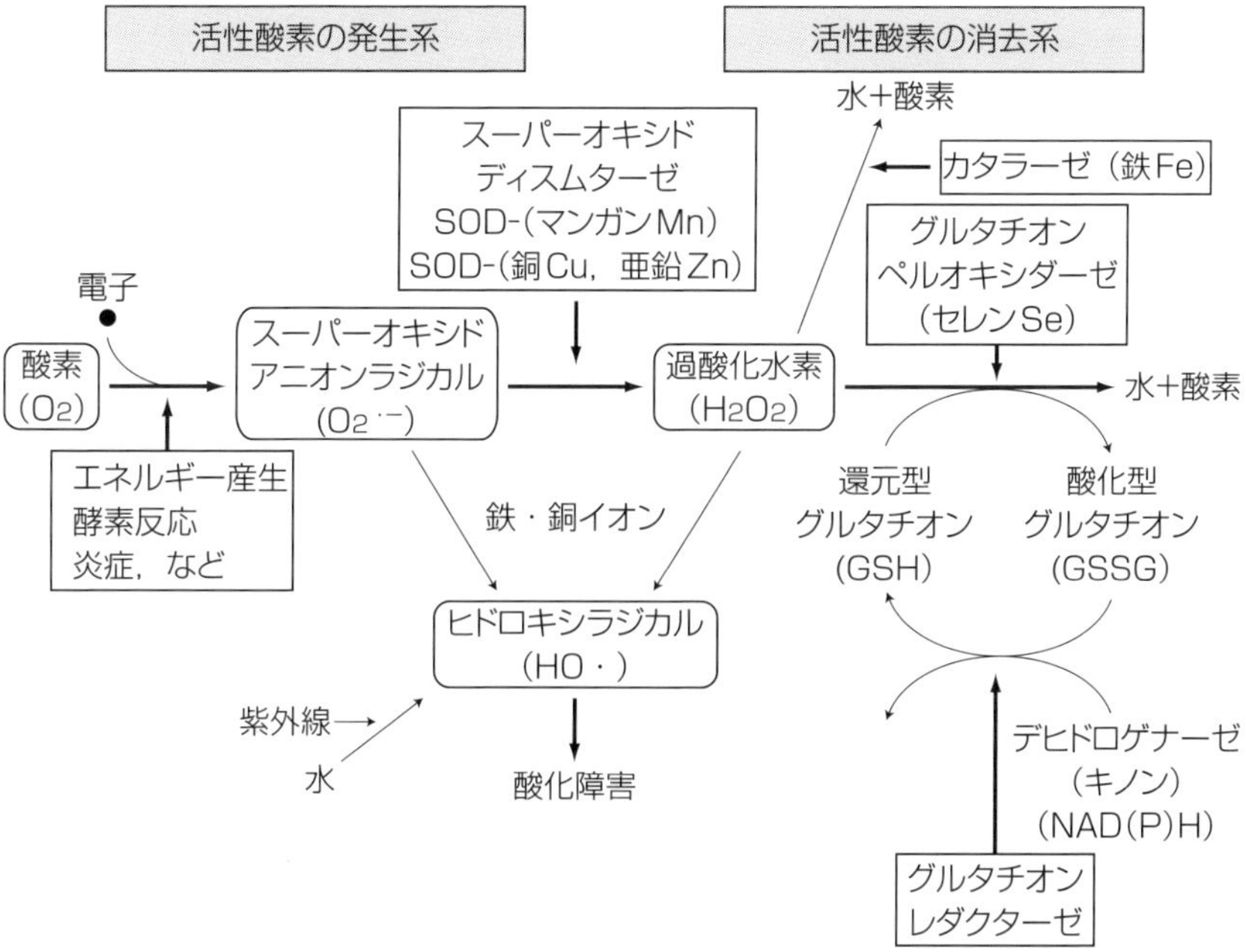

注）植物体の場合は，87ページ図2－11参照。

6 地域あげて食で健康づくりの運動を

◆西会津町の「健康ミネラル野菜」運動

最後に、私がいちばん望んでいること、広めたいことを紹介します。図3—17は、中嶋常允《とどむ》先生が指導された、福島県西会津町の実践です。ここの山口博續町長さんが、中嶋先生の講演を聞かれ、健康な土づくりによって、健康ミネラル野菜を育てて食べる運動に、町をあげて取り組みました。

そして、もちろん食事だけでなく、「健康の町宣言」をし、医療関係、福祉関係などいろいろな取組みをあわせて「トータルケアの町づくり」が展開されました。西会津町住民の平均寿命は、昭和六十年代には、福島県内九〇市町村のうち、男性は八八位、女性は六九位という非常に短命な町でした。それが、この健康ミネラル野菜運動をすることによって、平成十七年には合併六〇市町村中、男性二六位、女性二九位にまで上がりました。しかも、百寿率（人口一〇万人当たり一〇〇歳以上の方の人数）は、国や福島県平均を大きく上回っています（表3—9）。

保険制度や自治体の財政で問題になる医療費も、この運動をすることによって下がってきました（図3—17）。こういった取組みを広めていきたいのです。

◆埼玉県坂戸市の「葉酸プロジェクト」

60ページでも紹介しましたが、埼玉県坂戸市では、市内にある女子栄養大学の研究成果を活かして、「葉酸プロジェクト」に取り組みました（図3—18）。葉酸は、ビタミンB群の一種ですが、これが認知症や脳梗塞に予防効果のあることが、すでに明らかになっています。

その葉酸を一日四〇〇μgとる運動をすすめ、「葉酸米」「葉酸入りパン」「葉酸うどん」「葉酸カレー」などを企業などと協働開発して普及、それら食品や地場産農産物を使ったメニューを扱う店の「さかど葉酸いただきmap（マップ）」も作成してPR。また、大学と協力して「認知症予防講習会」を開催するなど、さまざまな活動をしてきました。

その結果、医療費は三年連続で想定金額を下回っ

図3－17　西会津町と福島県・全国の国民健康保険税の推移（1人当たり税額比較）

（福島県西会津町の資料より）

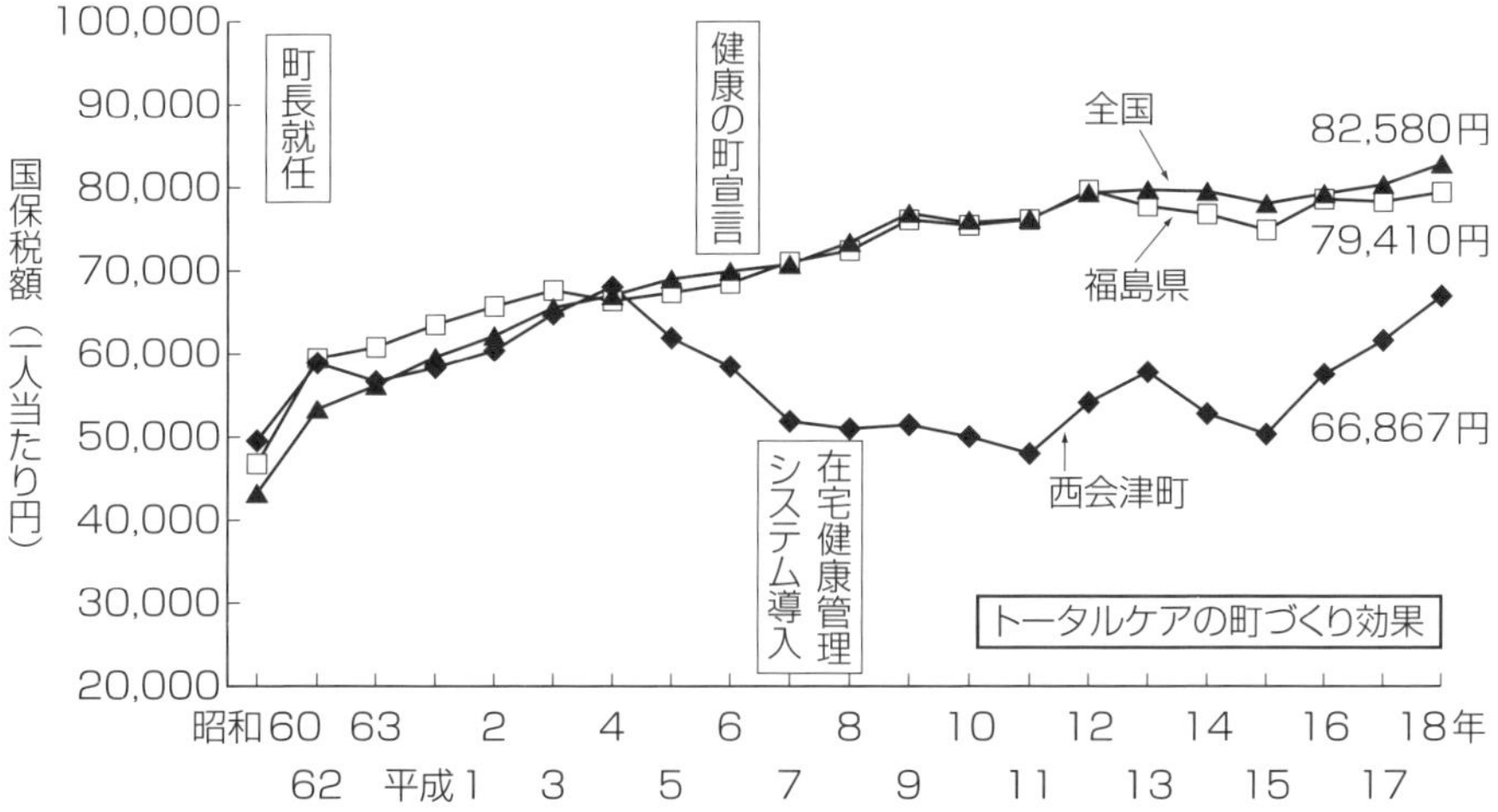

表3－9　福島県西会津町「健康ミネラル野菜」を育てて食べる運動の成果

○昭和60年代の平均寿命は県下最下位

昭和60（1985)年　男性88位　女性69位(90市町村中)
男性73.1歳(全国74.8歳)
女性80.0歳(全国80.5歳)
(短命な町であった)

○それが，活動を通じて平成17年には

平成17（2005)年　男性26位　女性29位(60市町村中)
(男性4.8歳，女性5.5歳向上)

百寿率(100歳以上/10万人当たり)

	百寿率	100歳以上人口(人)	総人口
西会津町	130.63	10	8,249
福島県	23.63	489	2,069,011
国	25.28	32,295	127,770,000

○ポイントは，保健・医療・福祉分野の連携による食生活の改善

図3－18　坂戸市葉酸プロジェクトの成果

（『日本農業新聞』平成22年8月23日より）

医療費が減少

それから3年。市の商工会が作る「さかど葉酸いただきｍａｐ（マップ）」には、葉酸たまごに葉酸うどん、葉酸カレーなどの食品や、地場産の農産物を使ったメニューを扱う50店舗が載る。町を歩けば目印の、緑ののぼりがはためく。

健康面でも効果が出た。葉酸プロジェクトに加え、市内の大学と協力して多様な講習会を開くことで、医療費は06年度から3年連続で、想定金額を下回った。介護給付費も減った。

國枝は今年3月、まだ1年ある定年退職を前に、市役所を後にした。「みんなが支え合って動く仕組みができたからね」。満足そうに深くうなずいた。

（本文敬称略）

坂戸市では、女子栄養大学の研究を活かし，同大学と協働で認知症や脳梗塞などの予防に効果があるといわれるビタミンB群の一種である葉酸を1日400μg摂取する運動をすすめています。（坂戸市ホームページより）

て、介護給付費も減ったということです。町をあげて食生活の改善をすることによって、住民の皆さんが元気になるのです。

そのような取組みに、微量要素については、前記の葉面散布のアイディアが活かせると思います（142ページ参照）。

◆わが〝むら〟の平均寿命、健康寿命のアップに向けて

厚生労働省が作成している全国の地域別平均寿命、県ごとの市町村別平均寿命（図3—19）のマップがあります。ご自分の都道府県、市町村をごらん下さい。例えば、現状ではあまり高くない市町村でも、ランクが一つ、二つと上がっていくように、市町村をあげて、健康づくりのための食生活、さらに医療全体にわたる運動をしていきたいものです。

そして、すべての市町村が高い平均寿命、さらには高い健康寿命（134ページ参照）となるような、社会の運動を広めたい。これが本当の私の願いです。努力すれば効果が出てきます。

図3－19　兵庫県下の市町別平均寿命　（2005年の調査結果）

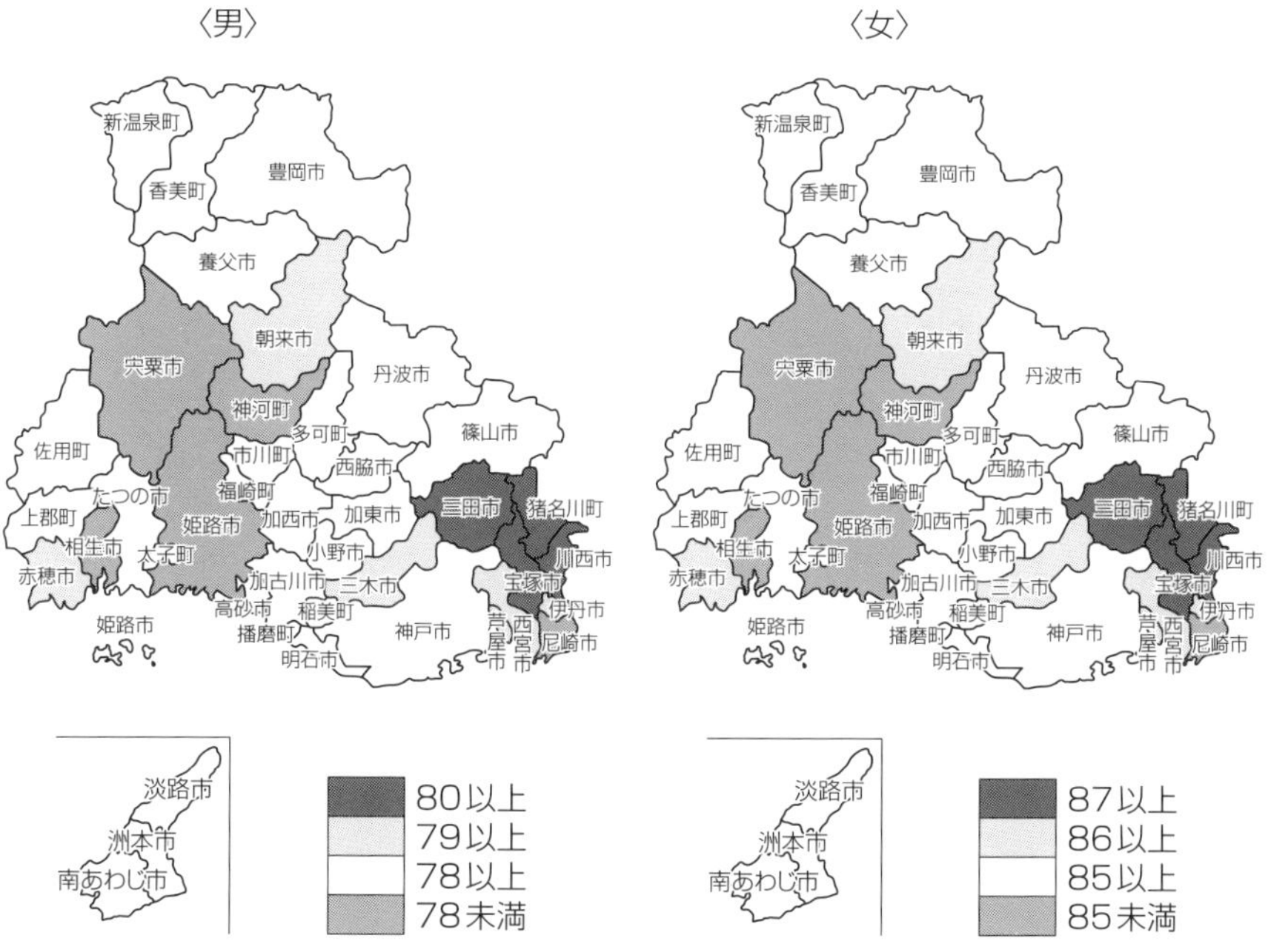

いよいよまとめですが、私たちは「高齢になっても死ぬまで青春でいたい」ということです。不老長寿のための青い鳥は宮田學先生が執筆されているように亜鉛です。

総合的に締めくくりましょう。不老長寿のための五箇条は今まで述べた、①食べ物、②運動、③ストレスをなくすこと、加えて④適切な医療、これは大事です。

それから、⑤夢と希望です。家族のために元気でとか、これをしたいあれをやりたいという夢や目標も、いつまでも青春でいるための力になります。いっぽう、家内の高校時代の同級生で、大阪大学名誉教授（医学研究科）の三木直正先生が同窓会報に書かれていたことですが「七〇歳を越えて一〇〇歳への道は地雷の中を歩くようなもの」というように、いつどんなことが起こるかわからない年代でもあります。

一〇〇〇人の死を見届けた終末期医療の専門家、大津秀一先生が執筆されたベスト

高齢になっても死ぬまで青春……

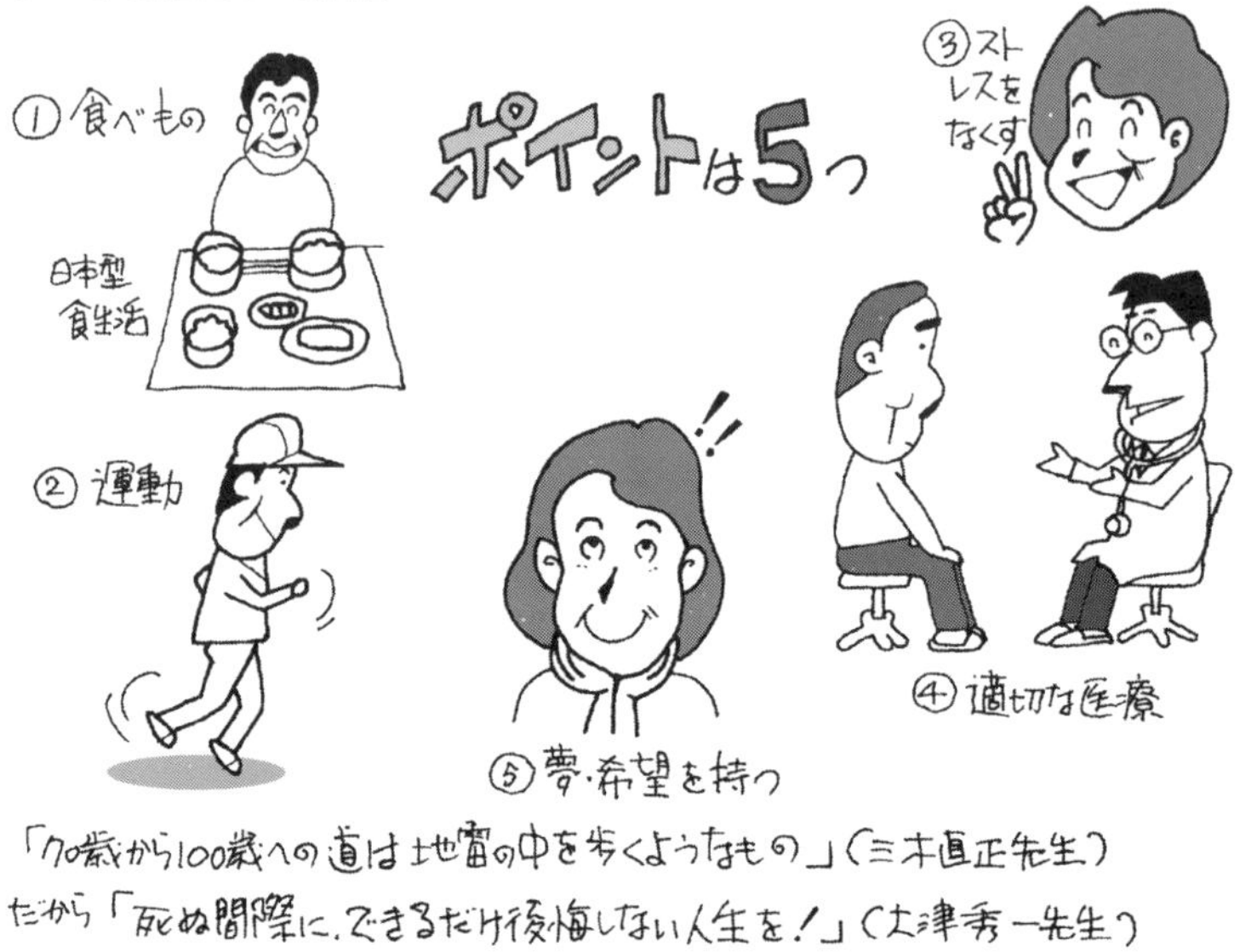
ポイントは5つ
①食べもの
日本型食生活
②運動
③ストレスをなくす
④適切な医療
⑤夢・希望を持つ
「70歳から100歳への道は地雷の中を歩くようなもの」（三木直正先生）
だから「死ぬ間際に、できるだけ後悔しない人生を！」（大津秀一先生）

セラー『死ぬときに後悔すること25』（致知出版社、二〇〇九）から知り得たことですが、私自身は、死ぬときになって後悔することがひとつでも少なくなるような人生を過ごしたいと思っています。

後悔の中には「子どもを産んでおかなかったこと」など、今となっては取り返せないこともありますが、例えば、「たばこをやめなかったこと」や「お世話になった人にお礼を言っていないこと」「自分のやりたいことをやらなかったこと」などは、今元気でいる私たちはすぐ実行できます。大津先生の図書を読んでからは、私は家内に「現在の私があるのは、貴女のおかげです」と、口に出していつもお礼を言っています。地雷を踏んで突然死したら、取り返しがつかないからです。

第4章

人間の宿命　糖尿病

万病のもとを克服するために

1 人間は何歳まで生きられるか

本章のはじめに、まず「人間は何歳まで生きられるか」という非常に重要な問いについて考えてみましょう。

日本人の寿命のデータを見ると、地域による差はありますが、二〇一〇年、男性は平均八〇歳、女性は八六歳となっています（表4―1）。ご存知のように、男性は世界五位、女性は世界一位です。そして、世界の最高齢者は、男性が一二〇歳、女性が一二二歳です。

表の下に、還暦から古希、喜寿というように「祝い歳」を示しました。一二〇歳が大還暦。還暦を二回ということでしょうか、非常におめでたいよい言葉です。昔から言われた祝い歳ですから、私たちは

表4－1 人間は何歳まで生きられるか

○日本人の平均寿命

（2010年7月26日厚生労働省発表）

男性：79.59歳（世界第5位）

女性：86.44歳（世界第1位）

○地域別順位（2008年6月23日発表）

男性	1位	横浜市青葉区	81.7歳
	2位	川崎市麻生区	81.7歳
	3位	東京都三鷹市	81.4歳
女性	1位	沖縄県北中城村	89.3歳
	2位	兵庫県猪名川町	88.5歳
	3位	長野県高森町	88.5歳

○歴代長寿1位

歴代男性世界1位

泉 重千代（日）：**120歳**

歴代女性世界1位

ジャンヌ・カルマン（仏）：**122歳**

歴代女性日本1位

小林やと（日）：118歳

○祝い歳

（すべて数え年，現在は満年齢で祝うことも多い）

61歳	還暦（かんれき）
70歳	古希（こき）
77歳	喜寿（きじゅ）
80歳	傘寿（さんじゅ）
88歳	米寿（べいじゅ）
90歳	卒寿（そつじゅ）
99歳	白寿（はくじゅ）
100歳	百寿（ひゃくじゅ・ももじゅ），紀寿（きじゅ）
108歳	茶寿（ちゃじゅ），不枠（ふわく）
111歳	皇寿（こうじゅ），川寿（せんじゅ）
120歳	**大還暦（だいかんれき）**，昔寿（せきじゅ）

一二〇歳まで生きられる可能性は充分あります。もちろん、環境によってはもっと長生きできるそうですが、一二〇歳というのが長寿のひとつの目安です。

では、実際に「何歳まで生きられるか」については、日本人の平均年齢に希望的観測を含めて考えると、女性は一〇〇歳、男性は九〇歳というのがあまり無理のないところではないかと思います。

そのときに大事になるのが、これは私が好きな言葉ですが「元気で一〇〇歳」ということです。このあたりを目標に、元気で一〇〇歳をむかえられる食生活のあり方、さらに長生きのために大切な生活の仕方全般を考えてみたいと思います。

❷ 植物にない糖尿病が人間にはなぜ？

それでは、本章の中心テーマ「人間の宿命　糖尿病——万病のもとを克服するために」に入っていきますが、はじめに「植物はなぜ糖尿病にならないか」という問題を考えてみましょう。

図４—１の写真をごらん下さい。熊本市にある樹齢七〇〇年から八〇〇年と推定されているクスノキです。樹木は、五〇〇年も一〇〇〇年も生き続けることができるのに、人間は一二〇歳ぐらい生きるのが精一杯なのです。このちがいは何であるか？

それを解く重要な鍵が、「人間には糖尿病があるのに植物にはないのはなぜか？」という問いのなかにあるのです。

図4－1　樹齢700～800年のクスノキ
（写真：渡辺和彦）

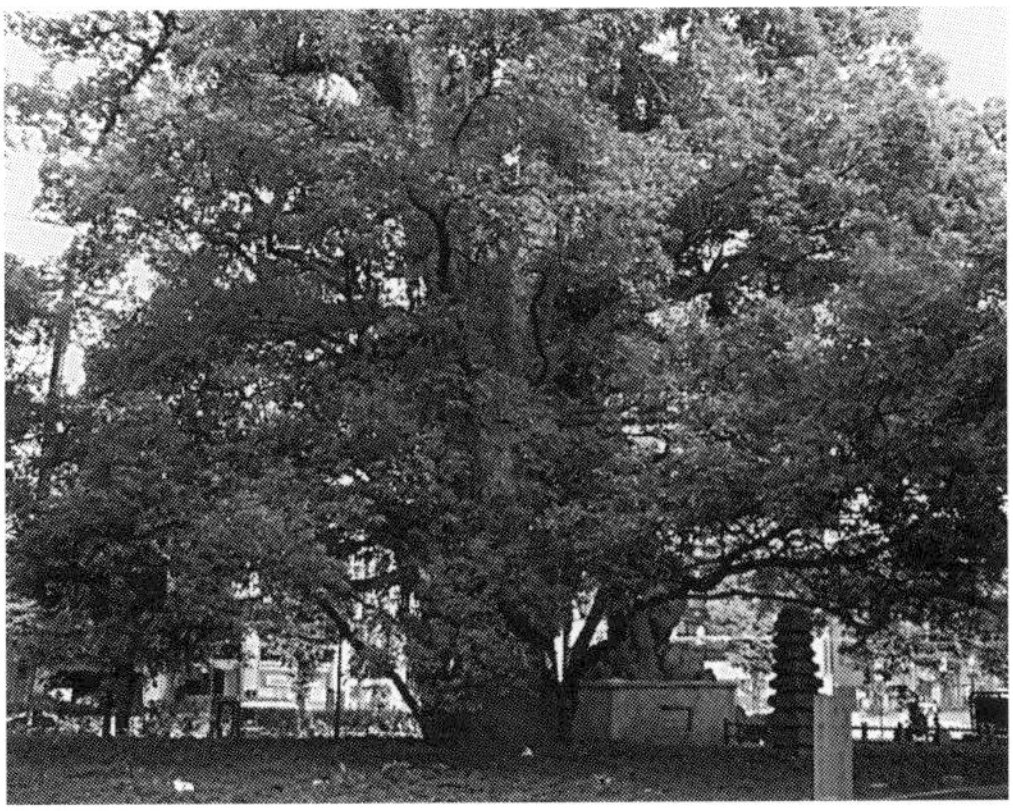

◆植物はなぜ糖尿病にならないか

私にとって非常に魅力的なこのテーマのヒントを与えてくれた人は、学生時代の助教授で、指導いただいた浅田浩二先生です（図4―2）。年齢は私より一〇歳上ですが、植物の光合成を研究され、「活性酸素」の名付け親として有名です。先生は植物がなぜ日焼けをしないかに疑問を持ち、植物に光があたって光合成をするときに活性酸素が発生するが、植物はうまくその活性酸素を水に変換して消去できることなどを、世界に先駆けて発見されました。

図4－2　活性酸素の名付け親，浅田浩二先生

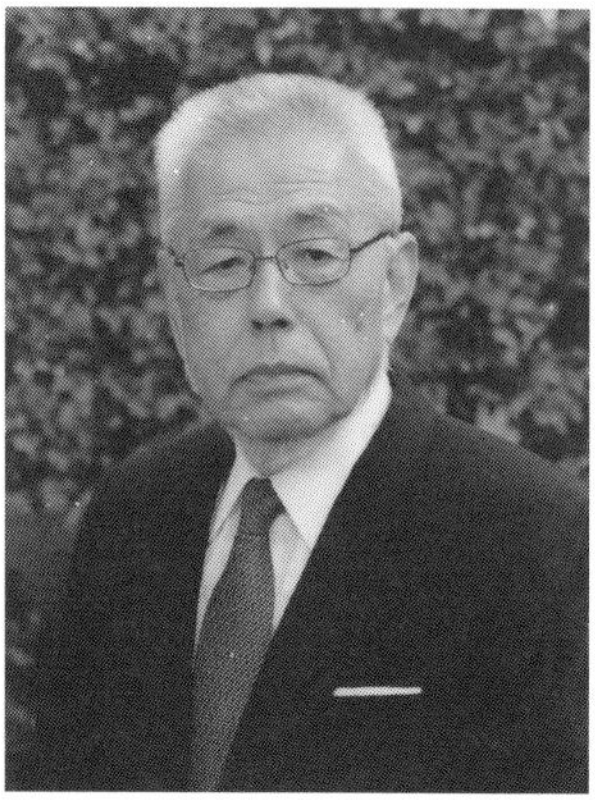

活性酸素は光によって生成されることを発見。活性酸素の生成系と消去系を明らかにした。京都大学名誉教授，オーストラリア国立大学非常勤講師。

活性酸素は、85ページで詳しく述べたように、なんらかの障害で光合成がうまく行なわれないと発生し、葉の黄化から壊死など健康被害を引き起こすものです。先生の書かれた、生化学分野の論文は、世界の動植物研究者などによって多く引用されており、二〇一〇年現在、被引用文献数は一万件にのぼります。

これから、説明していきますが、活性酸素は、人間には糖尿病とその深刻な合併症、さらにはあらゆるメタボリックシンドロームの引き金になります。ですから、私は、身近にすばらしい先生がおられることに、いつも緊張感を持つとともに、感謝しています。

◆植物と人間では「糖」の種類がちがう

では、植物と人間の大きなちがいは何か。浅田浩二先生に教えていただいたことですが、体内を移動する糖質のちがいなのです。

糖質には、表4―2のように、グルコース（ブドウ糖）、フルクトース（果糖）、ガラクトース、マンノースなどの単糖類、単糖類が少数結合したスクロース

表4－2　身近な各種糖類の分子式，特徴など

分類	分子式	名称	加水分解によって生成する単糖
単糖類	$C_6H_{12}O_6$	グルコース（ブドウ糖） フルクトース（果糖） ガラクトース マンノース	
2糖類 （少糖類）	$C_{12}H_{22}O_{11}$	スクロース（ショ糖） ラクトース（乳糖） マルトース（麦芽糖） セロビオース	グルコース＋フルクトース グルコース＋ガラクトース グルコース グルコース
多糖類	$(C_6H_{10}O_5)n$	デンプン グリコーゲン セルロース	グルコース グルコース グルコース

注）この表では単糖類でも6つの炭素からできているヘキソースのみを示したが，3つ（トリオース）や5つ（ペントース）などの単糖類もある。同様に少糖類には2糖類だけでなく，3糖類，4糖類などもある。多糖類でもグルコース以外で構成されているものも多数ある。例えば天然物であるキチンはN-アセチルグルコサミンだけでなく，グルコサミンをも構成成分とする多糖類であり，N-アセチルグルコサミンとグルコサミンの比はおよそ9：1でできている。

（ショ糖）、ラクトース（乳糖）、マルトース（麦芽糖）などの少糖類（以上三つは2糖類）、多数結合したデンプンやグリコーゲンなど多糖類があります。

植物は、葉の光合成によってできた多糖類のデンプンを、スクロース、すなわちショ糖（砂糖）の形に変えて、根や果実など各部に転流して使います。ところが人間はちがいます。摂取したデンプンや砂糖などは、消化・吸収のさいには単糖に分解されて、グルコースの形で血液中に入って体の各部に運ばれます。

植物での糖の転流の仕方については、第2章で詳しく述べているのでごらん下さい。簡潔に説明すると、ショ糖は溶液の形で篩管を通って根や果実などへ転流し、エネルギー源となり根の成長や果実の発育などに使われます。溶液の移動のためには、心臓のポンプ活動のように、圧力がかかることが必要ですが、その役割をしているのが篩管細胞の隣にある伴細胞で、ポンプ活動にはマグネシウムとカリウムが大きな働きをしています（81ページ図2―6参照）。

◆ふつうの砂糖でできるお焦げに注目！

そこで重要なのが、植物体内を移動するショ糖（ス

図4－3　ホットケーキの茶色が健康にとって大問題＝グルコースの変身

〈メイラード反応：ホットケーキの茶色のお焦げ〉

白いホットケーキ　　　茶色(お焦げ)のホットケーキ

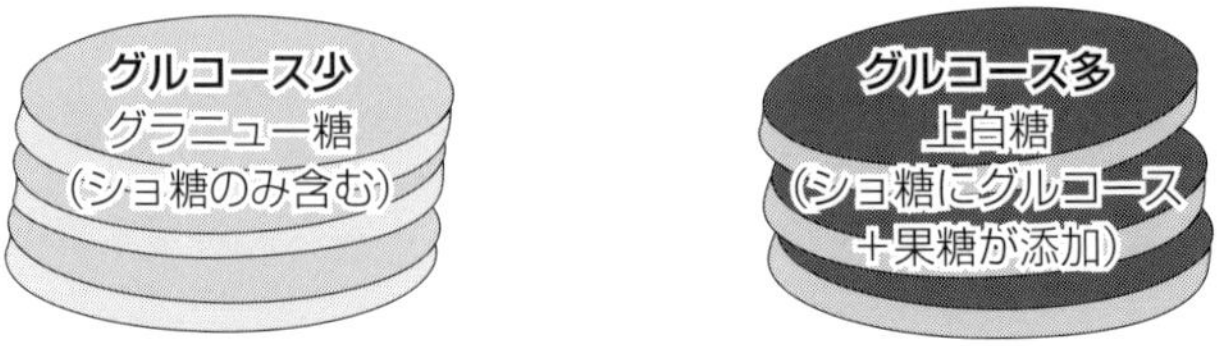

ショ糖はタンパク質と反応しないので白色

グルコースが卵のタンパク質と反応して茶色のお焦げに

〈人間の体でもグルコースはタンパク質と反応して有害な物質をつくる〉

例：ヘモグロビン・エーワンシー（HbA1c）
（赤血球中のヘモグロビンがグルコースと結合したもの）

⇩

AGEs（終末糖化産物）の生成
・脳の老化物質アミロイドの分泌
・活性酸素の放出を促進
・白内障, 動脈硬化, 皮膚の老化にも関与

クロース）と、人間の体内を移動するブドウ糖（グルコース）との決定的なちがいです。

　ホットケーキを焼いたとき、表面は茶色になります。ふつうの砂糖、すなわち「上白糖」を使っているためです。したがって、ショ糖だけを含むグラニュー糖で焼くと白くなります。

　なぜかというと、上白糖はショ糖が主成分ですが、転化糖（グルコースとフルクトースの混合物）を一％程度含んでいるためです。上白糖に含まれるグルコースとフルクトースが、卵に含まれるタンパク質と結合し、お焦げ物質ができて茶色になるのです。すなわち上白糖には、人間の血液に入って体内を移動するグルコースが含まれているのです（図４―３上）。

　なお、上白糖に転化糖を加えるのはショ糖の結晶同士の固着を防ぐためと、ショ糖だけにくらべ甘みが強くコクがでるためです。また、吸湿性があるのでしっとり感も出ます。

　ショ糖そのものはグルコースとフルクトースが結合してできている（図４―４）ので、関係はやっかいですが、２糖類のショ糖に単糖類のグルコースとフルク

図4－4　ショ糖はグルコースと果糖でできている

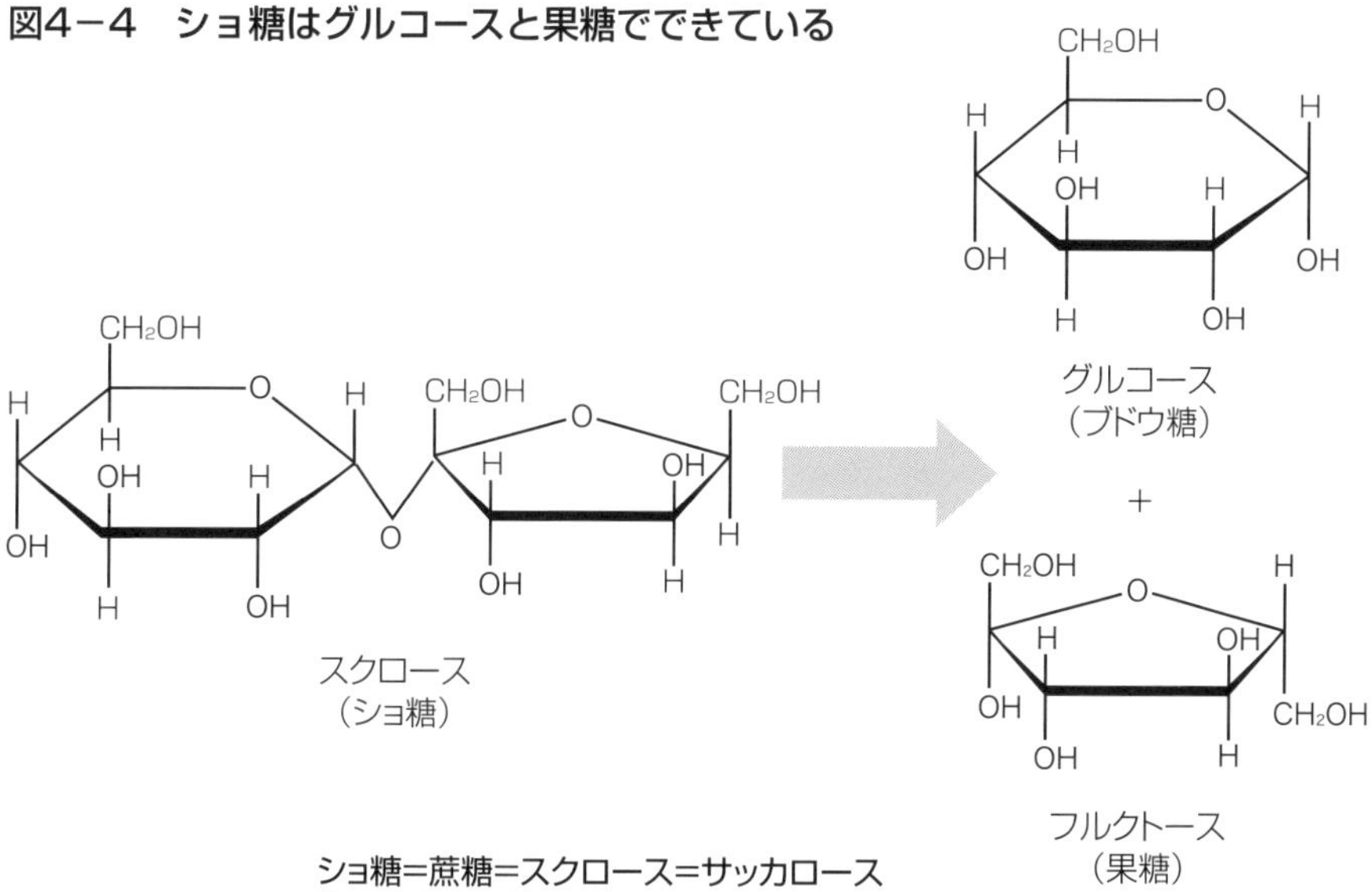

ショ糖＝蔗糖＝スクロース＝サッカロース
（4つとも同じ糖です）

トースが混ざっているとご理解下さい。ちなみに、グラニュー糖はショ糖だけでできています。

ホットケーキが茶色なのは、グルコースとタンパク質とが反応してお焦げ物質ができるためです。生体内糖化反応（グリケーション）という反応ですが、メイラードという先生が発見したことから「メイラード反応」と呼ばれています。ショ糖はタンパク質と反応しにくいのですが、グルコースは還元力をもっているために、よく反応するのです。

◆血液の高糖度が、凶暴なＡＧＥｓをつくる

問題は、私たち人間の体のなかでも、このメイラード反応がおこり、健康によくない物質ができてしまうことです。

その代表が、健康診断で血液検査の項目となっているヘモグロビン・エーワンシー（HbA1c）です（図4―3の下）。糖尿病について関心のある方は、この値が気になりますね。HbA1cは赤血球中のヘモグロビンがグルコースと結合したもので、過去一～二ヵ月くらいの血糖値レベルが反映しています。つまり、血糖値（血中グルコース量）が高かったという履歴が、

補足説明 1

デンプンの種類（アミロース、アミロペクチン）とお米の食味

多糖類のデンプンは、単糖のグルコースがたくさん結合してできています。そのとき図4―5の上のように、真っ直ぐにつながっているデンプンがアミロースです。いっぽう、横へ分岐（側鎖）しているのがアミロペクチンです。米の粘り、もちもち感をつくるのがアミロペクチンで、もち米はアミロペクチンです。

日本のうるち米（ジャポニカタイプ）はアミロペクチン約八〇％、アミロース一七～二三％含んでいます。タイ米などインディカタイプはアミロースが二五％に達するものもあり、パサパサしています。日本のお米は少しネバネバしていますね。

コシヒカリを代表とする軟質米は、レイホウなどの硬質米にくらべアミロース含有率が二～三％低く、もちに近く、冷めても軟らかさと弾力性があります。炊飯米の粘弾性にはアミロペクチンも大きな役割をしていますが、アミロース含量が高くなればなるほど、炊飯米は冷えると硬く、ごわごわした食感になります。わが国では軟らかく粘りのある食感のごはんが好まれることから、今日ではコシヒカリ型の低アミロース米（約一七％）が主流になっています。

低アミロース米もアミロースが低下するにともない、水分量を減らさないと軟らかくなりすぎ、その特性を充分に発揮できません。低アミロース米は適切な水分量で炊飯すると、〝おこわ〟のような食感になり、冷めても軟らかく、かつ弾性もあり、お弁当やおにぎりにしてもおいしいのです。

もち米をふつうのうるち米と同じ水分含量で炊くと糊になってしまいます。これはアミロペクチンが七五℃以下で糊化が終了してしまうためで、デンプンが余分な水を吸って過剰に膨潤し、溶けてしまうためです。したがって、もちをつくときに、もち米を一晩水に漬け、水切り後、蒸してからつくのは理にかなっているのです（佐藤光、『農業および園芸』二〇一一年二月号より）。

なお、動物にあるグリコーゲンは、植物のデンプンに当たる多糖類です。アミロペクチンより、もっと側鎖が多いかたちでグルコースが結合してできてきます。グリコーゲンは、動物の筋肉と肝臓に多く蓄えられています。

この値の高さに現われるのです。

そしてさらに、タンパクとグルコースの反応がどんどん進んでいくと、ＡＧＥｓ（Advanced Glycation Endproducts終末糖化産物）が生成してきます（図4―3下）。ＡＧＥｓは終末糖化産物と呼ばれていますが、これが生成するときや、さらにはできたあとでも

活性酸素を出して、非常に悪い作用をするのです。AGEsは、脳の老化物質アミロイドの分泌、白内障など目の病気、動脈硬化、皮膚の老化などにも関与しています。

図4－5　アミロースとアミロペクチンのグルコース結合のちがい

〈アミロースは直鎖〉

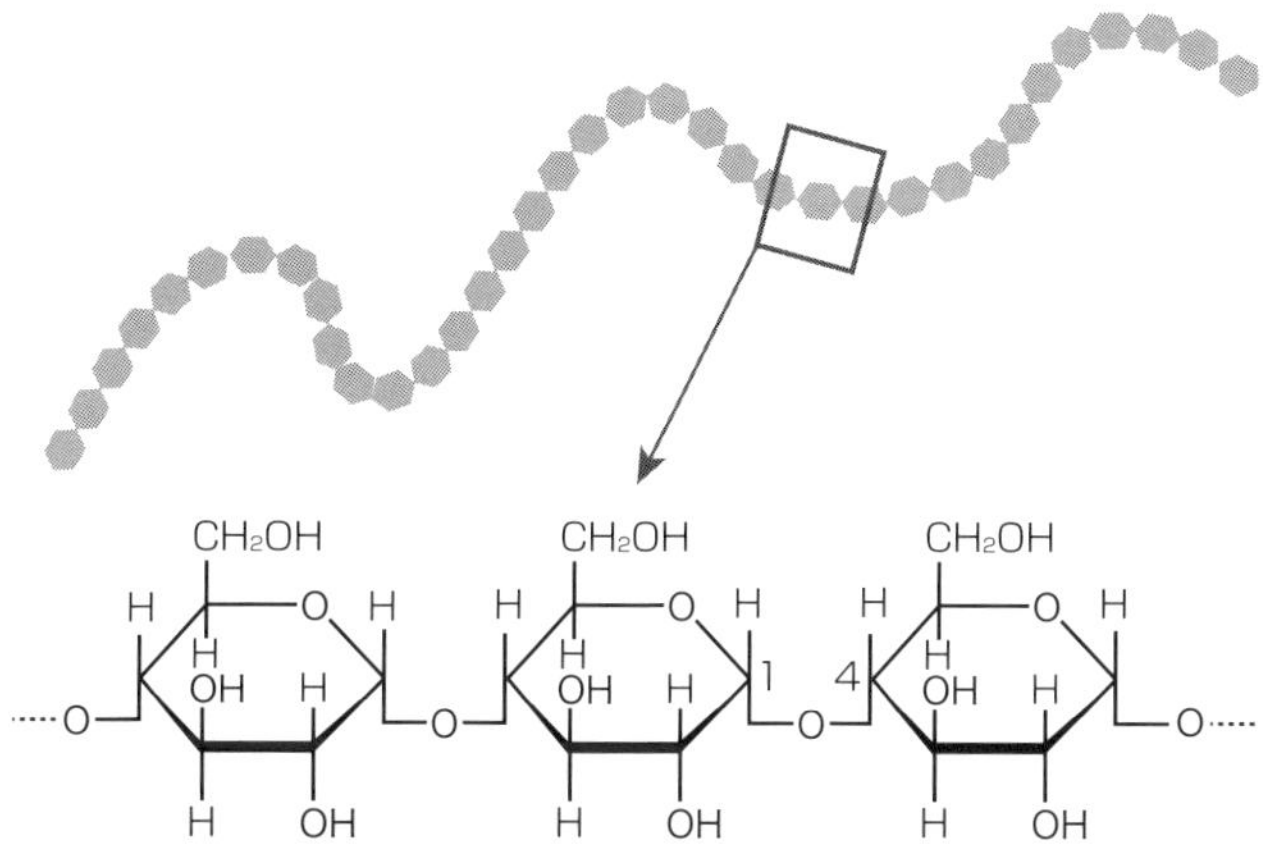

〈アミロペクチンは分岐している〉（粘りがある）

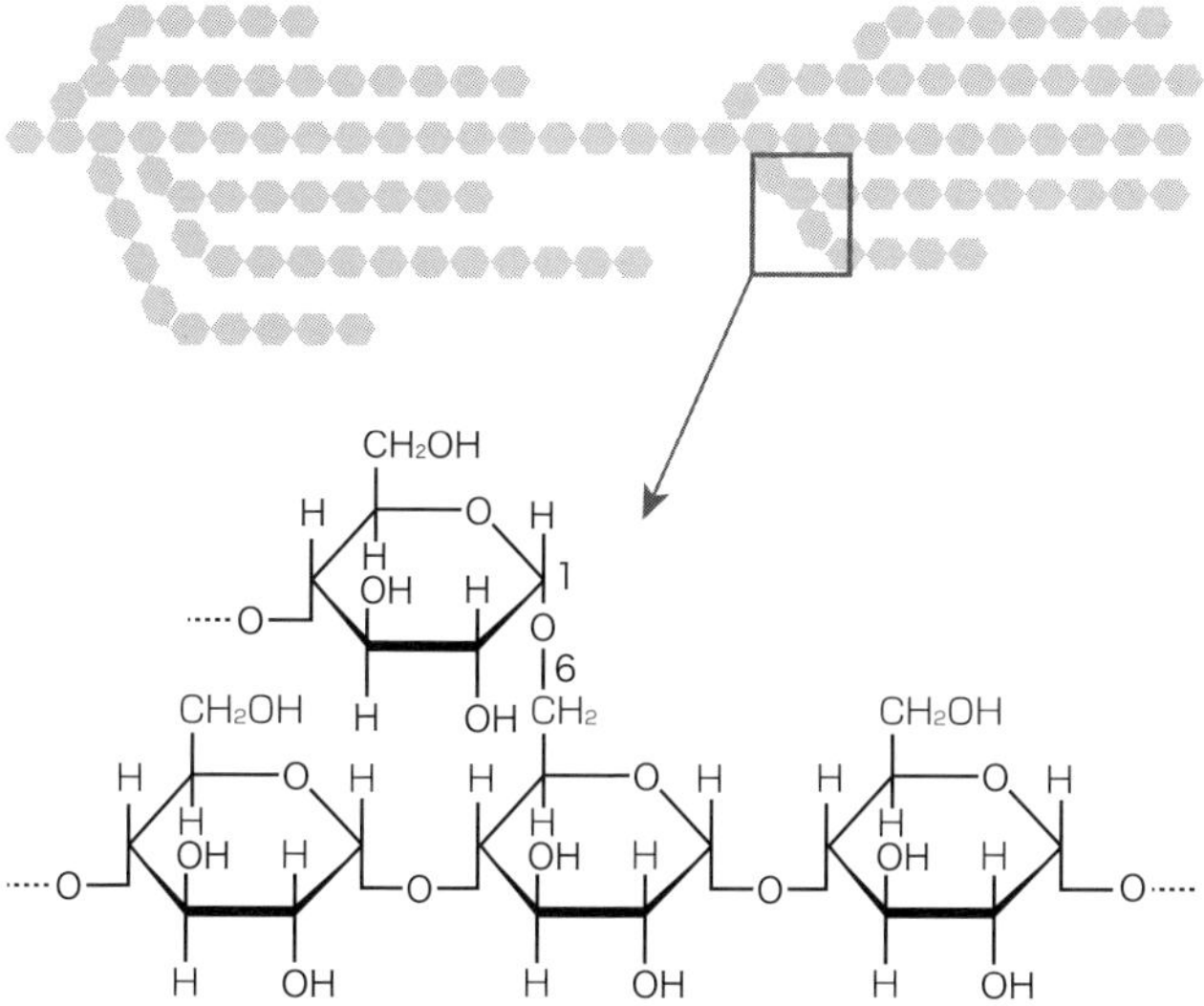

もち米はアミロペクチン100%。日本のうるち米はアミロペクチン約80%。
タイ米はアミロペクチン0%。

③ 糖尿病とその合併症のこわさ

◆三大合併症――網膜症、腎症、神経症

ここから糖尿病についてです。私のミネラルと人間の健康についての講演会でも、糖尿病の話をしてほしいという要望が多くあります。それほど、糖尿病とその合併症について、皆さん関心があります。やはり合併症はこわいです（左ページイラスト）。

糖尿病の三大合併症は、糖尿病網膜症と糖尿病性腎症、それに糖尿病性神経症です。いずれも、高血糖が続くことで細小血管がもろくなったり、血栓でつまったりして、眼や腎臓に障害をきたします。また、神経への栄養補給がわるくなって、末梢神経、自律神経が傷み、さまざまな運動障害や麻痺、しびれなど全身に障害が現われるようになります。

●自覚症状なしで進行――網膜症

私の家内が眼科医師なのでよく聞きますが、糖尿病網膜症の患者さんが多く、ひどくなると失明することもあるそうです。

体のなかで血管状態を直接観察できる唯一の場所が眼底です。図4―6は糖尿病患者さんの眼底写真ですが1は眼底出血がなく血糖が良好にコントロールされている人です。2以降の矢印部分が異常です。糖尿病の患者さんは眼の異常にまったく自覚症状はありません。1～3はよく見えていますが、4は出血が多くなりほとんど見えていません。

自覚症状のまったくない2、3のうちに血糖値を下げる努力をしないといけないのです。糖尿病がこわいのは長い期間自覚症状がなく、合併症が突如現われることです。

●人工透析患者さんの三割が糖尿病性腎症

糖尿病は血管の病気ですから、細小血管が働いている所に全部関係することに、注意が必要です。糖尿病性腎症についても少し説明しておきましょう。

血液のろ過を行なう腎臓の糸球体は毛細血管のかたまりです。糸球体は損傷を受けても再生できないのが特徴です。ですから人工透析が必要になるのです。週

三回もの人工透析は時間的・精神的負担が大きいです。人工透析を受けておられる患者さんの三割以上が糖尿病性腎症です。

一般の健康診断で尿蛋白が陰性であっても、尿中にアルブミンが出ていることがありますので要注意です。

糖尿病の合併症

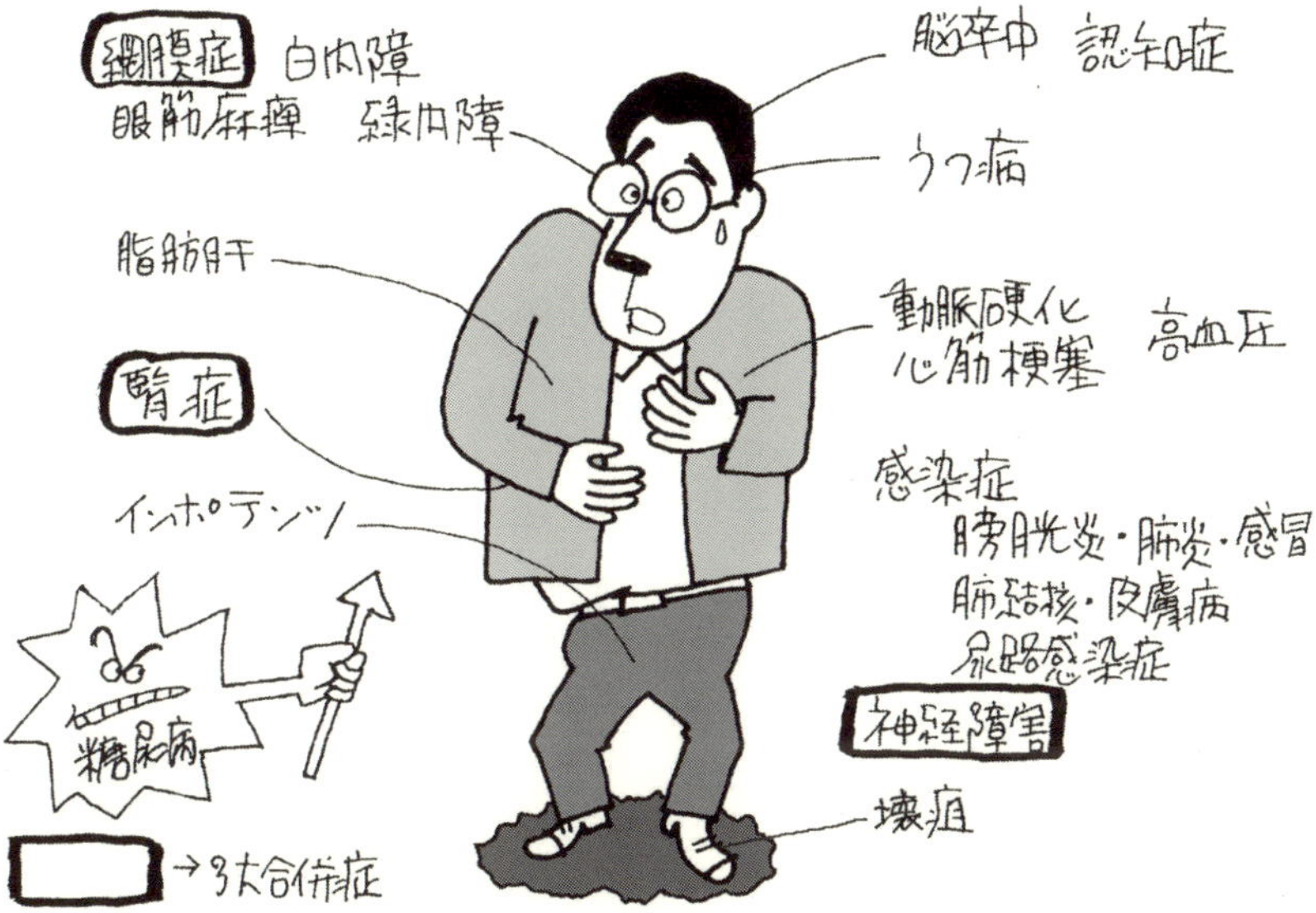

図4－6　糖尿病網膜症の眼底写真

（写真提供：渡辺弥生）

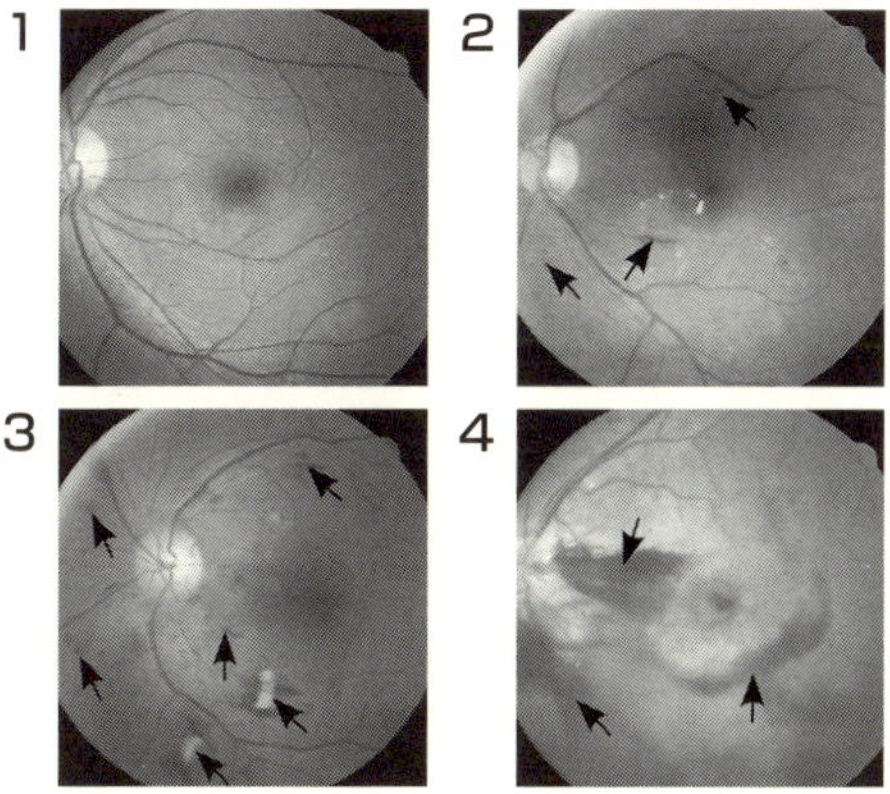

1　正常
2　糖尿病網膜症（自覚症状なし）
3　糖尿病網膜症（自覚症状なし）
4　糖尿病網膜症の増殖期（眼底出血が現われ，かなり進行）
矢印（→）部分が異常（出血と白斑）

●温度や痛みを感じなくなる——神経症

神経も他の器官と同じく血液によって栄養をもらっているのです。どろどろの血液では、細い神経に栄養分をあたえる毛細血管をスムーズに通ることができません。ですから末梢神経がおかしくなるのです。温度や痛みを感じなくなるのです。足に小さな傷を受けても痛くないのは、神経障害がすでに発生しているのです。

◆動脈硬化、感染症、うつ病、認知症との関係も

さらに、大血管障害としては、動脈硬化が起こりやすく、脳や心臓などの疾患をもたらします。また糖尿病があると、さまざまな感染症にかかる危険性も高く、糖尿病とうつ病が併発するケースが多いことや、最近では認知症につながることもわかってきました。

糖尿病は血管障害を生じますから、糖尿病が認知症発生の危険因子のひとつであることは容易に理解できます。実際に認知症になるのは高齢者になってからですが、若いときから糖尿病にならないように気をつけなければいけないのです。

もう四〇年も前になりますが、私が大学院を出た時、同級生が非常に有名な会社の筆記試験や面接に合格したのに、身体検査で尿から糖が出たという理由で採用されませんでした。当時は厳しかったこともあると思いますが、大変な病気なのです。そんな事実とともに、若いときからの食事や生活の仕方で防げる病気であることも知っておいてほしいと思います。

◆AGEsがアルツハイマー病に関与

図4—7に、メイラード反応によって、ヘモグロビンA1cができ、やがて終末糖化産物AGEsができる過程を示しました。このように、反応の進み方も、本書では略しますが生成するAGEsの種類と構造も、どういう悪さをしているかということも、ほとんどが研究されて明らかになっています。

AGEsは、認知症、アルツハイマー病のもとにもなっています。アルツハイマー病にかかった人の脳は、神経細胞の死滅によって萎縮しています。このときに、大脳皮質に起こっているおもな病変が、神経細胞死です。じつはこの反応に、AGEsが関係しているのです。

図4—7の出典である北陸大学薬学部の竹内正義ら

図4−7　メイラード反応のステップ

（竹内正義ら：『生体の科学』**58**, 502, 2007）

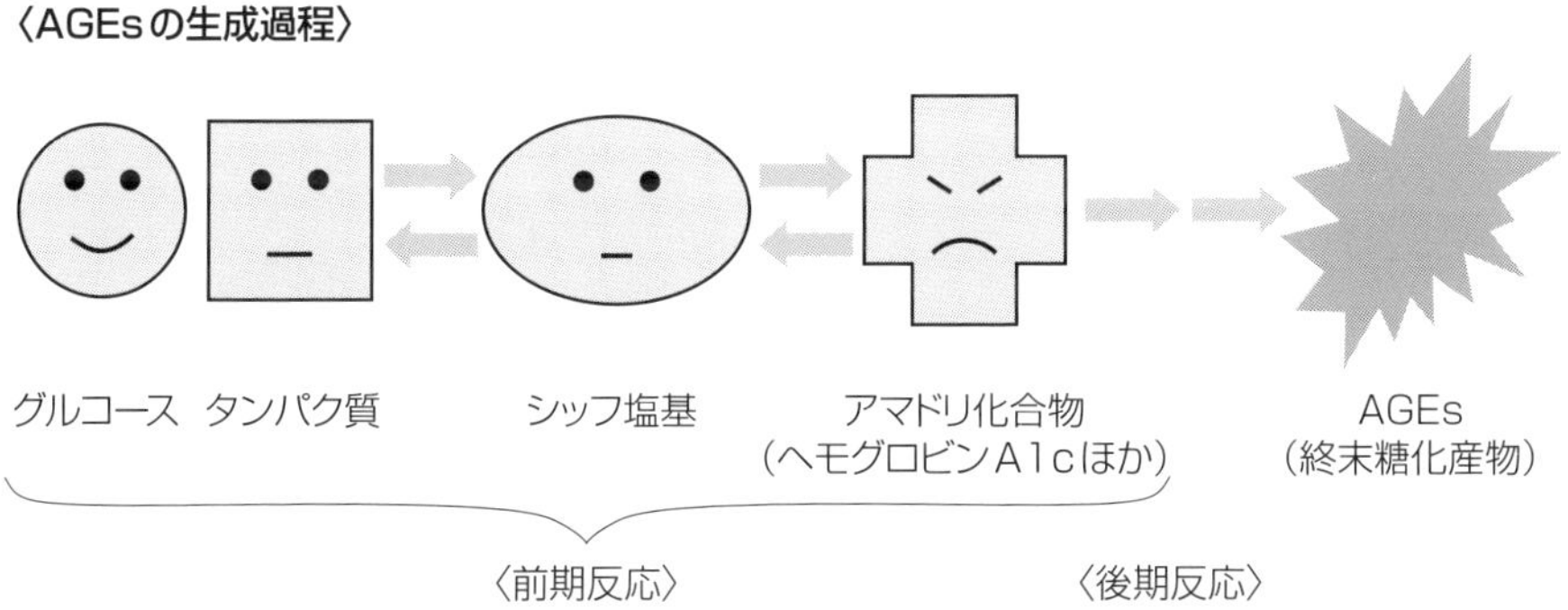

注）グルコースからの各種AGEs（AGE-1 〜 AGE-6など）の生成反応経路も明らかになっている。

の論文によれば、ラットの大脳皮質神経細胞に各種ＡＧＥｓを添加したところ強力な神経細胞死がみられました。事前にＡＧＥ−２特異抗体処理をすると細胞死が完全に抑制されるので、ＡＧＥｓのなかでもＡＧＥ−２がアルツハイマー病の発症・進展に関与していることを明らかにしています。ＡＧＥｓは、いま脚光を浴びているキーワードのひとつです。

◆糖尿病から動脈硬化→血栓形成→破裂の進み方

さてつぎは、糖尿病が引き起こす大血管の障害、動脈硬化についてです。これも、脳梗塞や心筋梗塞などの重病につながり、健康や長生きを阻む重要な原因です。

図４―８は、東京慈恵会医科大学の横田邦信先生がまとめられた、動脈硬化が起こり、その血栓が破裂して重篤に至る過程を示したものです。先生は、マグネシウムと糖尿病の研究がご専門で、あるとき、わざわざ私の講演に来ていただき、後日この図も使うようにとご提供いただきました。

図の内容はなかなかむずかしいですが、左のＬＤＬ

図4－8　糖尿病が引き起こす動脈硬化病巣と血栓形成

（東京慈恵会医科大学, 横田邦信先生提供の図に一部加筆, 省略）

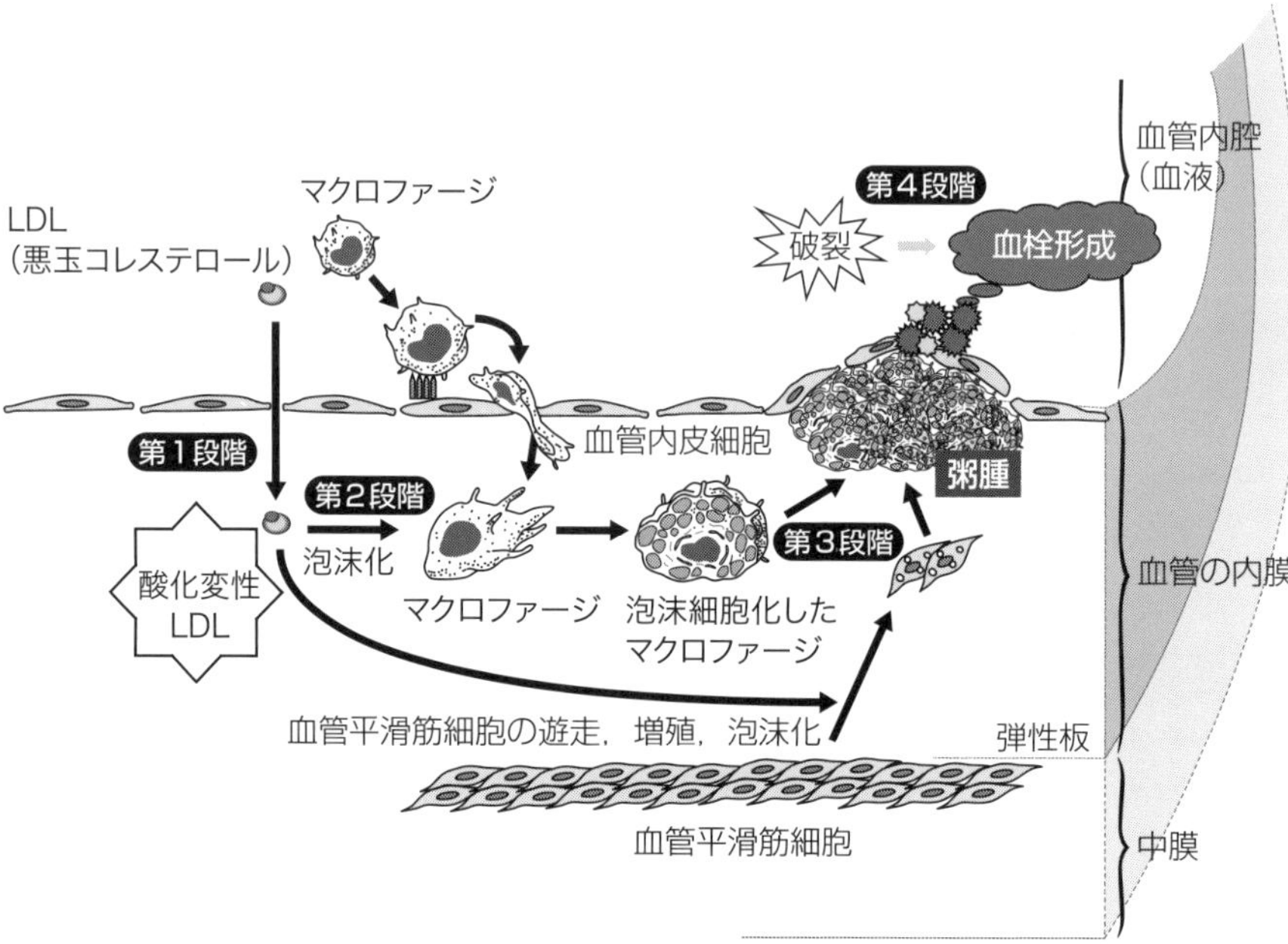

第１段階…血液中のコレステロールはLDLとなって血液中を移動し，酸化変性LDLに変化して血管の内膜に入る。

第２段階…体にとって不必要な酸化変性LDLはマクロファージに食べられる。

第３段階…大量に酸化変性LDLを取り込んだマクロファージは泡沫細胞となって血管の内膜を押し上げ血管を狭くしてしまう。また好中球も集まり活性酸素で血管を傷つける。

第４段階…粥腫《じゅくしゅ》は通常は血管の内膜にこびりついているが，なんらかの圧力で破裂するとそこから血栓ができてそれが血流にのって冠動脈を閉塞《へいそく》すると心筋梗塞になる。血栓がはがれて別の場所の血管を塞ぐ血栓塞栓《けっせんそくせん》症を生じる。

注）粥腫《しゅくしゅ》：冠動脈の血管の内膜にコレステロールや脂肪などと泡沫細胞化したマクロファージが沈着したもの。

とは悪玉コレステロールと呼ばれるものです。ふだんは体内でコレステロールを運ぶ仕事をしています。それが、血液中に活性酸素が多くなり、抗酸化物質が少ないと、動脈硬化を促進する酸化変性ＬＤＬになります。

いっぽう血液中のマクロファージ（白血球の一種）は、別名貪食《どんしょく》細胞と呼ばれ、ふだんは異物を食べる掃除役として活躍し、ＬＤＬにはかかわりを持たないのですが、酸化変性ＬＤＬは異物として食べて、それが泡沫《ほうまつ》細胞となってたまり、「粥腫《しゅくしゅ》」という動脈硬化病巣を形成します。この病巣が大きくなって破裂し、血管をふさぐほどの血栓となり、危機に陥るのです。

この過程で、好中球（白血球の一種）が異物を分解しようと、とくに強力な活性酸素ヒドロキシラジカル（水酸化ラジカル、85〜90ページ参照）を発生して、異物の分解だけでなく、血管も傷つけてしまいます。

図4−9　著しい動脈の粥状動脈硬化病巣
（写真提供：東京慈恵会医科大学，横田邦信先生）

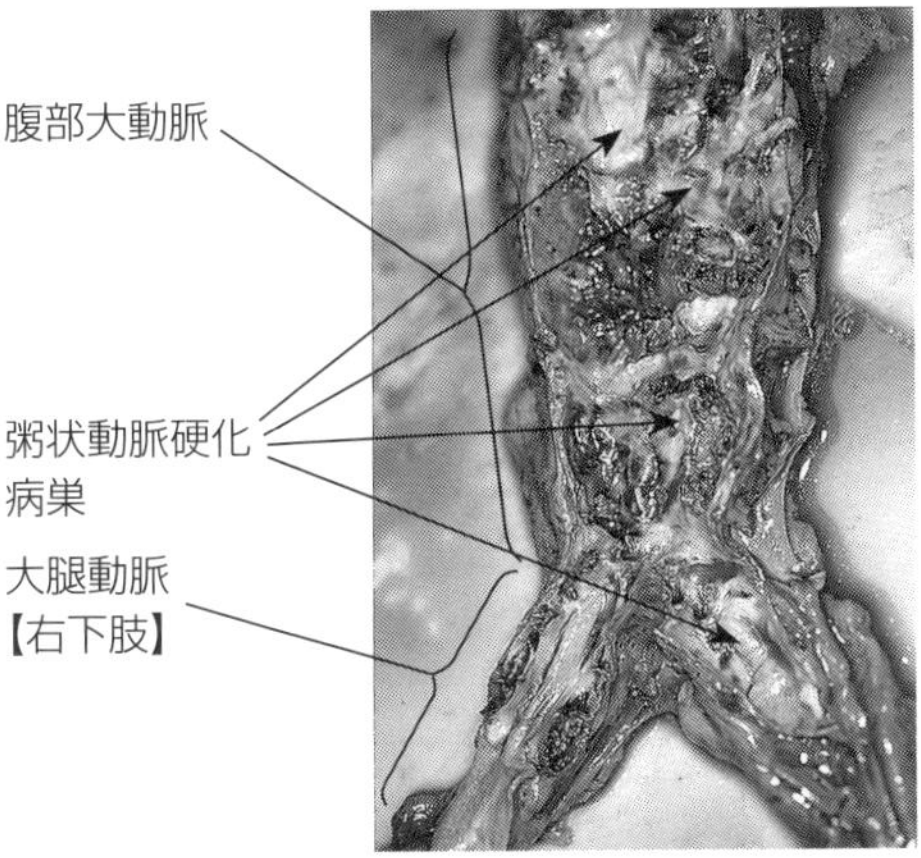

急性心筋梗塞で亡くなった糖尿病患者（65歳）

図4―9は、急性心筋梗塞で亡くなられた糖尿病の患者さんの血管、大動脈にできた粥状《しゅくじょう》動脈硬化病巣です。患者さんは六五歳のまだ若い方でした。この粥状の動脈硬化病巣は一〇年、三〇年かけて大きくなっていきますから、形成されないように、予防をしないといけないのです。

以上のように、糖尿病はバカにならないです。万病のもとです。糖尿病のこわさをわかったうえで、つぎのような対策が大事です。

●ここまでにわかったこと

1　人間が糖尿病になるのは、エネルギー源となる糖分を、グルコース（ブドウ糖）のかたちで体内運搬しているため。

2　血液中のグルコースはタンパク質と結合し、ホットケーキの茶色のお焦げような物質をつくる。ヘモグロビンA1c（HbA1c）がその一例。

3　グルコースと結合したタンパク質は本来の機能を発揮できず、活性酸素の発生要因となる。

4　活性酸素は血中のコレステロール（LDL）を酸化する。酸化されたLDLは血管の内膜に入り、マクロファージ（貪食細胞）に食べられる。

5　大量の酸化LDLを取り込んだマクロファージは、泡沫《ほうまつ》細胞となって血管の内膜を押し上げ、動脈硬化病巣「粥腫《しゅくしゅ》」をつくり、血管を狭くする。

6　やがて、動脈硬化病巣は破裂して血栓が形成され、血管を閉鎖してしまう。

4 糖尿病対策その1
――いちばん大事なのは「有酸素運動」

糖尿病にかからないための対策は、そんなにむずかしいことではなく、誰でもできるつぎの三つを続けることです。

◆ゆっくりした全身運動がグルコースを減らす

まず、いちばん大事なのは運動、「有酸素運動」です。「有酸素」というのは、体内では呼吸によって炭水化物（グルコースなど）を燃やしてエネルギーを得ますが、酸素が充分あればグルコースはきれいに分解されて、水と二酸化炭素になります。ところが、酸素がなかったら乳酸ができます。有酸素運動よりグルコースの分解が少し遅くなります。また脂肪の分解もすすみません。

運動に期待するのは、血中のグルコースの量を減らすことなので、バタバタ・フウフウという激しい運動は無酸素になりやすいため、お勧めではありません。一定時間以下にとどめます。

誰でもできる糖尿病3つの対策

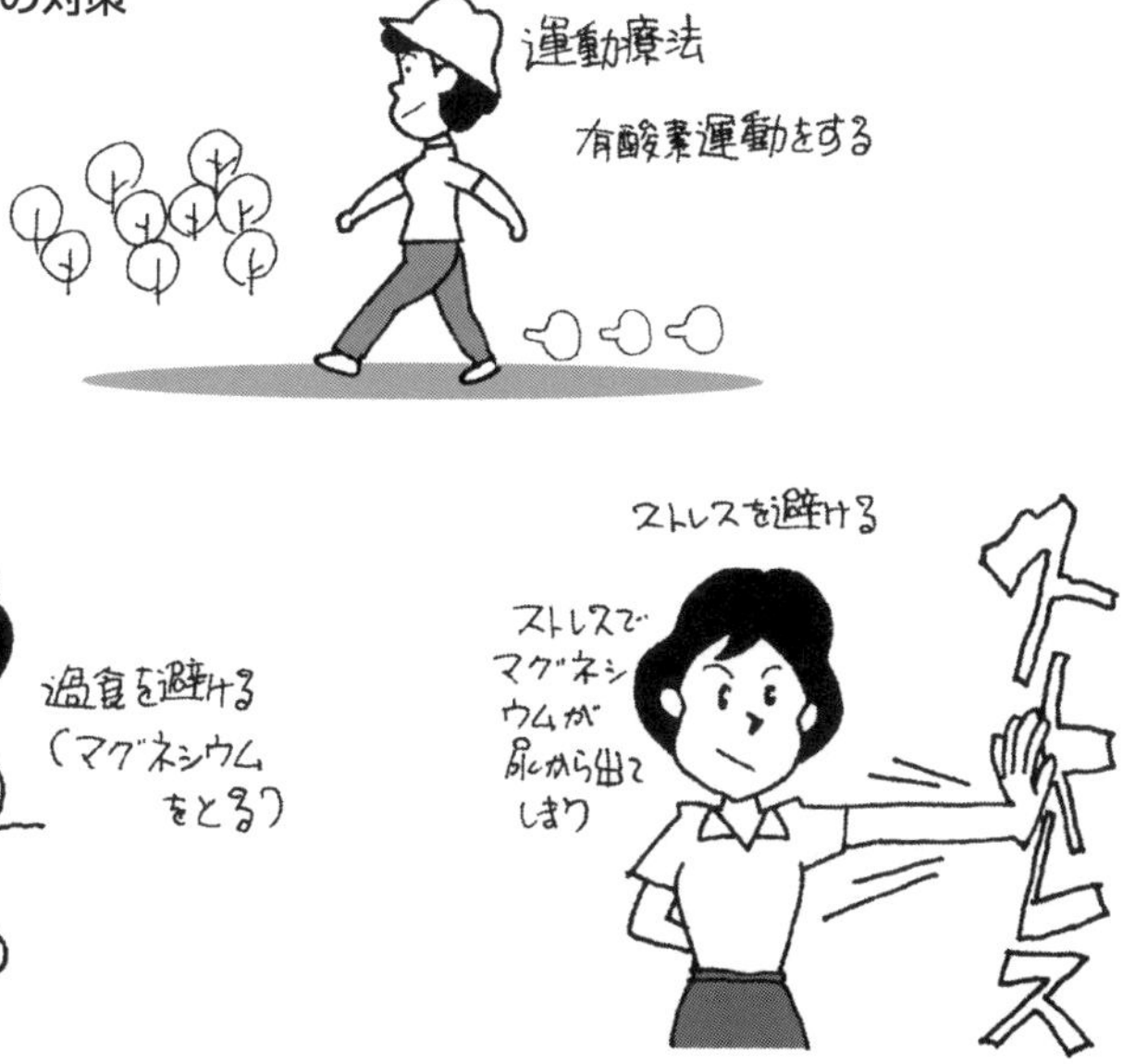
運動療法
有酸素運動をする
食事療法
過食を避ける（マグネシウムをとる）
ストレスを避ける
ストレスでマグネシウムが尿から出てしまう
ストレス

食後一時間から二時間の間に、少し早足で歩くウォーキングなどの全身運動をするのが効果的です。血糖値が上がるのも食後二時間です。

また、第1章で述べましたが、ケイ素が食事でとったあと一時間から二時間ぐらいの間に、血液中の濃度が上がるのも同じです（30ページ）。

◆運動は食後一〜二時間に二〇〜三〇分

食後すぐではなく、一時間から二時間の間の有酸素運動によって、グルコースが呼吸に使われて分解されます。ただし、運動を続ける時間も大事で、五分や一〇分では効果がありません。最初の五分、一〇分には、血液中のグルコースではなくグリコーゲンが分解されてエネルギーに使われ、その後にグルコースが使われます。

しかも、運動を始めて一五分から二〇分ぐらいすると体脂肪が燃焼してきます。だから、有酸素運動時間は、最低二〇分から三〇分続けることが必要です。これによって、血糖値が下がってきます。

この運動に関しては、ベストセラー『糖尿病は薬なしで治せる』（角川書店、二〇〇四）という本を書か

血糖値を下げるための有酸素運動のポイント

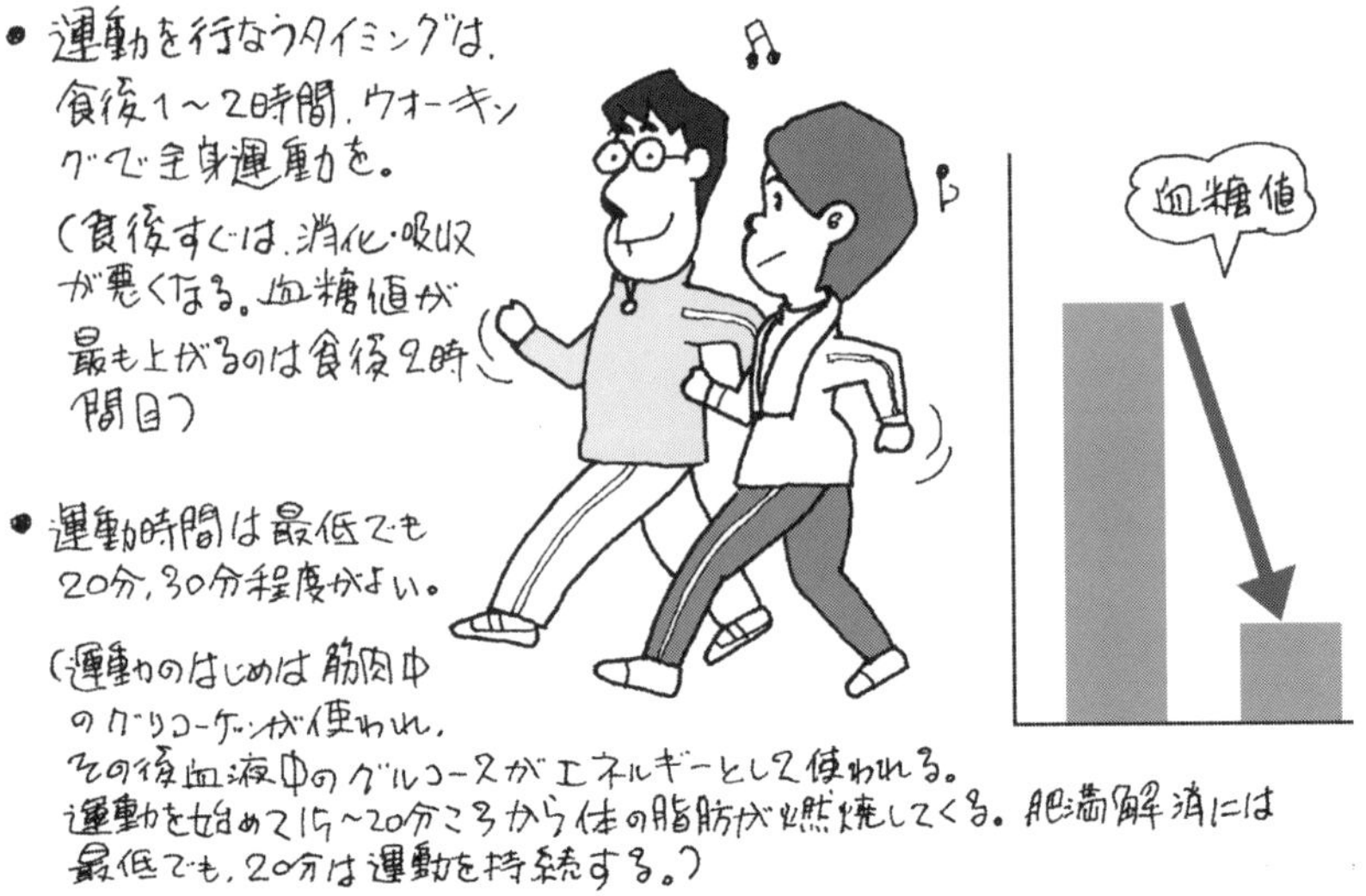

・運動を行なうタイミングは、食後1〜2時間。ウオーキングで全身運動を。
(食後すぐは、消化・吸収が悪くなる。血糖値が最も上がるのは食後2時間目)
・運動時間は最低でも20分、30分程度がよい。
(運動のはじめは筋肉中のグリコーゲンが使われ、その後血液中のグルコースがエネルギーとして使われる。運動を始めて15〜20分ころから体の脂肪が燃焼してくる。肥満解消には最低でも、20分は運動を持続する。)
血糖値

れた慶應大学医学部卒で現在東京農業大学教授の渡邊昌先生が、糖尿病と診断されて以降ご自分でも実践されていることです。二〇一〇年に初めてお会いしたのですが、先生はお元気で、ハンサムで、スラッとして、今も運動や食事療法は続けておられ、お元気に多彩なお仕事をされています。その秘訣は、やっぱりこのような運動を二〇分から三〇分することだそうです。

◆肥満も防ぐ
——健全な脂肪細胞は糖尿病を予防する

つぎに、肥満にならないように注意することが大切です。肥満といえば体脂肪ですが、先に述べたように脂肪分は、グルコースが燃えたあとから燃えます。火鉢で練炭をおこすのに、はじめは紙や小枝を焚きつけにしますが、脂肪は練炭みたいなものです。脂肪が燃えるときももちろん有酸素運動が大事です。運動を続けることによって、脂肪が分解していきます。

脂肪細胞の功罪については、日本で、大阪大学医学部の松澤佑次先生らのグループがすばらしい発見をしました。その功のほうですが、図4—10のように、脂

補足説明 ②

アディポネクチンと心臓病の関係

図４—10の内容について少し詳しくご説明します。

アディポネクチンの分泌が低下すると、糖尿病、高血圧、動脈硬化から、さらに悪いことに心筋の一部分が線維化し、心不全へと向かいます。線維化とは、冠動脈疾患による心筋への血液供給不足などで、心筋が壊死して線維組織に変わってしまい、正常な機能を失うことです。残った正常な心筋は失われた機能を補おうと、伸びて厚くなりますが、これには限度があり、そこを超えると拡張型心筋症となって心不全を起こします。

血液中にアンジオテンシンⅡというポリペプチドができると、血管を収縮させて血圧を上げるので、心臓病悪化の元凶になります。アディポネクチンが正常に分泌されていれば、アンジオテンシンⅡによる血管の収縮を防ぎ、血圧の上昇を抑えることがマウスの実験で明らかになっています（図４—10の右）。

図４−10　日本人の大発見，超善玉物質アディポネクチン

内臓肥満でアディポネクチンが低下
（2009年９月２日mns.産経ニュースの図を一部改変）

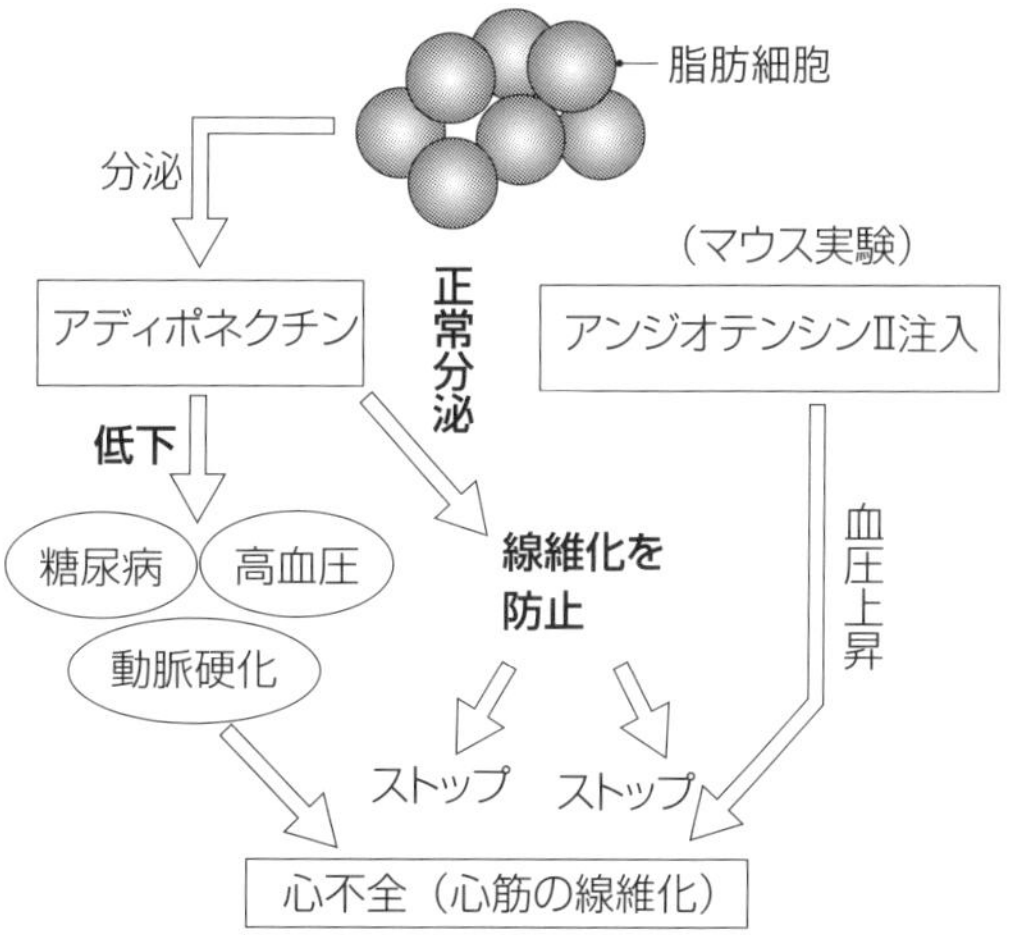

図４−11　食事バランスガイド

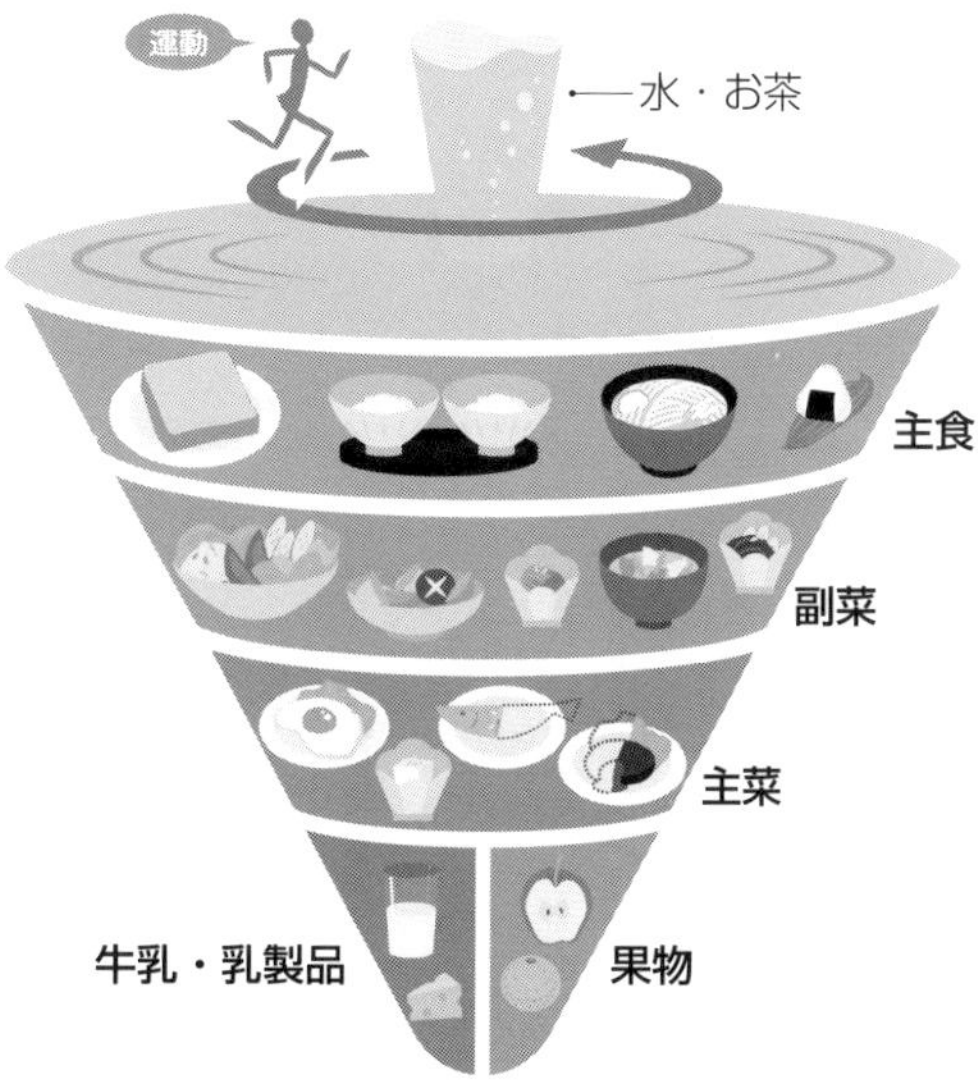

厚生労働省・農林水産省決定

補足説明 ③

糖（グルコース）を分解するための運動の重要性

なぜ運動をしたら糖尿病によいのか、京都大学の林達也先生らによる図４―12で説明しましょう。

糖尿病は血液中に食後いつまでも糖（グルコース）が残ることが問題です。グルコースが呼吸によって分解されるためには、細胞内に入ることが必要です。細胞内に入るためには、細胞膜にグルコースが通る孔が必要です。筋肉細胞ではその孔の役目をするのがＧＬＵＴ４（グルコーストランスポータ４）です。

ＧＬＵＴ４は通常は細胞内の小胞膜にいます。正常な人では、膵臓から分泌されるインスリンがシグナルとなり、細胞膜上にあるインターホンのように「お客さんが来た」ことを伝える役目のインスリン受容体（αサブユニット、α鎖）に結合します。これがＰ13キナーゼを介してＡＫｔ（セリン／スレオニンキナーゼ）を活性化し、ＧＬＵＴ４を細胞膜に移動（トランスロケーション）させ、ＧＬＵＴ４が細胞に孔をつくってくれます。そこから血液中のグルコースは細胞内に入ることができます。

ところが、糖尿病の人は膵臓からのインスリン分泌が極度に少ないか（Ｉ型糖尿病）、インスリンが分泌され存在しているのになんらかの弊害でインターホンがうまく鳴らないのです（II型糖尿病、多くの方はII型）。つまり、細胞膜上にあるインスリン受容体とインスリンの結合がうまくいかないのです。

ところが運動をすると、図の右側のように、インスリンとは無関係にＧＬＵＴ４が動きます。筋肉の収縮などによって、体内に貯蔵されていたＡＴＰ（アデノシン3リン酸）やＰＣｒ（クレアチンリン酸）の濃度が低下しＡＭＰ濃度が上昇すると、ＡＭＰＫ（ＡＭＰ活性化プロテインキナーゼ）が活性化されるのです。するとそのシグナルでＧＬＵＴ４が細胞膜上に移動し、グルコースの通る孔ができるのです。運動をすると血糖値が下がるのは、こうしたメカニズムによります。

なお、先ほど紹介したアディポネクチンも、ＡＭＰＫを活性化させる力があり、ＧＬＵＴ４を細胞膜に移動させたり、図に示すようにＧＬＵＴ４の発現を増加させたり、脂肪酸の分解を促進してくれます。アディポネクチン分泌量の少ない肥満の人にとっても、運動は健康維持のために必須なのです。

すなわち、運動をしたら、筋肉にはエネルギーが必要になるから、エネルギー源の糖を細胞の中へ「さあ働きに行こう」と取り込む力が生じるのです。

《用語の説明》

ＡＴＰ（アデノシン3リン酸）：生体にある最も一般的なエネルギー源。ＡＭＰに分解されるときエネルギーを出す。

Ｃｒ（クレアチニン）：筋肉中にはクレアチンリン酸（ＰＣｒ）と呼ばれるエネルギーを貯めた窒素化合物も含まれ

ている。これが酵素の働きによってクレアチニンに分解されるときエネルギーを放出し、そのエネルギーを使って筋肉は動く。

ＡＭＰＫ（ＡＭＰ活性化プロテインキナーゼ）：細胞のエネルギー調節に重要な役割を担っており、細胞内のＡＴＰが減少すると活性化する。それによって、ＧＬＵＴ４をトランスロケーションし、グルコースの取り込みを促進させる。

Ｔ管：細胞膜にある特殊な膜構造。細胞の長軸に対して直角に細胞内へ陥入したチューブ状の構造になっている。

肪細胞は健康体ではアディポネクチンというすばらしいタンパク質を出すのです。これは糖尿病、高血圧、動脈硬化、心不全、さらにはメタボリックシンドロームといった病気を予防する働きをしてくれる超善玉物質です。アディポネクチンの分泌量が低下すると、これらの病気にかかりやすくなります。

肥大した脂肪細胞はアディポネクチンを分泌せず、逆にインシュリンを働きにくくする（インシュリン抵抗性を高める）物質を分泌します。肥満した脂肪細胞が悪さをするのです。

だから肥満でも、痩せていてもダメ。適当な脂肪細胞があることが大切で、そのためにも有酸素運動は欠かせないのです。

◆食事バランスの前に運動が大事

糖尿病対策にとって、食事管理は非常に大切ですが、食事だけ改善しても効果は少ないのです。図４―11は、農林水産省と厚生労働省が決定した「食事バランスガイド」のコマの絵です。食事バランスガイドは、一日の食事でとる主食、主菜、副菜、牛乳・乳製品、果物の料理、食品数をカウントして、望ましい組み合わせの目安と比較し、改善するものです。しかし、それだけではいけません。コマが転ばずに回るためには、運動が必要なのです。それと、コマの中心軸は水やお茶を示しており、水分も欠かせません。

要するに、まず運動が大事、それから食事だと、私は思います。

図4−12　適度な運動による筋収縮がグルコースを細胞内に取り込み，分解する

（林達也ら：*Gout and Nucleic Acid Metabolism*, **26**, 109, 2002）

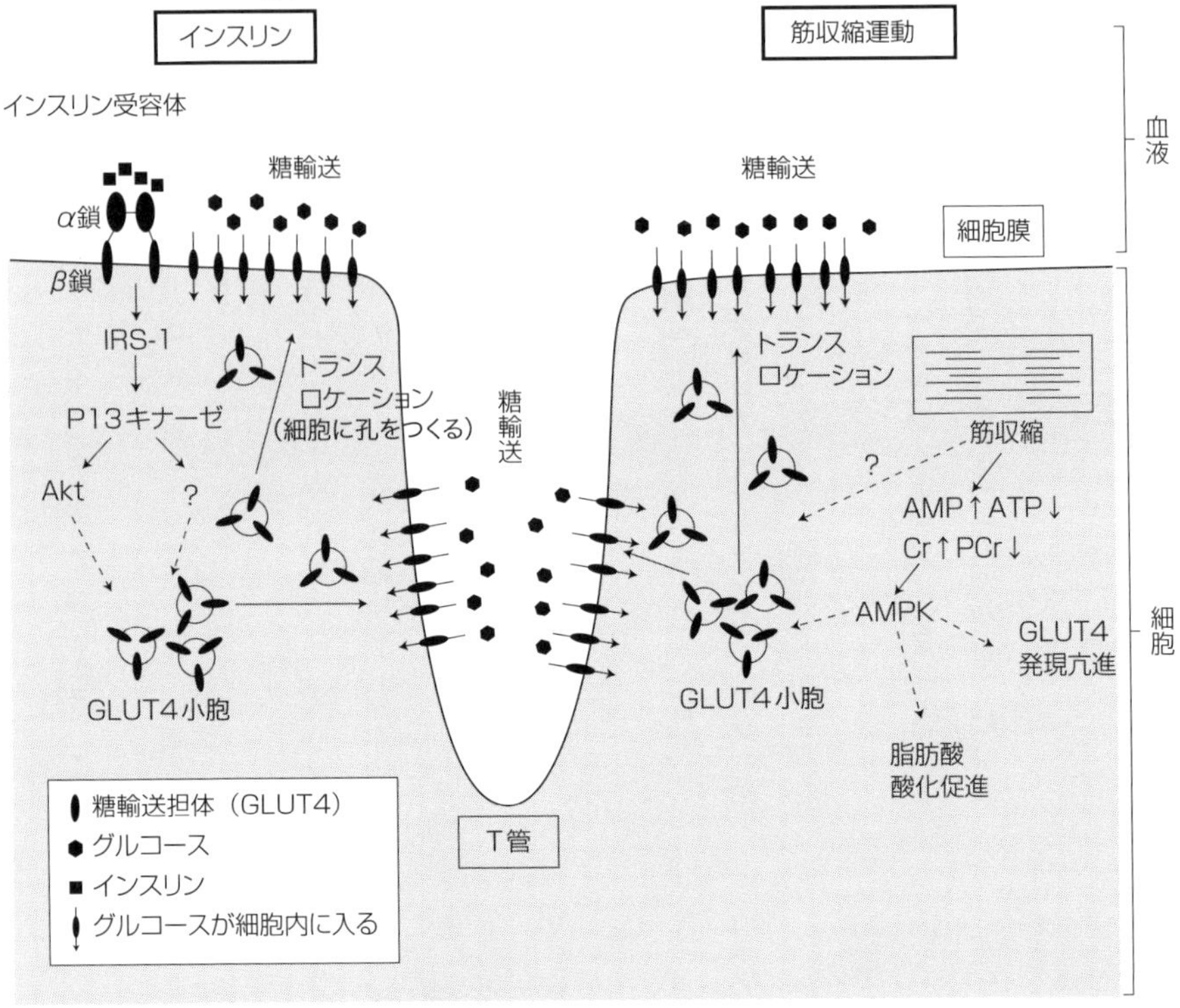

⑤ 糖尿病対策その2
―ミネラル、なかでもマグネシウムをとる

◆知ってほしいマグネシウムの重要性

糖尿病対策の第二が、食事療法です。まず、過食を避けること。暴飲暴食、お酒の飲みすぎはいけません。甘いおまんじゅうに甘いケーキなど、血糖値を上げる間食は当然ダメです。それと、第2章でマグネシウムの働きと不足による健康被害を詳しく述べていますが、糖尿病とその合併症予防にとっても、マグネシウムが重要です。

人の栄養といえば、タンパク質が大事なこと、脂肪が大事なこと、炭水化物が大事なこと、ビタミンが大事なことは、皆さんご存知です。それぞれの役割や、脂肪や糖のとりすぎの害についてもわかっておられます。ところが、ミネラルがどの程度大事かは、たぶん

あまりご存知ないと思います。鉄とカルシウムは大事だという方が多いですが、マグネシウムもものすごく大事なのです。

そこで、いかにマグネシウムが大事か、欠乏したら死にも至るというお話をします。本章の冒頭に掲げた「人間は何歳まで生きられるか」の基本課題とのかかわりで、お読み下さい。

◆マグネシウム欠乏が突然死の原因に

タイの東北部は貧しさのために、シンガポールに出稼ぎに行く人が多いのですが、働き先で突然死する人がすごい人数にのぼります。一八八二年から一九九四年までに四〇〇人近く亡くなっています。順天堂大学医学部（現、国際医療福祉大学薬学部）の千葉百子先生が、その実態と原因を調べておられます。そして、三つの重大な原因を発見されました。

一つは塩です。タイ東北部では岩塩を使っています（図４—13）。岩塩にはさまざまな色がついているので、いろいろなミネラルを含んでいると思えるのですが、ちがうのです。これは鉄とか、または汚れに近いもので、塩本来のミネラルを含んでいるわけではあり

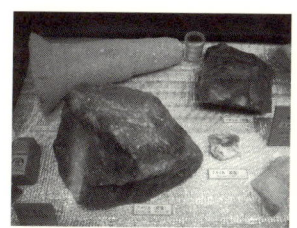

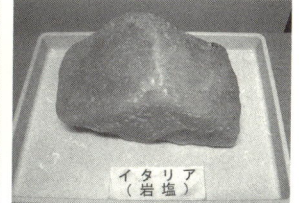

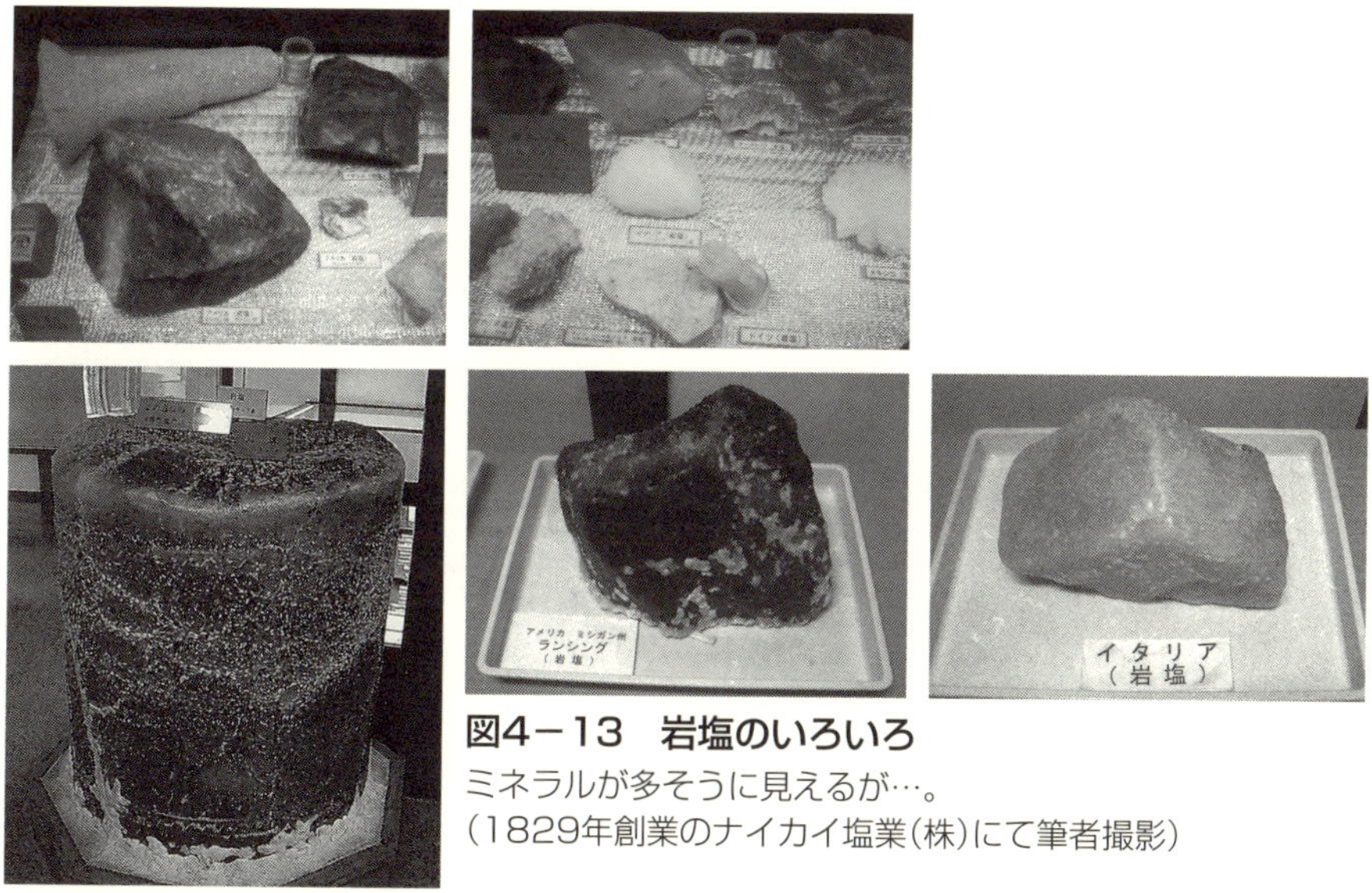

図4－13　岩塩のいろいろ
ミネラルが多そうに見えるが…。
（1829年創業のナイカイ塩業（株）にて筆者撮影）

図4－14　市販塩のミネラル含有率

（新野靖ら：日本調理学会誌, **36**, 107, 2003よりデータを抜粋し作図）

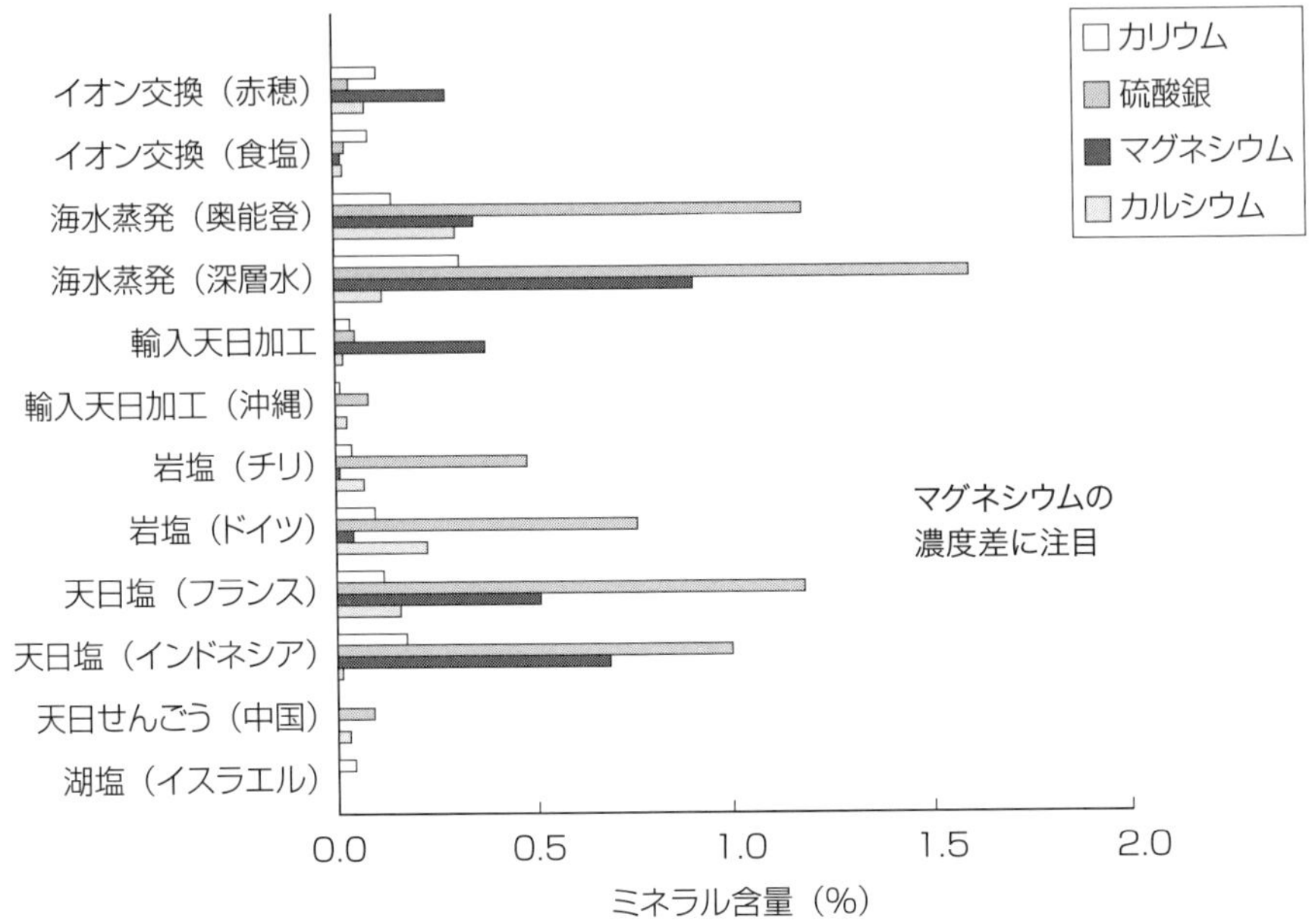

ません。

つぎに図4―14を見て下さい。岩塩には、マグネシウムはほとんど含まれていません。イオン交換によって製造した食塩と同じです。いっぽう、天日塩や海水蒸発塩にはマグネシウムがたくさん含まれています。

二つめは、ごはんの炊き方です。タイの人たちは、ごはんを炊くとき、もち米であれふつうのインディカ米であれ、一晩水につけておくのです。そして翌朝、そのつけた水を捨てて蒸します。そうしたら、表4―3のように、お米の中に含まれていたカリウムやマグネシウムなどのミネラル分が抜けてしまいます。

もち米はともかく、日本人から見たら変わったうるち米の炊き方です。現地の方は、こうするとおいしいといっていますが、ミネラルにとっては非常にもったいないやり方です。

◆カリウムとの同時欠乏でオスが先に死亡

そして、千葉先生のマグネシウムに関する三つめの大きな仕事をご紹介します。図4―15は先生が順天堂大学におられたときに、ラットでされた実験です。マグネシウム欠乏の飼料を与え続けると、オスもメスも一

表4－3　お米の炊き方とカリウム，マグネシウムの残存率（%）

（千葉百子：食品安全委員会，第23回リスクコミュニケーション専門調査会資料2，2006）

		もち米		普通米（インディカ米）	
		カリウム	マグネシウム	カリウム	マグネシウム
a	無処理	100.0	100.0	100.0	100.0
b	1晩浸せき25℃	20.5	41.6	44.9	63.4
c	1晩浸せき35℃	10.5	25.7	15.6	35.0
d	bを20分蒸す	11.7	24.7	21.9	48.6
e	cを20分蒸す	7.6	15.1	25.1	36.9

図4－15　マグネシウムとカリウム不足のオスのラットは短命

（千葉百子ら：*Biomed Res Trace Elemerts*, **15**, 330, 2004）

(A) マグネシウム欠乏飼料（マグネシウム約25mg/kg，カリウム約5200mg/kg）

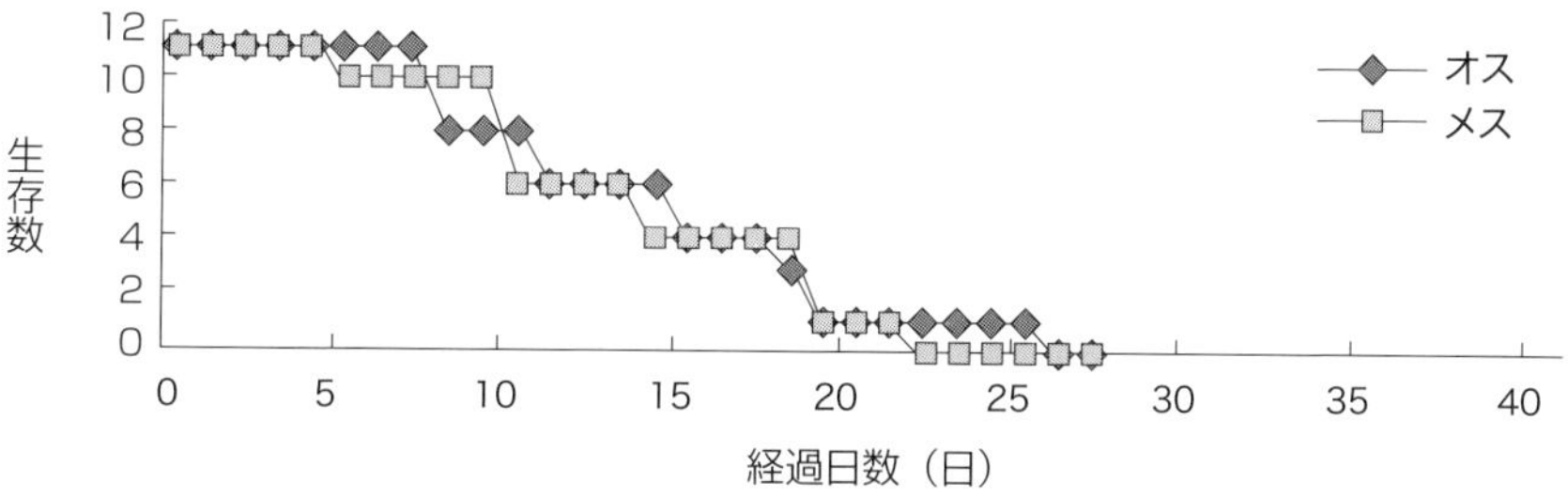

(B) マグネシウムとカリウム欠乏飼料（マグネシウム約25mg/kg，カリウム約40mg/kg）

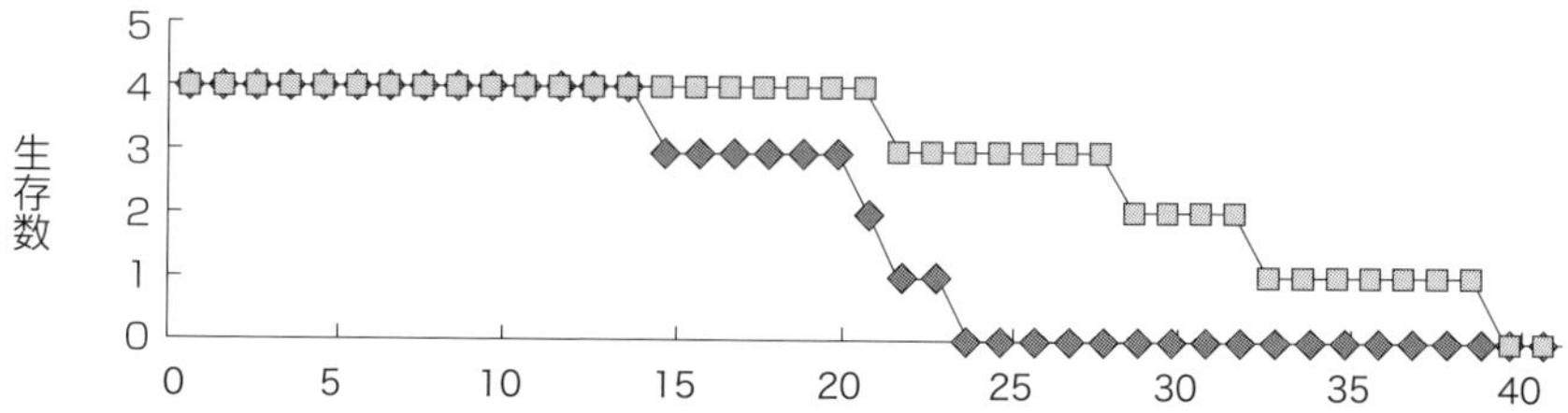

注）通常の飼料にはマグネシウム約2500mg/kg，カリウム約8000mg/kg入っている。

週間から二週間ぐらいで死んでしまいます。

ところが、餌や食物からマグネシウムだけ欠乏するということはめったになく、ふつうはカリウムとマグネシウムの両方が欠乏します。そこで、そういう飼料を与えると、オスのネズミが先に死ぬのです。

人間でも、単身赴任でマグネシウムの少ない食事を食べていると似たようなことが起こる危険がありますす。お米にはマグネシウムが含まれています（104ページ表2―8参照）が、タイ式のお米の炊き方で、しかもミネラル豊富な大豆食品、魚貝類や海藻、野菜などを食べず、岩塩を使っていたら、マグネシウムの摂取量は少なくなります。

110ページで紹介した奥山治美先生は、バターにくらべマーガリンはあまりよくないという実験もされています。これもネズミでの実験ですが、バターを与えたネズミは二五〇日以上も生きているのに、マーガリンを与えたものは平均一八〇日ぐらいでした。

ここで私が言いたいのは、悪いと言われているマーガリンでも、一八〇日も生きられるのです。ところが、マグネシウムやカリウムがなかったらネズミが一週間か二週間で死んでしまうということです。それほどミネラルが大事だということを皆さん方にぜひ知ってほしいのです。

マグネシウムが糖尿病予防に効果があるとの各種研究結果は、第2章で詳しく解説しましたので参照して下さい。とくに100ページの図2―18をもう一度見て下さい。マグネシウム摂取の多い人ほどインスリン濃度が低くなっています。横田邦信先生はニガリで同様の効果を確認されています。

◆マグネシウムを含む食品ベスト四〇

これまでのお話で、いよいよ、マグネシウムをとろう、何を食べたらよいのかという気持ちになられたと思います。マグネシウムを含む食べ物は、104ページ表2―8で紹介しているのでごらん下さい。さらに、ここでは表4―4に、マグネシウム含有ベスト四〇をあげておきます。水分四〇％以上の食品三二種類、四〇％未満の食品八種類です。

上位から見ると、ナマコ、しらす、味噌（これは大豆です）、油揚げ（これも大豆です）、アサリ、納豆と、大豆製品が多いです。豆類とかイワシの丸干し、

表4−4　マグネシウムは大豆製品，魚貝類，海藻に多い　（可食部100g当たり）
（「簡単！栄養andカロリー計算」より抜粋）

水分が40%以上の食品ベスト32

食品名	mg	食品名	mg	食品名	mg	食品名	mg
ナマコ	160	イワシの丸干し	100	ひきわり納豆	88	ゆば（生）	80
しらす干し（半乾燥）	130	がんもどき	98	バイガイ	84	ホッキガイ	75
豆味噌	130	こんぶつくだ煮	98	アミの塩辛	82	ミルガイ	75
油揚げ	130	いくら	95	ハマグリ	81	米みそ/白	75
ゆで大豆	110	ハマグリの佃煮	95	たくあん漬	80	とんぶり	74
粒入りマスタード	110	のりのつくだ煮	94	すじこ	80	カキ（生）	74
アサリ	100	桜エビ	92	しらす干し（微乾燥）	80	イガイ	73
納豆	100	ツブガイ	92	赤味噌	80	キンメダイ	73

水分40%未満の食品ベスト8

食品名	mg
あおさ（乾）	3200
あおのり（乾）	1300
ワカメ（素干し）	1100
ヒジキ（乾）	620
こんぶ（乾）	540
干しエビ	520
とろろこんぶ	520
ピュアココア	440

それから貝類、魚、海藻類、ココアなど木の実にも多いです。

魚貝や海藻に多いのは、もともと海水にはマグネシウムが豊富で、認知症の防止に役立つホウ素（第1章参照）も多く含まれています。

しかし同時に、私は農業の研究、作物栄養の研究をしていることもあって、くり返し言っておきたいことは、24ページ表1―3をごらん下さい。マグネシウムは、大豆には確かに多いですが、お米にもたくさん含まれています。とくに玄米には。しかし、白米でも、お米は食べる量が非常に多いですから、マグネシウムの摂取に有効です。海産物のワカメも多いけれども、農産物のホウレンソウも多く、これも食べる量がちがいます。

だから農産物からのマグネシウムの摂取量は非常に多いのです。カリウム、マグネシウムといったら、やはり農産物からとれる量が多いので、食生活に大事に取り込んで食べていただきたいと思います。

本書の大テーマである、糖尿病と合併症を防ぎ、「元気で一〇〇歳」をめざすために。

⑥ 糖尿病対策その3
——ストレスを減らす

◆糖尿病はストレスで助長される

対策の第三は、ストレスを避けることです。糖尿病は、ストレスによって助長されます。

第2章で説明したように、マグネシウムは糖の体内移動と分解に欠かせず、また糖尿病と合併症をもたらす活性酸素を抑えます。ところがストレスがかかるとマグネシウムが尿から排泄されてしまいます（56ページ図1—13）。

◆失敗しても人間は生まれ変われる！

糖尿病対策には、ストレスを減らさなければなりません。それには、コツがあります。

まず、ストレスになるもとは自分の失敗です。何か大きな失敗をすると、ショボンとします。自分の欠点を考えだしたら、元気が出ません。これは何かの本で教えてもらったことですが、人間は茶碗や皿などの陶器とちがって、割れても、失敗しても終わりじゃありません。人間はいつでもどこでも何度でも生まれ変われるのです。

私は昔、失敗したら走っていました。夕方、太陽がどんどん沈んでいくころを選んで、お先真っ暗のなかを、悔しがり悲しがりながら走りましたけど、しかしそれでは解決できないのです。

忘れてしまうことです。生まれ変わったらいいのです。これもコツがあって、私の場合はしばらく瞑想して、そして目を開けて、今生まれたと思うんです。そして「ああ、この地球上に初めて自分が今歩いている」と思って、まわりをながめたりする。すると、キラキラと新鮮にみえます。それが生まれ変わりに成功した瞬間です。

◆自分の長所をみつけ、つくり、伸ばす

今生まれたと思ったら、自分が何をすべきかが見えてきます。そのとき、学生たちによくいうことは、名

ストレスからの脱却法

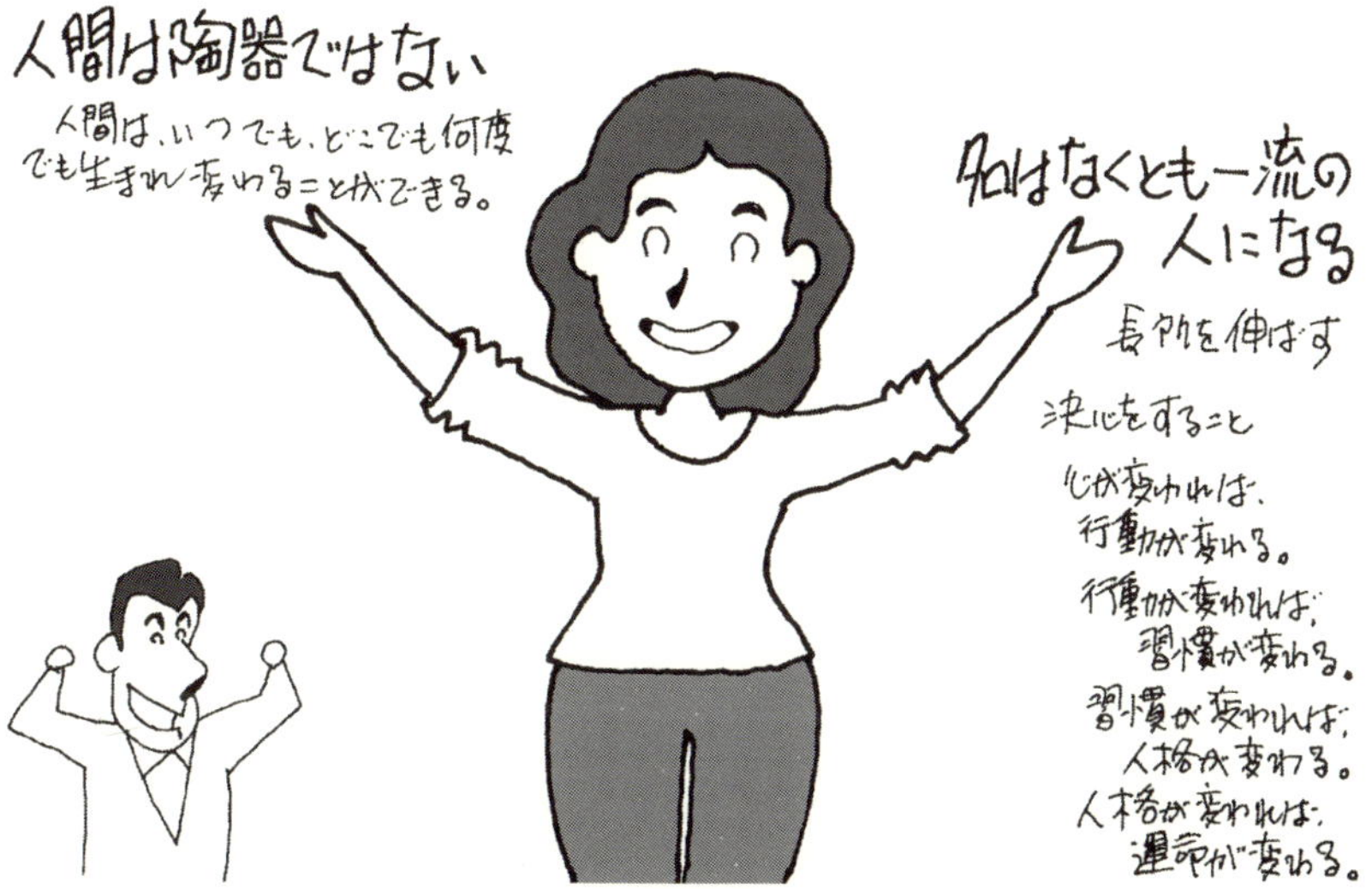
人間は陶器ではない
人間は、いつでも、どこでも何度でも生まれ変わることができる。
名はなくとも一流の人になる
長所を伸ばす
決心をすること
心が変われば、行動が変わる。
行動が変われば、習慣が変わる。
習慣が変われば、人格が変わる。
人格が変われば、運命が変わる。

はいらない、「名はなくとも一流の人に」なりたいと思いなさい、ということです。例えば、兵庫県立農業大学校の学生として一流に、あるいは会社で帳簿の整理の仕方が一流、大工さんでは釘の打ち方が一流、部分的でいいのです。すべての分野での一流はむずかしいからです。

一流になるためにはどうするか。それは例えば、自分は一流の学生になると決心することです。そう決心するだけで、すでに三〇%以上は一流の学生になっています。一流になりたいと、決心するだけで、どのように行動すべきか、どのように努力すべきかがみえてくるからです。

それには、自分の長所を伸ばすことが非常に大事です。

長所を伸ばすということでは、私が感謝してもしきれないぐらい、人生を変えてくれたのが、京都大学大学院での指導教授であられた葛西善三郎先生の言葉です。

「教育には二種類ある。盆栽のように小さく育てるのと、伸びる枝を伸ばすのと。私は伸びる枝を伸ばしたい。それはそうと君、長所は何や」。

何もなかったんです。しかし、あっそうだ、誰でも長所はある、なかったらつくったらいいと気づいたのです。先生が「はじめは木の恰好もいびつやけど、世間の雨風にたたかれてやがて木の姿も整ってくる。だから大きな木に育ちなさい」と言って下さったことで、私の人生への取り組み方は変わりました。

なお、今も私を育てて下さっているのは京都大学名誉教授の髙橋英一先生です。先生はいつも私に大きな目標を与えて下さいます。私が五八歳の時に「六五歳まで頑張ります」と言いますと、先生は「それはダメだ。七五歳まで頑張りなさい」と言って下さいました。

◆決心することで運命が変わる

一流になる、長所を伸ばすには、人はどうしたらいいか。それには、まず自分でそう決心することです。今、糖尿病とストレスの話をしていますが、まったく同じことで、決心すると、181ページのイラストにあるような変化が起こって新しい循環に入っていけるのです。

血糖値を下げるように努力する、と決心することがまず大事です。すると適当な運動をして暴飲暴食を避ける。間食をやめる。というように行動が変わり、それで生活習慣が変わっていきます。生活習慣が変われば人格が変わり、最終的には運命が変わっていきます。

私は、若い学生たちに、以上のような話をたくさんしますが、他のことは忘れても、これはよく覚えていてくれます。それだけに、とくに若い人たちに、元気になるコツをもっと伝えたいのです。

食生活では、「元気で一〇〇歳」まで生きるためには、米と大豆食品と野菜や果物と海産物の日本食が非常にいいということを、若い人たちは知りせん。講演会ではよく「先生こういう話は、ほんま若い人に、小学生や中学生にせなあかんで」と言われます。

また、子どもや若者が元気になるためには、能力アップの方法も大切です。私の小学校一年生のときの経験ですが、跳び箱を全員が跳ぼうというとき、できない子どもも何人かいます。そのとき、できない子どものお尻を先生がポンと、いいタイミングでたたくのです。それで数分後にはクラス全員が跳べるようになったのです。驚きました。能力アップには、努力も大事ですが、「先生による適切な指導が」非常に大事です。

小学低学年の跳び箱授業に関しては、五分から一〇分で全員が飛べるようになる教師の指導方法として、教師用テキストには詳しく紹介されています（向山洋一『跳び箱は誰でも跳ばせられる』明治図書、一九八二）。

ところが、当時の私はこれを「人の力を借りることが重要」と会得したのです。本当は適切な指導が重要です。こうした適切な指導をして下さる人の力を借りることも忘れてはならない大切な要点です。

学生には「人の力を借りられるのも能力のうち」といっています。空を飛びたければ飛行機に乗ります。飛行機に乗るのも人の力を借りることと同じことです。こう考えるとかなり肩の力が抜けて気楽になると思います。

さらに、元気が出るのには、「やろう」という気持ち、精神力もいります。恋人のため、妻のため、家族のために、といったエネルギーの出る源、そういう関係をお互いに大事にしていきたいものです。

◆ゆったりドッシリと病気に向きあう

本章のまとめになりますが、糖尿病対策と元気になる「元気で一〇〇歳」のコツは、同じです。食べ物も、水も、適度な運動も、睡眠も大事です。そして精神力。これらがそろって初めて元気になります。

糖尿病予防にも、これまで述べたような決心が必要ですが、あまり敏感になるのはよくありません。渡辺淳一先生の名言「鈍感力」が大事だと思います。鈍感になって、ゆったりとドッシリとした気持ちで取り組んでこそ、糖尿病も克服していけると思います。

●ここまでにわかったこと

糖尿病に重要な三つの対策

1　食後一〜二時間の血糖値が上がるころに有酸素運動を三〇分程度する。

2　血糖値を過度に上げない食事、過食、間食を避け、マグネシウムをとる。

3　ストレスを避ける。ストレスの大敵、失敗は生まれ変わって忘れる。人はいつでも、どこでも、何度でも、生まれ変われる。そして、糖尿病とうまくつきあうと、決心すること。

あとがき

「日本重症心身障害学会のランチョンセミナーで、栄養について講演することになりました。そこで、今までにあまり注目されていないけれど、今後重要になるであろう項目について調べています。先生の論文を見て、これだっ！　と身震いしました。ケイ素とホウ素について、ぜひ報告し、学会みんなで今後にむけて提案したいと思いました」と神経小児科の小沢浩先生（島田療育センターはちおうじ）からメイルが入りました。

現在の日本に多発している高齢者の亜鉛欠乏症を発見された倉澤隆平先生は、医学会でも過去の常識を覆すことの難しさを実感されています。床ずれが亜鉛補充療法で治癒されるということを読者の皆さん、先に知っておきましょう。

本書の校正を手伝って下さった女性は「骨に大切なのはカルシウムではなかったのですか？」と言われます。カルシウムよりもケイ素やマグネシウムが大切との知識が一般化するのには何年かかるでしょうか。普及はこれからです。

日本農学会の元会長でもある東京大学名誉教授の熊澤喜久雄先生も「遠慮したらダメですよ」と私の背中を押して下さいます。多くの皆様の幸せを願って、本書を上梓させていただきました。

二〇一一年九月一日

渡辺　和彦

■ 著 者 略 歴 ■

渡辺　和彦（わたなべ　かずひこ）

1943年生まれ，兵庫県在住。1968年京都大学大学院修士課程修了。兵庫県立農林水産技術総合センターに36年間勤務。その間，東京農工大学，高知大学，大阪府立大学で非常勤講師。
2004年4月より，兵庫県立農業大学校嘱託，東京農業大学客員教授，現在に至る。
京都大学農学博士（1977年），日本土壌肥料学会賞（1980年），科学技術庁長官賞（1998年），全国農林関係試験研究機関場所長会「研究功労者表彰」（2004年）。

【著　書】『原色 生理障害の診断法』（1986），『原色 野菜の要素欠乏・過剰症』（2002），『作物の栄養生理最前線』（2006），『ミネラルの働きと作物の健康』（2009），以上農文協。『わかりやすい園芸作物の栄養診断の手引き』（2010），誠文堂新光社。前から1, 2冊目は中国語，2冊目はネパール語にも翻訳されている。共著多数。

【その他の活動】日本土壌肥料学会土壌教育委員会委員，農文協「食と農の応援団」団員。

糖尿病，認知症，骨粗しょう症を防ぐ
ミネラルの働きと人間の健康

2011年9月30日　第1刷発行

著者　渡辺　和彦

発行所　社団法人　農山漁村文化協会
郵便番号 107-8668　東京都港区赤坂7丁目6－1
電話　03(3585)1141(営業)　03(3585)1147(編集)
FAX　03(3585)3668　振替　00120-3-144478
URL　http://www.ruralnet.or.jp/

ISBN978-4-540-10168-7　DTP製作／㈱農文協プロダクション
〈検印廃止〉　印刷／(株)新協

製本／根本製本(株)
Printed in Japan　定価はカバーに表示
乱丁・落丁本はお取り替えいたします。